痛みの理学療法シリーズ

# 肩関節痛・頸部痛のリハビリテーション

村木孝行／編集
三木貴弘／編集協力

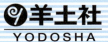

謹告 ────────────────────────────────────────────

　本書に記載されている診断法・治療法に関しては，発行時点における最新の情報に基づき，正確を期するよう，
著者ならびに出版社はそれぞれ最善の努力を払っております．しかし，医学，医療の進歩により，記載された内容
が正確かつ完全ではなくなる場合もございます．

　したがって，実際の診断法・治療法で，熟知していない，あるいは汎用されていない新薬をはじめとする医薬品
の使用，検査の実施および判読にあたっては，まず医薬品添付文書や機器および試薬の説明書で確認され，また診
療技術に関しては十分考慮されたうえで，常に細心の注意を払われるようお願いいたします．

　本書記載の診断法・治療法・医薬品・検査法・疾患への適応などが，その後の医学研究ならびに医療の進歩によ
り本書発行後に変更された場合，その診断法・治療法・医薬品・検査法・疾患への適応などによる不測の事故に対
して，著者ならびに出版社はその責を負いかねますのでご了承ください．

# 序

　肩関節痛や頸部痛のリハビリテーションとなると，「何をしたらよいのかわからない」，「難しい」，などという声を初学者の方からよく聞くことがあります．それはしかたのないことだと思います．なぜなら，学校で教わることはほぼなく，臨床実習においても症例を担当することも少ないからです．

　肩関節は歴史的に研究対象となることが脊椎・股関節・膝関節などと比べると少なく，学問的には十分に成熟しているとはいえません．しかしながら近年では，肩関節の研究論文が劇的に増加し，肩関節を専門として診療を行う医療者も大幅に増えてきています．これは肩関節疾患に対して適切に介入すれば高い治療効果が得られることが理由の1つとして考えられます．また，肩関節の症状が構造異常のみならず機能異常によって引き起こされていることが多いことから，運動療法を主体としたリハビリテーションの効果が国内外で認められており，その需要は高まっています．

　それに対して頸部は重要な脈管・神経系が走行していることもあり，古くから注目度が高く，多く研究され続けている部位です．リハビリテーションの対象としては頸髄損傷や頸髄症など神経障害が主体であり，学校教育にも含まれています．しかし，頸部の痛みに対するリハビリテーションに対する教育は十分ではありません．これは頸部の局所に触れたり，動かしたりするにはリスク管理も必要であるため，頸部に直接介入するものよりは，神経障害に対する四肢の筋力回復や歩行練習などの方がリスクが少なく受け入れやすいことが理由の1つです．しかし，海外では頸部痛に対してリスク管理も含めた，系統立った評価や治療が確立されつつあり，日本でも教育されるべき分野の1つです．

　本書では主に初学者を対象とし，肩関節および頸部の『痛み』に対して，どのようなプロセスで評価・治療を進めていくかを解説しています．本編は肩関節痛と頸部痛の2パートに分かれ，それぞれ基礎，評価，治療，ケーススタディの流れで構成されています．極力筆者を少数にし，流れのなかで矛盾が生じないように筆者間で入念にコミュニケーションを重ね，慎重に内容を作成しました．初学者でもわかりやすい内容に仕上がったと自負しております．当然ながら，本書ですべてが解決できるわけではありませんし，本書の内容と異なる状況も多々あると思います．初学者の方にはそこでなぜ違うのか，背景に潜んでいる原因は何か，考え抜いていただくことでステップアップの踏み台にしていただければ本望です．また，経験者の方々にとっても基礎を振り返る一冊になれば幸いです．

　最後に，頸部痛の章の編集に惜しみない協力をしていただいた三木貴弘先生，辛抱強く原稿をお待ちいただいた羊土社の皆様，支えていただいたすべての方々に心より感謝申し上げます．

2018年5月

東北大学病院リハビリテーション部

村木孝行

# 痛みの理学療法シリーズ
# 肩関節痛・頸部痛のリハビリテーション

## 目　次

● 序 ……………………………………………………… 村木孝行　3

## 肩関節

### 第1章　肩の解剖・バイオメカニクス・疼痛のメカニズム

❶ 肩の解剖 ……………………………………… 矢口春木，村木孝行　10

❷ 肩のバイオメカニクス ……………………… 石川博明，村木孝行　21

❸ 肩関節痛の種類とメカニズム ……………… 石川博明，村木孝行　34

### 第2章　肩関節痛の評価 〜理論と実践〜

❶ 肩関節痛を分類するための評価 ……………………… 村木孝行　42

❷ 肩甲上腕関節機能の評価 …………………… 南島大輔，村木孝行　55

❸ 肩甲骨運動の評価 …………………………… 南島大輔，村木孝行　66

❹ 各疾患の留意点と介入方針の決定 …………………… 村木孝行　78

### 第3章　肩関節痛への理学療法 〜理論と実践〜

❶ 肩甲上腕関節① 筋機能低下による肩関節痛 ………… 村木孝行　86

❷ 肩甲上腕関節② 拘縮による肩関節痛 ………………… 村木孝行　99

❸ 肩甲骨運動異常による肩関節痛 ……………………… 村木孝行　113

### 第4章　肩関節痛ケーススタディ 〜こんな時どうする？〜

Case Study ❶ 上肢挙上時痛と肩関節拘縮を有する腱板断裂例 …… 村木孝行　127

Case Study ❷ 回旋可動域制限は軽度だが
上肢挙上が著しく制限される腱板断裂例 ……… 村木孝行　131

Case Study ❸ 重度な可動域制限を伴う拘縮完成期の肩関節周囲炎例 … 村木孝行　136

Case Study ❹ 拘縮進行期（炎症期）の肩関節周囲炎例 ………… 村木孝行　141

Case Study ❺ コッキング後期に肩の痛みが生じる投球障害肩例 … 村木孝行　146

# 頸部

## 第5章　頸部の解剖・バイオメカニクス・疼痛のメカニズム

❶ 頸部の解剖 ……………………………………………… 上田泰久　152

❷ 頸部のバイオメカニクス ……………………………… 上田泰久　162

❸ 頸部痛のメカニズム …………………………………… 阿久澤 弘　176

## 第6章　評価と分類

❶ 問診・構造異常との関連性 …………………………… 三木貴弘　185

❷ 客観的評価 ……………………………………………… 髙田雄一　193

❸ 分類 (classification) の紹介 ………………………… 三木貴弘　212

## 第7章　頸部痛への理学療法 〜理論と実践〜

❶ 可動域制限を伴う頸部痛 ……………………… 中村幸之進, 三木貴弘　219

❷ 放散痛を伴う頸部痛 …………………………… 中村幸之進, 三木貴弘　231

❸ 協調性障害を伴う頸部痛 ……………………… 中村幸之進, 三木貴弘　237

❹ 疼痛が強い頸部痛 ……………………………… 中村幸之進, 三木貴弘　248

❺ 頭痛を伴う頸部痛 ……………………………… 中村幸之進, 三木貴弘　255

## 第8章　頸部痛ケーススタディ 〜こんな時どうする?〜

Case Study ❶ 可動域制限を伴う頸部痛例 ………………… 髙田雄一　263

Case Study ❷ 放散痛を伴う頸部痛例 ……………………… 三木貴弘　269

Case Study ❸ 協調性障害を伴う頸部痛例 ………………… 三木貴弘　273

Case Study ❹ 疼痛が強い頸部痛例 ………………………… 髙田雄一　277

Case Study ❺ 頭痛を伴う頸部痛例 ………………………… 中村幸之進　282

● 索引 ……………………………………………………………… 288

# 脊椎の構造と名称

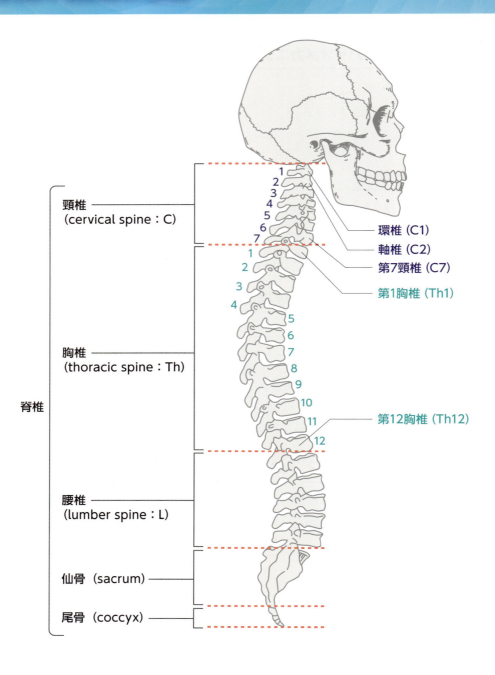

## 本書で登場する主なアイコン

| 背…背臥位 | 座…座位 | 腹…腹臥位 | 端…端座位 |
| 側…側臥位 | 立…立位 | 四…四つ這い位 | 肘…パピー肢位 |

# 執筆者一覧

## ◆ 編集・執筆

村木　孝行　　東北大学病院リハビリテーション部

## ◆ 編集協力・執筆

三木　貴弘　　札幌円山整形外科病院リハビリテーション科

## ◆ 執筆 (掲載順)

矢口　春木　　東北大学病院リハビリテーション部

石川　博明　　東北大学病院リハビリテーション部

南島　大輔　　東京警察病院リハビリテーション科

上田　泰久　　文京学院大学保健医療技術学部理学療法学科

阿久澤　弘　　早稲田大学スポーツ科学学術院

髙田　雄一　　北海道文教大学人間科学部理学療法学科

中村幸之進　　西東京かとう整形外科リハビリテーション科

# 肩関節

**第1章**
肩の解剖・バイオメカニクス・疼痛のメカニズム ………… 10

**第2章**
肩関節痛の評価 〜理論と実践〜 ………… 42

**第3章**
肩関節痛への理学療法 〜理論と実践〜 ………… 86

**第4章**
肩関節痛ケーススタディ 〜こんな時どうする?〜 ………… 127

第 1 章　肩の解剖・バイオメカニクス・疼痛のメカニズム

# 1　肩の解剖

矢口春木，村木孝行

## Point

- 肩は複数の関節から構成される．
- 各解剖部位の理解だけでなく，それぞれの位置関係も理解する．
- 肩の運動に伴う関節構成体の変化を触知できるように解剖学的特徴を捉える．

## 1　はじめに

　肩関節は，複数の関節から構成され自由度が高い関節であることから，運動を行うためには，おのおのの**関節構成体との協調性**が必要となる．そのため，肩関節痛は直接的な解剖学的な病変だけでなく，間接的な肩関節構成体の機能的異常でも生じることがある．肩関節痛を理解するためには，どこにどのような組織があり，どのような走行であるのか，さらに関節の位置関係が変わった場合に，どのようにそれらの組織の位置関係や走行が変わるのかを捉える必要があり，肩関節構成体の解剖の知識が必須となる．

## 2　肩関節を構成する骨

　肩関節は，主に**鎖骨・肩甲骨・上腕骨**により構成される．それぞれの骨の形状を立体的に把握することで，関節運動に伴う骨自体のランドマーク位置の変化，骨同士の位置関係の変化を正確に捉えることができる．

### ◆ 鎖骨

　鎖骨は胸郭腹側上部に位置する骨である．形状は，前額面上では直線状である（**図1a**）が，水平面上では内側が前方に凸，外側が後方に凸となり，S字状の彎曲となる（**図1d**）．鎖骨内側の前方凸の彎曲は，後方に胸郭入口部を構成し重要な脈管・神経系が通る構造となっている．また，鎖骨は上肢帯と体幹と結合する唯一の骨である．

### ◆ 肩甲骨

　肩甲骨は胸郭背側に位置する骨である．肩甲骨の内側は**内側縁**，外側は**外側縁**，上方は**上縁**とよばれる（**図1b**）．内側縁の上方は上縁と三角状の**上角**を成し，下方は外側縁と**下角**を形成する．肩甲骨外側縁は，下角から外上方に向かい，関節窩下方で**関節下結節**を形成する．肩甲骨の上縁は，上角から外下方に向かい，**肩甲切痕**という肩甲上神経が通過する窪みを成す（**図**

10　肩関節痛・頸部痛のリハビリテーション

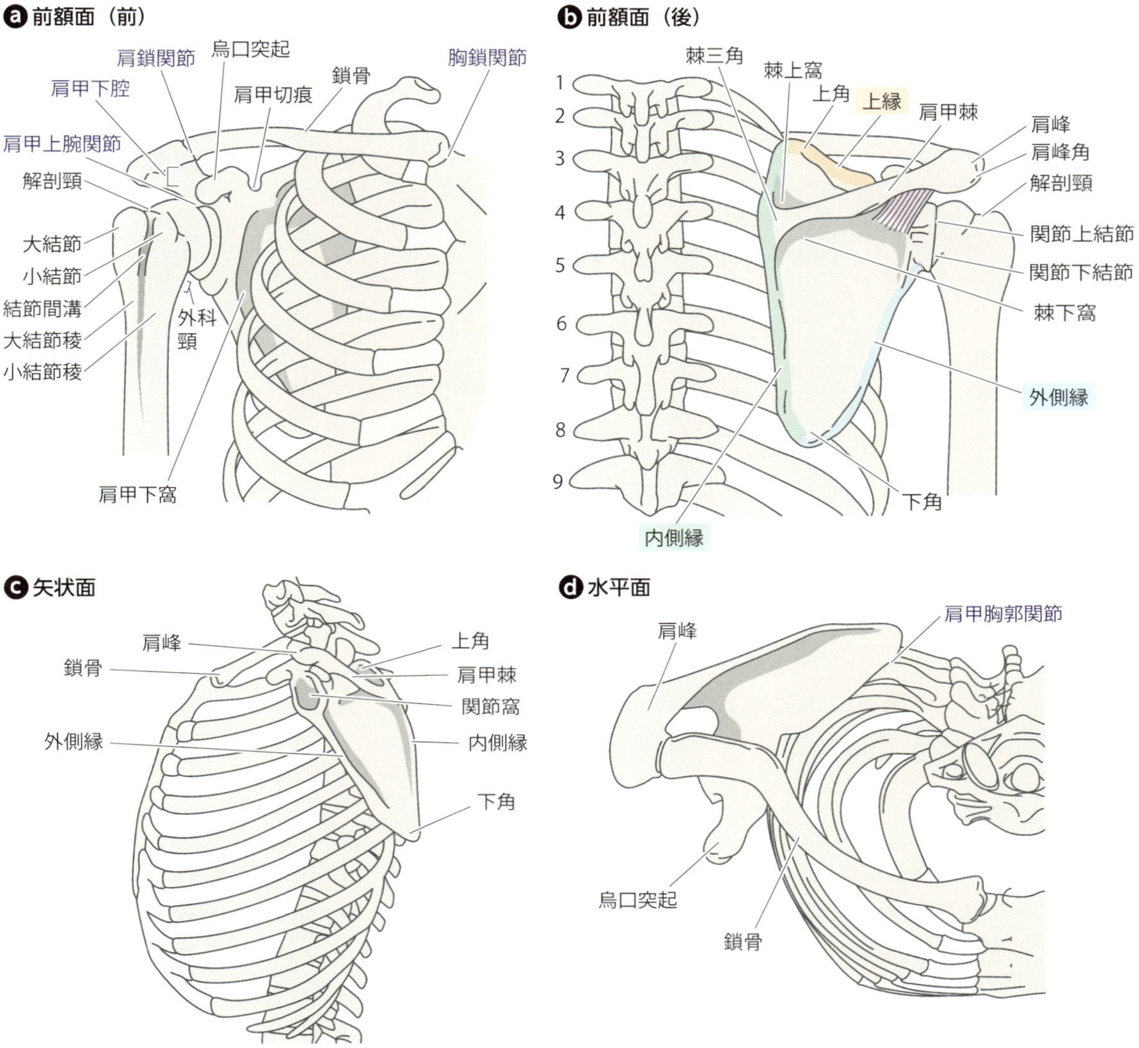

## ⓐ 前額面（前）

肩鎖関節　烏口突起　鎖骨　胸鎖関節
肩甲下腔
肩甲上腕関節
解剖頸
大結節
小結節
結節間溝
大結節稜
小結節稜
肩甲切痕
外科頸
肩甲下窩

## ⓑ 前額面（後）

棘三角　棘上窩
上角　上縁　肩甲棘
肩峰
肩峰角
解剖頸
関節上結節
関節下結節
棘下窩
外側縁
内側縁
下角

1
2
3
4
5
6
7
8
9

## ⓒ 矢状面

肩峰
鎖骨
外側縁
上角
肩甲棘
関節窩
内側縁
下角

## ⓓ 水平面

肩峰
肩甲胸郭関節
烏口突起
鎖骨

**図1 ● 肩関節を構成する骨と関節**
青字は関節とその周辺組織を示す.

---

**肩**
**第1章**
肩の解剖・バイオメカニクス・疼痛のメカニズム

---

1a）. 矢状面上で，上角は下角に比べて前方に位置する（図1c）. また，健常者の肩甲骨位置に関して，上角はおおよそ第1〜2胸椎棘突起の高さに位置し，下角は第7〜8胸椎棘突起の高さに位置する（図1b）.

　肩甲骨の背面には触知しやすい**肩甲棘**があり，上部を**棘上窩**，下部を**棘下窩**に分ける（図1b）. 肩甲棘は，**棘三角**からはじまり，斜め上外側に向かい，前方に折れ曲がるように角（**肩峰角**）を成し，さらに前方に向かって扁平な骨隆起（**肩峰**）となる. また，棘三角はおおよそ第3胸椎棘突起の高さに位置し，肩甲骨の位置や角度を測定する際のランドマークとなる. 肩甲骨の肋骨面（腹側）は，平面ではなく胸郭の形状に合うように，矢状面，水平面ともに背側に緩やかな凹を成し，**肩甲下窩**とよばれる（図1a）. また，**烏口突起**は，外側を向くように前方に突出し，筋と靱帯が多く付着する（図1d）.

　肩甲骨の関節窩の形状は，外方からみると洋梨状であり，やや窪んだ構造で下面に広く上面

11

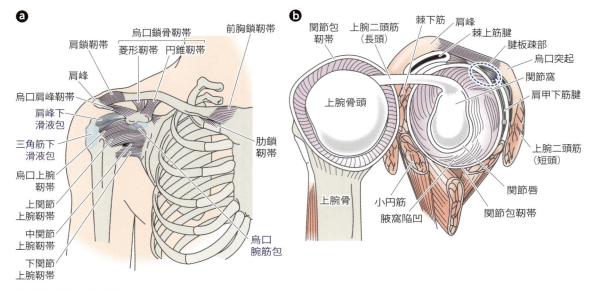

**図2●肩関節周囲の組織**
青字は滑液包を示す．

が狭い（図2b）．関節窩上部の関節内に**関節上結節**があり，関節窩下部の関節外に**関節下結節**がある（図1b）．

### ◆上腕骨

上腕骨は長管骨であり，関節包で覆われた骨端部の解剖頸で骨頭と骨幹部とを分ける．

**上腕骨頭**は半円球状をなし，関節軟骨で覆われている（図2b）．上腕骨頭は骨幹部の長軸と約130°の傾斜角をもち，また，前額面で骨幹部に対して後方に約30°捻転している[1]．したがって，上腕骨頭の関節面は内側を向いているだけでなく，さらに後上方に向いていることになる．この骨頭部の形態により肩甲骨の関節窩と適合し，肩甲上腕関節を成す．

上腕骨近位部の前面（腹側）には**小結節**があり，外側面には**大結節**がある（図1a）．大結節は3つの面にわかれ，上部を**上関節面**，中部を**中関節面**，下部を**下関節面**とよぶ（図3）．上関節面には棘上筋腱と棘下筋腱の一部，中関節面には残りの棘下筋腱，下関節面には小円筋腱が付着する．小結節と大結節との間は**結節間溝**とよばれ，この溝には上腕二頭筋長頭腱が収まって走行している（図1a）．

小結節と大結節の骨隆起は遠位までなだらかに続き，それぞれ**小結節稜**，**大結節稜**となる．上腕骨の両結節直下は**外科頸**とよばれる．

## 3 肩関節を構成する関節と関節周囲の組織

肩関節の運動は，複数の関節で構成されるため，関節同士の協調的な動きが必要となる．各関節には靱帯と関節包が存在し，関節運動を制動する．

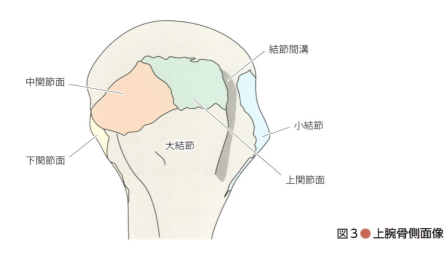

図3● 上腕骨側面像

## ◆ 胸鎖関節（図1a）

　胸鎖関節は，鎖骨の近位端内側と胸骨の鎖骨切痕とで構成する滑膜関節である．鎖骨近位端の関節面は胸骨の関節面より大きく，骨同士の適合性が不十分であるため，胸鎖関節の安定性は関節包，靱帯（胸鎖靱帯・肋鎖靱帯），円板，鎖骨下筋などの結合組織により制動される．

## ◆ 肩鎖関節（図1a）

　肩鎖関節は，鎖骨の遠位端外側と肩甲骨の肩峰とで構成する関節である．平面関節に分類されるが，関節面は楕円を成し，形態上は球関節である[2]．関節面は，矢状面上では垂直ではなく，鎖骨の関節面が尾側に，肩峰の関節面が頭側に傾いており，鎖骨遠位端が肩峰に寄りかかる形状となる．

## ◆ 肩甲上腕関節（図1a）

　肩甲上腕関節は，上腕骨頭と肩甲骨関節窩で構成されるボール・ソケット状の球関節である．最も自由度の高い関節である一方，**不安定にもなりやすい**関節である．大きな球状の関節面をもつ上腕骨頭に対して，関節窩は小さく浅い関節面である．関節窩は，上腕骨頭の25～30％程度のみの適合であるが，関節窩周囲の縁に付着している関節唇により，関節窩の深さを増加させることで，上腕骨頭との適合性を高めている（図2b）．

## ◆ 肩甲胸郭関節（図1d）

　肩甲胸郭関節は，胸郭の凸面と肩甲骨肋骨面の凹面との間で構成される関節である．肩甲骨と胸郭の間にはいわゆる関節面構造はなく，前鋸筋や肩甲下筋，滑液包が存在する．肩甲骨は胸郭に沿うように位置しており，上肢下垂肢位での肩甲骨面は前額面に対して30°内旋し，鎖骨の長軸とは60°の角度を成す[3]．

## ◆ 肩峰下腔（図1a）

　肩峰下腔は，上方を肩峰下面，烏口肩峰靱帯と肩鎖靱帯とし，下方を上腕骨頭との間と定義

されている．また，肩峰下腔には，棘上筋腱・肩峰下滑液包・上腕二頭筋長頭腱・関節包が含まれる．肩峰下腔は，健常肩では**下垂位で10mm程度**であるが，腱板断裂など肩峰下腔を埋める組織構造の破綻や，腱板作用の低下など機能的問題が伴う場合には**狭小化**するとされている．

## ◆ 関節周囲の組織

### ① 滑液包 (図2a)

肩周囲の滑液包は，主に**肩峰下滑液包・三角筋下滑液包・烏口腕筋包**が存在し，主に組織間の滑走を役割とする．肩峰下滑液包は，肩峰と腱板との間に存在し，腱板と烏口肩峰アーチ，腱板と三角筋との滑走を円滑にする．三角筋下滑液包は，主に三角筋の深層に独立して存在するが，肩峰下滑液包と連結して存在する場合もある．烏口腕筋包は，烏口突起の深層に位置し，肩甲下筋と烏口腕筋・上腕二頭筋短頭の共同腱との滑走を円滑にする．

### ② 関節包と関節包靭帯 (図2b)

肩甲上腕関節の関節包は，主に**関節唇**に付着し，**上腕骨解剖頸**まで周囲をとり囲む（図2a, b）．関節包の下方に**腋窩陥凹**（図2b）が存在し，肩関節挙上時の関節包の許容範囲を広げ，上腕骨頭の下方への変位を許容するために重要な構造である．また，前方の関節包は，3つの関節包靭帯（上関節上腕靭帯・中関節上腕靭帯・下関節上腕靭帯）により補強されている（図2a）．さらに，棘上筋や棘下筋・小円筋・肩甲下筋は，上方関節包や後方関節包，前方関節包に一部付着し，上腕三頭筋長頭は下方関節包に一部付着することから，収縮に伴い動的に関節包を補強するように働く．

### ③ 烏口肩峰靭帯 (図2a)

烏口肩峰靭帯とは，肩甲骨の烏口突起の上外側部と肩峰前縁を結ぶ靭帯である．烏口肩峰靭帯と烏口突起，肩峰を合わせて**烏口肩峰アーチ**とよび，肩峰下腔を構成する．烏口肩峰靭帯は，上腕骨の上方変位を制動する役割がある[4]．

### ④ 烏口上腕靭帯 (図2a)

烏口上腕靭帯は，烏口突起基部の外側面と腱板疎部とを結ぶ靭帯である．また，烏口上腕靭帯は，上関節上腕靭帯と共同して上腕二頭筋腱をとり囲む滑車のような構造をとり，前方から腱板疎部を補強する役割を担う[5]．

### ⑤ 烏口鎖骨靭帯 (菱形靭帯，円錐靭帯，図2a)

烏口鎖骨靭帯は，烏口突起基部と鎖骨外側1/3の下面を結ぶ靭帯であり，菱形靭帯と円錐靭帯の総称である．外側の菱形靭帯は鎖骨下面中央に付着し，内側の円錐靭帯は鎖骨下面後方に付着する．烏口鎖骨靭帯の主な役割は，鎖骨に対する肩甲骨の下制の制動である[6]．さらに，補助的に肩甲骨の前傾・後傾を制動し，肩鎖靭帯の補助もしているとされている[7]．

### ⑥ 肩鎖靭帯 (図2a)

肩鎖靭帯は，鎖骨外側端と肩峰とを結ぶ靭帯である．肩鎖関節の全周を覆うように走行し，特に上部の肩鎖靭帯は三角筋や僧帽筋とも結合し，補強されている．

⑦ **前胸鎖靭帯, 肋鎖靭帯** (図2a)

　前胸鎖靭帯は, 鎖骨内側端の前面と胸骨柄前面を結ぶ靭帯である. 肋鎖靭帯は, 鎖骨内側端下面の肋鎖靭帯圧痕と第1肋軟骨とを結ぶ靭帯である. どちらも胸鎖関節の制動に働く.

⑧ **腱板疎部** (図2b)

　腱板疎部は, 肩甲上腕関節の前上方部に位置する三角形の間隙で, 上縁を棘上筋前縁, 下縁を肩甲下筋上縁, 内縁を烏口突起基部とする. 表層から烏口上腕靭帯, 上・中関節上腕靭帯, 上腕二頭筋長頭腱, 関節包から構成される. 上腕骨頭の前方安定性, または下方安定性に寄与している[8].

## 4　肩関節を構成する筋群

　肩関節を構成する筋は多く, 関節運動を伴うと容易に各筋の走行も変化する. そのため, 筋の付着部 (表1) の理解に加えて, 走行する層 (深さ) や形状 (紡錘状, 扁平状など) も合わせて理解すると触診しやすくなる.

### ◆上腕骨と肩甲骨に付着する筋

① **三角筋** (図4a)

　三角筋は付着部から3つの部位 (前部線維, 中部線維, 後部線維) に分かれる扇状の筋肉である. 前部線維は鎖骨外側1/3, 中部線維は肩峰外側面, 後部線維は肩甲棘下面外側2/3からそれぞれ起始し, 上腕骨の三角筋粗面に停止する. 主な作用は, 前部線維が肩関節の屈曲・水平内転, 中部線維が肩関節の外転, 後部線維が伸展・水平外転である.

② **棘上筋** (図4b, c 背側)

　棘上筋は, 肩甲骨棘上窩から起始し, 外側方に走行後, 烏口肩峰アーチの下を通過し, 上腕骨大結節の上関節面に停止する. 皮下では僧帽筋中部線維に覆われている. 主な作用は, 肩関節の外転である.

③ **棘下筋** (図4b, c 背側)

　棘下筋は, 肩甲骨棘下窩から幅広く起始し, 外側方に走行後, 肩峰下を通過し, 上腕骨大結節の中関節面に停止する. 上部の線維は棘上筋と混在するように付着する. 皮下では外側部分が三角筋後部線維に覆われている. 主な作用は, 肩関節の外旋である.

④ **小円筋** (図4c 背側)

　小円筋は, 肩甲骨の外側縁から起始し, 上腕骨大結節の下関節面に停止する. 主な作用は, 肩関節の外旋・内転である.

⑤ **大円筋** (図4c)

　大円筋は, 肩甲骨の下角から起始し, 外側上方へ走行し, 上腕骨腹側の小結節稜に停止する. 主な作用は, 肩関節の内旋・内転・伸展である.

**表1 ● 各筋肉の起始部と停止部**

| 筋 | | | 起始部 | 停止部 |
|---|---|---|---|---|
| 上腕骨と肩甲骨に付着する筋 | 三角筋 | 前部線維 | 鎖骨外側1/3 | 上腕骨の三角筋粗面 |
| | | 中部線維 | 肩峰外側面 | |
| | | 後部線維 | 肩甲棘下面外側2/3 | |
| | 棘上筋 | | 肩甲骨棘上窩 | 上腕骨大結節の上関節面 |
| | 棘下筋 | | 肩甲骨棘下窩 | 上腕骨大結節の中関節面 |
| | 小円筋 | | 肩甲骨外側縁 | 上腕骨大結節の下関節面 |
| | 大円筋 | | 肩甲骨下角 | 上腕骨小結節稜 |
| | 肩甲下筋 | | 肩甲下窩 | 上腕骨小結節 |
| 肩甲骨と上腕骨・前腕に付着する筋 | 上腕二頭筋長頭 | | 関節上結節と上方関節唇 | 橈骨粗面と前腕屈筋腱膜 |
| | 上腕二頭筋短頭 | | 烏口突起 | 橈骨粗面と前腕屈筋腱膜 |
| | 烏口腕筋 | | 烏口突起 | 上腕骨骨幹部内側中央 |
| | 上腕三頭筋長頭 | | 関節下結節と下方関節包 | 尺骨の肘頭 |
| 上腕骨と体幹に付着する筋 | 大胸筋 | 鎖骨部 | 鎖骨下面の内側1/2 | 上腕骨の大結節稜 |
| | | 胸肋部 | 胸骨と第2～6肋軟骨部 | |
| | | 腹部 | 腹直筋鞘 | |
| | 広背筋 | 肩甲骨部 | 肩甲骨下角 | 上腕骨の小結節稜 |
| | | 肋骨部 | 第9～12肋骨 | |
| | | 椎骨部 | 第7～12胸椎と腰椎・仙骨の棘突起・胸腰筋膜 | |
| | | 腸骨部 | 腸骨稜の後部1/3 | |
| 肩甲骨と体幹に付着する筋 | 僧帽筋 | 上部線維 | 後頭骨上項線・外後骨隆起・項靭帯・頸椎の棘突起 | 鎖骨外側1/3 |
| | | 中部線維 | 第1～4胸椎の高さにある腱膜 | 肩峰～肩甲棘 |
| | | 下部線維 | 第5～12胸椎の棘突起 | 肩甲棘内側 |
| | 菱形筋 | 大菱形筋 | 第1～4胸椎棘突起 | 肩甲骨内側縁（棘三角より下方） |
| | | 小菱形筋 | 第6～7頸椎棘突起 | 肩甲骨内側縁（棘三角より上方） |
| | 肩甲挙筋 | | 第1～4頸椎横突起 | 肩甲骨上角 |
| | 小胸筋 | | 第3～5肋骨 | 烏口突起 |
| | 前鋸筋 | | 第1～9肋骨 | 肩甲骨内側縁の全長 |

## ⑥ 肩甲下筋（図4b, c 腹側）

肩甲下筋は，肩甲骨の肩甲下窩から幅広く起始し，上腕骨小結節に広く停止する．主な作用は，肩関節の内旋である．

## ⑦ 腱板（図4c 背側）

腱板は，肩甲骨から上腕骨の結節に付着する4つの筋（棘上筋・棘下筋・小円筋・肩甲下筋）の腱の総称である．腱板は表層ではそれぞれ個別にわかれているが，深層ではそれぞれ混在し合い，関節包や上腕二頭筋長頭腱とも連結している．腱板は上腕二頭筋長頭腱とともに協調して，上腕骨頭を肩甲骨の関節窩に押さえつけ，求心位を保つように働く．

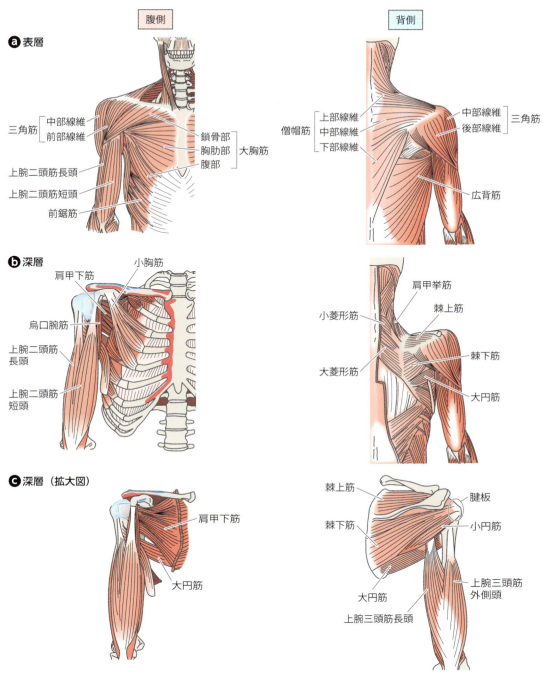

図4 ● 肩関節を構成する筋

## ◆ 肩甲骨と上腕骨・前腕に付着する筋

### ① 上腕二頭筋長頭（図4b 腹側）

上腕二頭筋長頭は，肩甲骨の関節窩頭側に位置する関節上結節と上方関節唇から起始し，腱板疎部（棘上筋腱と肩甲下筋腱との間）を補強するように走行し，上腕骨の結節間溝を通り，

前腕の橈骨粗面と前腕屈筋腱膜に停止する．主な作用は，肩関節の屈曲，肘関節の屈曲，前腕
の回外である．

### ② 上腕二頭筋短頭（図4b 腹側）

上腕二頭筋短頭は，肩甲骨の烏口突起から烏口腕筋と共同腱を成して起始し，上腕二頭筋長
頭ともに前腕の橈骨粗面と前腕屈筋腱膜に停止する．主な作用は，長頭と同様の作用に加え，
上腕骨頭の上方変位に働く．

### ③ 烏口腕筋（図4b 腹側）

烏口腕筋は，肩甲骨の烏口突起から上腕二頭筋短頭と共同腱を成して起始し，上腕骨骨幹部
内側中央に停止する．主な作用は，肩関節の屈曲，上腕骨頭の上方変位である．

### ④ 上腕三頭筋長頭（図4c 背側）

上腕三頭筋長頭は，肩甲骨の関節窩下方に位置する関節下結節と下方関節包から起始し，上
腕骨内側頭・外側頭と共同腱を成し，尺骨の肘頭に停止する．主な作用は，肩関節の伸展，肘
関節の伸展，上腕骨頭の上方変位である．

## ◆ 上腕骨と体幹に付着する筋

### ① 大胸筋（図4a 腹側）

大胸筋は，付着部から3つの部位（鎖骨部・胸肋部・腹部）に分かれる．鎖骨部は鎖骨下
面の内側1/2，胸肋部は胸骨と第2〜6肋軟骨部，腹部は腹直筋鞘にそれぞれ起始し，上腕骨
の大結節稜に停止する．主な作用は，肩関節の水平内転・内転・内旋，および上腕骨頭の前方
変位である．

### ② 広背筋（図4a 背側）

広背筋は，付着部が多岐（肩甲骨部，肋骨部，椎骨部，腸骨部）にわたる．肩甲骨部は肩甲
骨下角，肋骨部は第9〜12肋骨，椎骨部は第7〜12胸椎と腰椎・仙骨の棘突起・胸腰筋膜，
腸骨部は腸骨稜の後部1/3からそれぞれ起始し，上腕骨小結節稜に停止する．主な作用は，肩
関節の内旋・内転・伸展である．

## ◆ 肩甲骨と体幹（脊椎・肋骨・骨盤）に付着する筋

### ① 僧帽筋（図4a 背側）

僧帽筋は，付着部から3つの部位（上部線維・中部線維・下部線維）に分かれる．上部線維
は後頭骨上項線および外後頭隆起・項靭帯・頸椎の棘突起から起始し，鎖骨外側1/3に停止す
る．中部線維は第1〜4胸椎の棘突起の高さの広い腱膜から起始し，肩峰〜肩甲棘に停止する．
下部線維は第5〜12胸椎の棘突起から起始し，肩甲棘内側に停止する．主な作用は，上部線
維が鎖骨挙上，中部線維が肩甲骨の内転，下部線維が肩甲骨内側の下制と上方回旋である．

### ② 菱形筋（図4b 背側）

菱形筋は，棘三角を境に上部に小菱形筋，下部に大菱形筋が付着する．大菱形筋は，第1〜
4胸椎棘突起から起始し，肩甲骨内側縁（棘三角より下方）に停止する．小菱形筋は，第6〜
7頸椎棘突起から起始し，肩甲骨内側縁（棘三角より上方）に停止する．主な作用は，肩甲骨

の内転と下方回旋である．

### ③ 肩甲挙筋（図4b 背側）

肩甲挙筋は，第1〜4頸椎の横突起から起始し，肩甲骨の上角に停止する．主な作用は，肩甲骨の挙上と下方回旋である．また，頸部への作用は両側の作用で頸部伸展，一側の作用で頸部の同側へ側屈と回旋である．

### ④ 小胸筋（図4b 腹側）

小胸筋は，第3〜5肋骨から起始し，烏口突起に停止する．主な作用は，肩甲骨の下制・前傾・下方回旋である．小胸筋の深層を鎖骨下動脈・静脈，腕神経叢が通過する．

### ⑤ 前鋸筋（図4a 腹側）

前鋸筋は，第1〜9肋骨から起始し，肩甲骨内側縁の全長（上角から下角まで）に広く停止する．主な作用は，肩甲骨の外転である．さらに，上部の線維が優位に収縮すると肩甲骨の下方回旋が起こり，下部の線維が優位の場合は肩甲骨が上方回旋する．

## 5 肩関節周囲の神経と血管

肩関節周囲の神経や血管が，直接的もしくは間接的に肩関節痛の原因を引き起こすことが知られている．そのため神経，血管の走行や周囲の組織との位置関係を理解する．

### ◆ 肩甲上神経（図5a）

肩甲上神経は，腕神経叢から分岐した後，上肩甲横靱帯と肩甲骨切痕によって構成される間隙を通過し，棘上筋と棘下筋に分布する．また，肩甲上腕関節の上前方から上後方の関節包や靱帯の感覚を支配している．

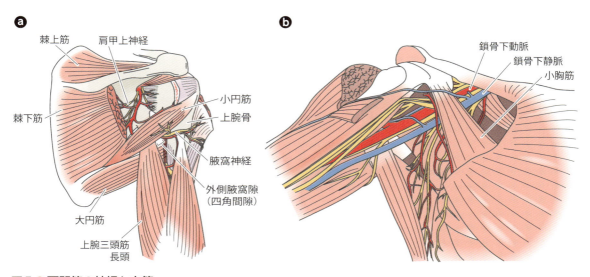

図5● 肩関節の神経と血管

## ◆ 腋窩神経 (図5a)

腋窩神経は，腕神経叢から混合神経として分岐した後，肩関節の直下から後方に向かう．上腕骨外科頸をとりまくように走行し，小円筋と大円筋，上腕三頭筋長頭，上腕骨で形成される外側腋窩隙（四角間隙）から上腕骨後面に出る．腋窩神経の運動枝（筋枝）は三角筋と小円筋，知覚は肩甲上腕関節の前下方から後下方の関節包や靭帯，および上腕近位外側部の皮膚に分布する．

## ◆ 鎖骨下動静脈 (図5b)

鎖骨下動静脈は，第1肋骨と鎖骨との間を走行し，腋窩動脈となり，小胸筋と肋骨の間を通過して腋窩に入る．胸郭出口症候群の際に腕神経叢とともに圧迫，牽引を生じることがある．

## 6 肩関節周囲の感覚受容体の分布・密度

肩関節周囲の組織には感覚受容器が多く分布している．なかでも疼痛にかかわる受容器は，**侵害受容器**とよばれている．腱板では，棘上筋に最も多く侵害受容器が分布している[9]．また，肩峰下滑液包[10]，肩甲上腕関節包[11]，烏口肩峰靭帯[12]，上腕二頭筋[13]にも侵害受容器が分布しているほか，固有感覚受容器も分布していることから，疼痛の原因となるだけでなく，肩関節の協調的な運動にかかわる．

### ■ 文献

1）Lugo R, et al：Shoulder biomechanics. Eur J Radiol, 68：16-24, 2008
2）Prescher A：Anatomical basics, variations, and degenerative changes of the shoulder joint and shoulder girdle. Eur J Radiol, 35：88-102, 2000
3）Ludewig PM, et al：Motion of the shoulder complex during multiplanar humeral elevation. J Bone Joint Surg Am, 91：378-389, 2009
4）Fealy S, et al：The ccracoacromial ligament: morphology and study of acromial enthesopathy. J Shoulder Elbow Surg, 14：542-548, 2C05
5）Petchprapa CN, et al：The rotator interval: a review of anatomy, function, and normal and abnormal MRI appearance. AJR Am J Roentgenol, 195：567-576, 2010
6）Carofino BC & Mazzccca AD：The anatomic coracoclavicular ligament reconstruction: surgical technique and indications. J Shoulder Elbow Surg, 19：37-46, 2010
7）Harris RI, et al：Anatomic variance of the coracoclavicular ligaments. J Shoulder Elbow Surg, 10：585-588, 2001
8）Frank RM, et al：The Rotator Interval of the Shoulder: Implications in the Treatment of Shoulder Instability. Orthop J Sports Med, 3：2325967115621494, 2015
9）Minaki Y, et al：Mechanosensitive afferent units in the shoulder and adjacent tissues. Clin Orthop Relat Res, ：349-356, 1999
10）Tomita Y, et al.：Neurohistology of the subacromial bursa in rotator cuff tear. J Orthop Sci, 2：295-300, 1997
11）Hashimoto T, et al：Immunohistochemical approach for the investigation of nerve distribution in the shoulder joint capsule. Clin Orthop Relat Res, ：273-282, 1994
12）Morisawa Y：Morphological study of mechanoreceptors on the coracoacromial ligament. J Orthop Sci, 3：102-110, 1998
13）Guanche CA, et al：Periarticular neural elements in the shoulder joint. Orthopedics, 22：615-617, 1999

# 第1章 肩の解剖・バイオメカニクス・疼痛のメカニズム

## 2 肩のバイオメカニクス

石川博明, 村木孝行

### Point
- 肩関節運動時の肩甲上腕関節運動と肩甲胸郭関節運動を理解する.
- 肩関節挙上・内旋・外旋運動に関与する筋・靭帯・関節包の作用を理解する.
- 肩関節運動時に身体に加わる力学的ストレスを理解する.

## 1 バイオメカニクスの基礎知識

　バイオメカニクス（生体力学）とは，身体運動を力学的に捉える学問であり，**運動学的要素**と**運動力学的要素**に分けることができる．運動学では物体の位置や変位など，運動そのものに着目し，生体では関節運動として捉えることができる．一方，運動力学では関節運動に作用する力や身体に加わる力学的ストレスに着目する．

### ◆ 関節運動

　バイオメカニクス領域では，関節運動を**回転運動**と**並進運動**であらわすことができる（図1）．

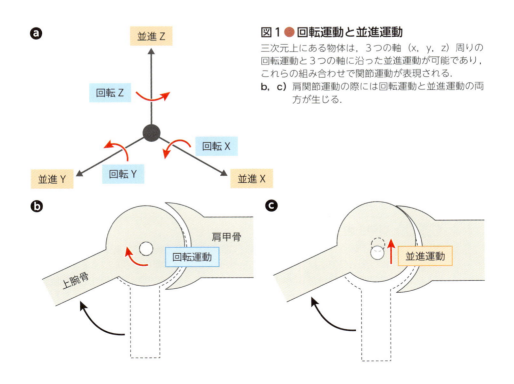

**図1● 回転運動と並進運動**
三次元上にある物体は，3つの軸（x, y, z）周りの回転運動と3つの軸に沿った並進運動が可能であり，これらの組み合わせで関節運動が表現される．
b, c) 肩関節運動の際には回転運動と並進運動の両方が生じる．

三次元上にある物体は，3つの軸（x，y，z）周りの回転運動と3つの軸に沿った並進運動が可能であり，これらの組合わせで関節運動が表現される．

## ◆ 関節運動に作用する力

関節運動は，筋の求心性収縮によって生み出される力が関節に作用することにより生じる．特に，回転運動を生じさせる力の効果を**トルク**または**力のモーメント**とよび，回転軸から力の作用線までの距離（モーメントアーム）と力の積によってあらわされる．また，重力や慣性力，拮抗する組織が伸張されるときに生じる他動張力は，筋が発揮する力に抗する形で作用する．

## ◆ 身体に加わる力学的ストレス

関節運動時には，身体の各部位にさまざまな力学的ストレスが生じる．力学的ストレスの代表例としては，圧縮や伸張などがあげられる．**圧縮ストレス**は，関節内で組織どうしが衝突し，ある一定の部位に圧力が加わる負荷である．**伸張ストレス**は，組織が引き伸ばされることによって生じる負荷である．これらの力学的ストレスが過度かつ頻回に筋や靭帯，関節包に加わることによって組織損傷や疼痛を引き起こす．

## 2 肩関節運動の定義

日本整形外科学会・日本リハビリテーション医学会が制定する「関節可動域表示ならびに測定法」に基づくと，肩関節運動は「屈曲–伸展」，「外転–内転」，「内旋–外旋」，「水平屈曲–水平伸展」としてあらわされる（図2）．

一方，国際バイオメカニクス学会の定義に基づくと，肩関節運動は「挙上」，「挙上面」，「軸回旋」の3つの要素であらわすことができる[1]（図3）．挙上面とは上肢を挙上する際の運動面のことであり，矢状面および前額面上での挙上運動はそれぞれ「屈曲–伸展」，「外転–内転」に相当する．また，バイオメカニクス領域特有の運動として「肩甲骨面挙上–下制」があげられ，これは肩甲骨面（前額面から約30°前方に傾いた運動面）上での挙上運動のことである．軸回旋とは上腕骨自体が回転軸となる運動であり，「内旋–外旋」に相当する．

また，肩関節を解剖学的にみると，**肩甲上腕関節**と**肩甲胸郭関節**の2つの関節で構成されている．さらに，肩甲胸郭関節は**胸鎖関節**と**肩鎖関節**で構成されており，広義の肩関節運動とはこれら4つの関節運動を合わせた複合運動を意味する．この複合的な運動は一定の規則性を有しており，「**肩甲上腕リズム**」とよばれる．

> **memo 肩甲上腕リズム**
> 肩甲上腕リズムとは，肩関節挙上運動時の肩甲上腕関節と肩甲胸郭関節の協調運動をあらわしたものであり，1944年にInmanらによって報告された概念である[2]．これは肩甲上腕関節で上腕骨が2°挙上するごとに肩甲胸郭関節で肩甲骨が1°上方回旋するというものである．また，この一定のリズムは外転30°，屈曲60°以降に生じるとされている．肩甲上腕リズムに関してはさまざまな研究で検証されているが，これらは個体差や筋力，関節可動域の影響を受けるため一定の見解が得られていない．

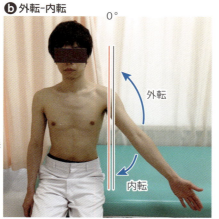
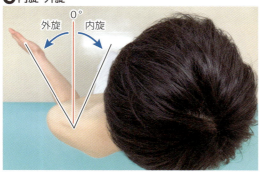
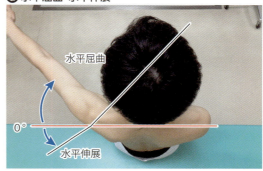

**図2●肩関節運動の定義（日本整形外科学会・日本リハビリテーション医学会）**
日本整形外科学会・日本リハビリテーション医学会が制定する「関節可動域表示ならびに測定法」に基づくと，肩関節運動は屈曲−伸展（a），外転−内転（b），内旋−外旋（c），水平屈曲−水平伸展（d）としてあらわされる．

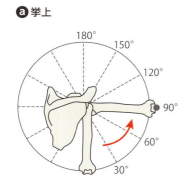
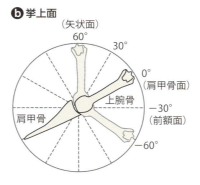
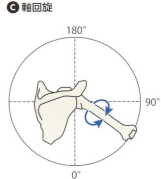

**図3●肩関節運動の定義（国際バイオメカニクス学会）**
国際バイオメカニクス学会の定義に基づくと，肩関節運動は挙上（a），挙上面（b），軸回旋（c）の3つの要素であらわすことができる．

## ◆ 肩甲上腕関節運動

### ① 回転運動

　　肩甲骨に対する上腕骨の回転運動として定義される．これらは，①挙上−下制，②内旋−外旋としてあらわされる（図4）．

### ② 並進運動

　　肩甲骨に対する上腕骨の並進運動として定義され，各方向への上腕骨頭の変位であらわされる．上腕骨の挙上運動では肩甲骨に対して上腕骨頭は下方に変位する．また，上腕骨の内旋運動では上腕骨頭は後方，外旋運動では前方に変位する．

## ◆ 胸鎖関節運動

### ① 回転運動

　　胸骨に対する鎖骨の回転運動として定義される．これらは，①挙上−下制，②前方突出−後退，③軸回旋（後方回旋）としてあらわされる（図5）．

### ② 並進運動

　　胸骨に対する鎖骨の並進運動として定義され，各方向への鎖骨近位端の変位であらわされる．鎖骨の挙上運動では胸骨に対して鎖骨近位端は下方に変位する．また，鎖骨の前方突出運動では鎖骨近位端は前方，後退運動では後方に変位する．

## ◆ 肩鎖関節運動

### ① 回転運動

　　鎖骨に対する肩甲骨の回転運動として定義される．これらは，①上方回旋−下方回旋，②内旋−外旋，③前傾−後傾としてあらわされる（図6）．

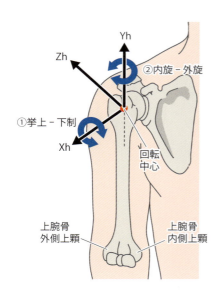

| 名称 | 座標の定義 |
|---|---|
| 回転中心 | 肩甲上腕関節の中心付近 |
| Yh軸 | 上腕骨内側上顆と外側上顆を結ぶ中点と回転中心を結ぶ軸 |
| Xh軸 | 上腕骨内側上顆，外側上顆，回転中心の3点で構成される平面に対して垂直に交わる軸 |
| Zh軸 | Y軸，X軸の両方に対して垂直に交わる軸 |

| 運動の種類 | 運動の定義 |
|---|---|
| ①挙上−下制 | Xh軸が回転軸となり，この軸まわりに回転する運動 |
| ②内旋−外旋 | Yh軸が回転軸となり，この軸まわりに回転する運動 |

**図4● 肩甲上腕関節運動（回転運動）の種類**

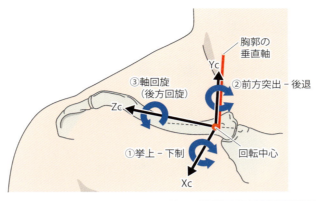

| 名称 | 座標の定義 |
|---|---|
| 回転中心 | 胸鎖関節の中心付近 |
| Yc軸 | 胸郭の垂直軸と一致した軸 |
| Xc軸 | Y軸，Z軸の両方に対して垂直に交わる軸 |
| Zc軸 | 鎖骨に沿った軸 |

| 運動の種類 | 運動の定義 |
|---|---|
| ①挙上–下制 | Xc軸が回転軸となり，この軸まわりに回転する運動 |
| ②前方突出–後退 | Yc軸が回転軸となり，この軸まわりに回転する運動 |
| ③軸回旋（後方回旋） | Zc軸が回転軸となり，この軸まわりに回転する運動 |

**図5● 胸鎖関節運動（回転運動）の種類**

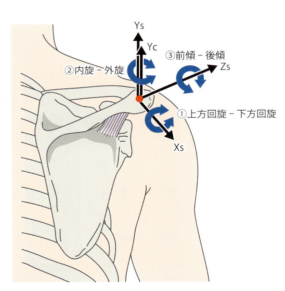

| 名称 | 座標の定義 |
|---|---|
| 回転中心 | 肩鎖関節の中心付近 |
| Ys軸 | Yc軸と一致した軸 |
| Xs軸 | Y軸，Z軸の両方に対して垂直に交わる軸 |
| Zs軸 | 肩甲棘に沿った軸 |

| 運動の種類 | 運動の定義 |
|---|---|
| ①上方回旋–下方回旋 | Xs軸が回転軸となり，この軸まわりに回転する運動 |
| ②内旋–外旋 | Ys軸が回転軸となり，この軸まわりに回転する運動 |
| ③前傾–後傾 | Zs軸が回転軸となり，この軸まわりに回転する運動 |

**図6● 肩鎖関節運動（回転運動）の種類**

**表1 ● 肩甲胸郭関節運動の種類**

| 運動の種類 | | 胸鎖関節 | 肩鎖関節 |
|---|---|---|---|
| 回転運動 | ①上方回旋–下方回旋 | 鎖骨挙上–下制 | 肩甲骨上方回旋–下方回旋 |
| | ②外転–内転 | 鎖骨前方突出–後退 | 肩甲骨内旋–外旋 |
| | ③前傾–後傾 | 鎖骨軸回旋 | 肩甲骨前傾–後傾 |
| 並進運動 | ①挙上–下制 | 鎖骨挙上–下制 | — |
| | ②前方突出–後退 | 鎖骨前方突出–後退 | — |

**表2 ● 挙上運動時の肩甲上腕関節運動**

| 運動の種類 | 挙上面 | | |
|---|---|---|---|
| | 屈曲 | 肩甲骨面挙上 | 外転 |
| 上腕骨挙上–下制 | 挙上 | 挙上（最大） | 挙上（最小） |
| 上腕骨内旋–外旋 | 外旋のみ | | 外旋→内旋 |
| 上腕骨頭の変位 | 下方変位 | | 下方変位（小） |

### ② 並進運動

鎖骨に対する肩甲骨の並進運動として定義され，各方向への肩峰の変位であらわされる．

## ◆ 肩甲胸郭関節運動 (表1)

### ① 回転運動

胸郭に対する肩甲骨の回転運動として定義される．これらは，①上方回旋–下方回旋，②外転–内転，③前傾–後傾としてあらわされる．この運動は胸鎖関節と肩鎖関節の運動を組合わせたものである．

### ② 並進運動

胸郭に対する肩甲骨の並進運動として定義される．これらは，①挙上–下制，②前方突出–後退としてあらわされる．

# 3 肩関節挙上運動のバイオメカニクス

## ◆ 肩甲上腕関節運動 (表2)

回転運動として上腕骨の挙上・外旋運動，並進運動として上腕骨頭の下方変位が生じる．これらの運動は挙上する面によって異なる．上腕骨の挙上は，肩甲骨面挙上で最も大きく，屈曲，外転の順に可動域が小さくなる．上腕骨の外旋は，屈曲および肩甲骨面挙上では挙上初期から最終域まで一定して生じる[3]．一方，外転では挙上初期では外旋が生じるが，挙上中期以降（約55°）では外旋が減少し，相対的に内旋が生じる[3]．上腕骨頭の下方変位は，屈曲や肩甲骨面挙上と比べて外転では骨頭の変位量が小さい[4]．

#### 表3 ● 挙上運動時の肩甲胸郭関節運動

| 運動の種類 | 挙上面 | | |
|---|---|---|---|
| | 屈曲 | 肩甲骨面挙上 | 外転 |
| 肩甲骨上方回旋−下方回旋 | 上方回旋 | | |
| 肩甲骨外転−内転 | 外転→内転 | 内転* | |
| 肩甲骨前傾−後傾 | 後傾 | | |

\* 肩鎖関節では挙上面にかかわらず肩甲骨内旋が生じるが，この運動は胸鎖関節での鎖骨後退によって相殺
　される．この結果として，肩甲胸郭関節において肩甲骨はわずかに内転する動きとなる[3]．

#### 表4 ● 挙上運動に作用する肩甲上腕関節周囲の筋

| 運動の種類 | | 主動作筋 | 拮抗筋 |
|---|---|---|---|
| 上腕骨挙上 | 屈曲 | 三角筋前部線維，棘上筋<br>（上腕二頭筋短頭，烏口腕筋） | 三角筋後部線維，大円筋，広背筋 |
| | 外転 | 三角筋中部線維，棘上筋<br>（上腕二頭筋短頭，烏口腕筋） | 大円筋，広背筋，大胸筋 |
| 上腕骨頭の下方変位 | | 棘下筋，肩甲下筋 | 三角筋，上腕二頭筋短頭，烏口腕筋，上腕三頭筋長頭 |

## ◆ 肩甲胸郭関節運動（表3）

　　　回転運動として肩甲骨の上方回旋，後傾運動が生じる．一方，肩甲骨の外内転においては挙
上面によって運動が異なる．屈曲では挙上初期で肩甲骨外転運動が生じるが，挙上最終域では
内転運動が生じる[3]．肩甲骨面挙上や外転では肩甲骨外内転運動が少なく，挙上最終域でわず
かに内転する程度である[3]．

## ◆ 挙上運動に作用する筋・靭帯・関節包

### ① 肩甲上腕関節周囲の筋（表4）

　　　上腕骨の挙上運動は**三角筋**と**腱板筋群**（棘上筋・棘下筋・肩甲下筋・小円筋）**が協調して活
動する**ことにより，引き起こされる（図7）．

　　　三角筋と棘上筋はともに挙上に作用する主動作筋であるが，三角筋が単独で収縮すると上腕
骨頭の上方変位を引き起こす[5]．棘上筋は上腕骨頭を関節窩に押しつける作用を有しており，
三角筋より先行して活動し，フォースカップルを形成することで円滑な挙上運動が可能とな
る[6]．特に，挙上初期においては三角筋と比べて棘上筋のモーメントアームが大きいため，棘
上筋の収縮がより重要となる．

　　　また，棘下筋と肩甲下筋は，上腕骨頭を下方に変位させる作用を有しており[7]，三角筋の上
方に変位させる力に拮抗する形で関節窩に対する上腕骨頭の動的安定性に寄与している（図
7）．さらに，棘下筋と小円筋は，上腕骨頭を外旋させる作用を有しており，大結節が肩峰の下
を容易に通過することが可能となる．

　　　一方，大円筋や広背筋，大胸筋は上腕骨の挙上，外旋運動に拮抗する作用を有する（図8）．
これらの筋群は，主動作筋に対してカウンターバランスを保ちながら協調して活動するが，過
度に収縮することで運動の制限因子となり得る．

　　　この他には，上腕二頭筋短頭・烏口腕筋は上腕骨の挙上運動に対して補助的な役割を有する

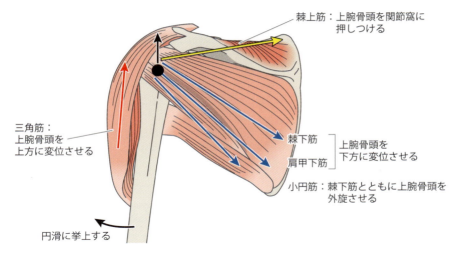

**図7● 三角筋と腱板筋群のフォースカップル**
三角筋と棘上筋はともに上腕骨の挙上に作用する主動作筋であるが，三角筋が単独で収縮すると上腕骨頭の上方変位を引き起こす（→）．
一方，棘上筋は上腕骨頭を関節窩に押し付ける作用，棘下筋と肩甲下筋は上腕骨頭を下方に変位させる作用を有しており，また棘下筋と小円筋は上腕骨頭を外旋させる作用をもつ．三角筋と腱板筋群が協調して活動することにより不適切な上腕骨頭変位を抑制して円滑な挙上運動が可能となる．このように複数の筋の作用が同時に働くことをフォースカップルという．

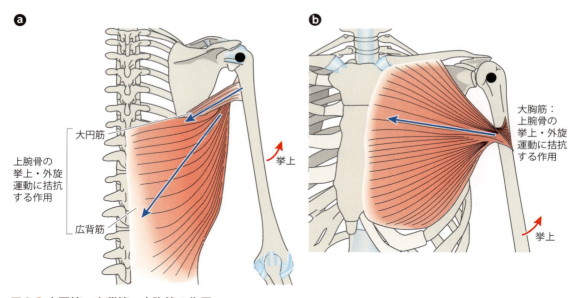

**図8● 大円筋，広背筋，大胸筋の作用**
大円筋や広背筋，大胸筋は上腕骨の挙上，外旋運動に拮抗する作用を有する（→）．

とともに，上腕骨頭の上方変位に作用する[5]（図9）．

## ② 肩甲上腕関節周囲の靭帯，関節包

挙上運動時に関節窩後下方の軟部組織（後方関節包，後下関節上腕靭帯など）が伸張されることで，上腕骨頭が前上方に押し出される．この現象は，**obligate translation**とよばれて

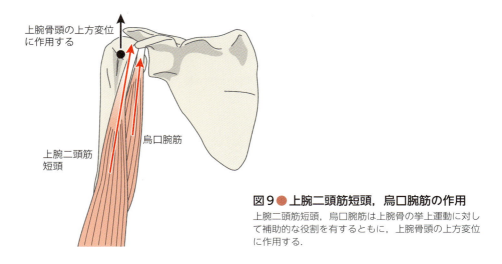

**図9● 上腕二頭筋短頭，烏口腕筋の作用**
上腕二頭筋短頭，烏口腕筋は上腕骨の挙上運動に対して補助的な役割を有するともに，上腕骨頭の上方変位に作用する．

**表5● 挙上運動に作用する肩甲胸郭関節周囲の筋**

| 運動の種類 | 主運動筋 | 拮抗筋 |
| --- | --- | --- |
| 肩甲骨上方回旋 | 僧帽筋上部線維，僧帽筋下部線維，前鋸筋下部線維 | 前鋸筋上部線維，肩甲挙筋，大・小菱形筋，小胸筋 |
| 肩甲骨内転 | 僧帽筋中部線維，肩甲挙筋，大・小菱形筋 | 小胸筋，前鋸筋下部線維 |
| 肩甲骨後傾 | 前鋸筋下部線維 | 小胸筋 |

おり，主に最終可動域で生じる[8]．また，拘縮により軟部組織の伸張性が低下している場合は，骨頭の変位量が大きくなる．

### ③ 肩甲胸郭関節周囲の筋（表5）

　僧帽筋（前部・中部・下部線維）と前鋸筋下部線維が協調して活動することにより，肩甲骨の上方回旋，後傾運動が引き起こされる（図10）．

　僧帽筋上部線維は鎖骨の挙上に作用する筋であり，挙上初期において鎖骨を介して間接的に上方回旋に関与する（図10①）．しかし，僧帽筋上部線維が単独で収縮すると，並進運動として肩甲骨の挙上を引き起こす．僧帽筋下部線維は単独で収縮すると肩甲骨を下制させるが，僧帽筋上部線維と協調して活動し，フォースカップルを形成することで円滑な上方回旋が可能となる（図10②）．

　また，前鋸筋下部線維は肩甲骨の上方回旋に対して最も大きなモーメントアームを有しているだけでなく，肩甲骨の後傾，外転に作用する（図10③）．僧帽筋中部線維は，上方回旋に対するモーメントアームが小さいが，肩甲骨を内転させる作用を有しており，前鋸筋に拮抗して活動することで胸郭上での肩甲骨の安定化に寄与している（図10④）．

　一方，肩甲挙筋や大・小菱形筋，小胸筋は肩甲骨の上方回旋・後傾・内転運動に拮抗する作用を有する（図11）．これらの筋群は，主動作筋に対してカウンターバランスを保ちながら協調して活動するが，過度に収縮することで運動の制限因子となり得る．

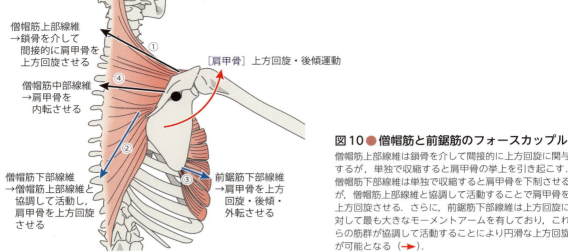

### 図10 ● 僧帽筋と前鋸筋のフォースカップル

僧帽筋上部線維は鎖骨を介して間接的に上方回旋に関与するが，単独で収縮すると肩甲骨の挙上を引き起こす．僧帽筋下部線維は単独で収縮すると肩甲骨を下制させるが，僧帽筋上部線維と協調して活動することで肩甲骨を上方回旋させる．さらに，前鋸筋下部線維は上方回旋に対して最も大きなモーメントアームを有しており，これらの筋群が協調して活動することにより円滑な上方回旋が可能となる（→）．

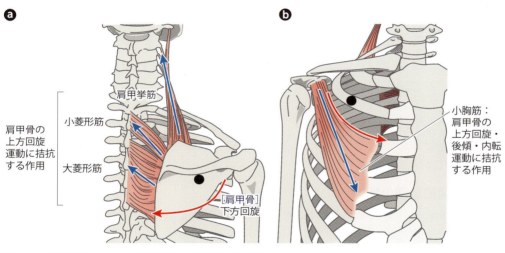

### 図11 ● 肩甲挙筋，大・小菱形筋，小胸筋の作用

肩甲挙筋や大・小菱形筋，小胸筋は肩甲骨の上方回旋・後傾・外旋運動に拮抗する作用を有する（→）．

## 4 肩関節内旋運動のバイオメカニクス

### ◆ 肩甲上腕関節運動

回転運動として上腕骨の内旋運動，並進運動として上腕骨頭の後方変位が生じる．

### ◆ 肩甲胸郭関節運動

正常な肩関節において，内旋運動時に肩甲胸郭関節運動は生じない．

**表6● 内旋・外旋運動に作用する肩甲上腕関節周囲の筋**

| 運動の種類 | 主運動筋 | 拮抗筋 |
|---|---|---|
| 上腕骨内旋 | 肩甲下筋，大円筋，広背筋，大胸筋 | 棘下筋，小円筋 |
| 上腕骨外旋 | 棘下筋，小円筋 | 肩甲下筋，大円筋，広背筋，大胸筋 |

## ◆ 内旋運動に作用する筋，靭帯，関節包

### ① 肩甲上腕関節周囲の筋 (表6)

　肩甲下筋・大円筋・広背筋・大胸筋が活動することにより，上腕骨の内旋運動が引き起こされる．肩甲下筋は外転角度によって作用する線維が異なり，上部線維は下垂位，下部線維は外転位での内旋作用が大きい．また，大胸筋が過度に収縮することで上腕骨頭が前方に変位する可能性がある．

　一方，棘下筋や小円筋は上腕骨の内旋運動に拮抗する作用を有する．これらの筋群は，主動作筋に対してカウンターバランスを保ちながら協調して活動するが，過度に収縮することで運動の制限因子となりうる．

### ② 肩甲上腕関節周囲の靭帯，関節包

　内旋運動時に後方関節包が伸張されることで，上腕骨頭が前方に押し出される．

## 5 肩関節外旋運動のバイオメカニクス

### ◆ 肩甲上腕関節運動

　回転運動として上腕骨の外旋運動，並進運動として上腕骨頭の前方変位が生じる．

### ◆ 肩甲胸郭関節運動

　正常な肩関節において，外旋運動時に肩甲胸郭関節運動は生じない．

### ◆ 外旋運動に作用する筋，靭帯，関節包

### ① 肩甲上腕関節周囲の筋 (表6)

　棘下筋や小円筋が活動することにより，上腕骨の外旋運動が引き起こされる．また，棘下筋は下垂位，小円筋は外転位での外旋作用が大きい．

　一方，肩甲下筋・大円筋・広背筋・大胸筋は上腕骨の外旋運動に拮抗する作用を有する．これらの筋群は，主動作筋に対してカウンターバランスを保ちながら協調して活動するが，過度に収縮することで運動の制限因子となり得る．

### ② 肩甲上腕関節周囲の靭帯，関節包

　外旋運動時に関節窩前方の軟部組織（烏口上腕靭帯，上関節上腕靭帯など）が伸張されることで，上腕骨頭が後方に押し出される．

## 6 肩関節運動時に身体に加わる力学的ストレス

### ◆ 肩峰下接触圧

腱板や肩峰下滑液包が烏口肩峰アーチ（烏口突起と烏口肩峰靭帯および肩峰で形成されるアーチ）の下面と接触することで，これらの組織に加わる圧のことである．このような肩峰下での接触は健常者でも生じる生理的な現象である．しかし，炎症による疼痛閾値の低下に加えて，機能低下により接触圧が高まると痛みが生じる（**肩峰下インピンジメント，第1章−3**参照）．

### ◆ 関節内接触圧

腱板や関節唇が上腕骨頭と関節窩の間で挟み込まれることで，これらの組織に加わる圧のことである．肩峰下接触圧と同様に，関節内での接触は健常者でも生じる生理的な現象である．しかし，炎症による疼痛閾値の低下に加えて，最終可動域付近で上腕骨運動が大きくなることで接触圧が高まり，痛みが生じる（**関節内インピンジメント，第1章−3**参照）．

### ◆ 軟部組織の伸張

肩関節運動の制動に関与する軟部組織（筋や関節包，靭帯）が最終可動域で引き伸ばされる現象のことである．健常者においても最終可動域で組織が伸張されると痛みが生じるが，炎症による疼痛閾値の低下や関節拘縮により，痛みはさらに増強する（**伸張痛，第1章−3**参照）．なお，肩関節周囲の軟部組織がどのような肢位で伸張されるかについては，**表7**を参考にして整理する必要がある[9〜13]．

**表7 ● 各軟部組織の伸張肢位**

| 軟部組織の名称 | | 伸張肢位 |
| --- | --- | --- |
| 筋 | 棘上筋 | 伸展位内転 |
| | 棘下筋（中部線維） | 伸展位内旋 |
| | 棘下筋（下部線維） | 挙上30°位内旋，挙上60°位内旋 |
| | 小円筋 | 挙上60°位内旋 |
| | 肩甲下筋（上部線維） | 挙上0°位外旋 |
| | 肩甲下筋（中部線維） | 挙上30°位外旋 |
| | 肩甲下筋（下部線維） | 挙上60°位外旋 |
| 関節包 | 後方関節包（上部） | 伸展位内旋 |
| | 後方関節包（中部） | 挙上30°位内旋 |
| | 後方関節包（下部） | 挙上30°位内旋 |
| 靭帯 | 烏口上腕靭帯 | 下垂位外旋 |
| | 上関節上腕靭帯 | 下垂位外旋 |
| | 前下関節上腕靭帯 | 挙上位外旋 |
| | 後下関節上腕靭帯 | 挙上位内旋 |

## ■ 文献

1）Wu G, et al：ISB recommendation on definitions of joint coordinate systems of various joints for the reporting of human joint motion--Part II: shoulder, elbow, wrist and hand. J Biomech, 38：981-992, 2005

2）Inman VT et al：Observations on the function of the shoulder joint. J Bone Joint Surg, 42：1-30, 1944

3）Ludewig PM, et al：Motion of the shoulder complex during multiplanar humeral elevation. J Bone Joint Surg Am, 91：378-389, 2009

4）Lawrence RL, et al：Comparison of 3-dimensional shoulder complex kinematics in individuals with and without shoulder pain, part 2: glenohumeral joint. J Orthop Sports Phys Ther, 44：646-55, B1-3, 2014

5）Halder AM, et al：Dynamic inferior stabilizers of the shoulder joint. Clin Biomech（Bristol, Avon）, 16：138-143, 2001

6）Wattanaprakornkul D, et al：A comprehensive analysis of muscle recruitment patterns during shoulder flexion: an electromyographic study. Clin Anat, 24：619-626, 2011

7）Halder AM, et al：Dynamic contributions to superior shoulder stability. J Orthop Res, 19：206-212, 2001

8）Harryman DT 2nd, et al：Translation of the humeral head on the glenoid with passive glenohumeral motion. J Bone Joint Surg Am, 72：1334-1343, 1990

9）Urayama M, et al：Function of the 3 portions of the inferior glenohumeral ligament: a cadaveric study. J Shoulder Elbow Surg, 10：589-594, 2001

10）Muraki T, et al：The effect of arm position on stretching of the supraspinatus, infraspinatus, and posterior portion of deltoid muscles: a cadaveric study. Clin Biomech（Bristol, Avon）, 21：474-480, 2006

11）Muraki T, et al：A cadaveric study of strain on the subscapularis muscle. Arch Phys Med Rehabil, 88：941-946, 2007

12）Izumi T, et al：Stretching positions for the posterior capsule of the glenohumeral joint: strain measurement using cadaver specimens. Am J Sports Med, 36：2014-2022, 2008

13）Izumi T, et al：Stretching positions for the coracohumeral ligament: Strain measurement during passive motion using fresh/frozen cadaver shoulders. Sports Med Arthrosc Rehabil Ther Technol, 3：2, 2011

第1章 肩の解剖・バイオメカニクス・疼痛のメカニズム

# 3 肩関節痛の種類とメカニズム

石川博明, 村木孝行

## Point

- 肩関節に生じる痛みは, 自発痛と運動時痛の大きく2種類に分けられる.
- 自発痛は, 外傷や組織の退行変性に伴う局所の炎症が原因で生じる.
- 運動時痛は, 組織への機械的ストレスが原因で生じ, これらの代表例としては, 肩峰下・関節内インピンジメント, 筋の収縮時痛, 軟部組織の伸張痛があげられる.

## 1 肩関節に生じる痛みの種類(図1)

痛みの種類は原因によってさまざまであるが, 主に**侵害受容性疼痛, 神経障害性疼痛, 心因性疼痛**の3つに分類される. 特に, 侵害受容性疼痛は炎症や物理的刺激によって引き起こされる痛みであり, 肩関節や頸部などの運動器疾患を有する患者の痛みの原因となりやすい. また, 侵害受容性疼痛をさらに詳しく分類すると, **自発痛**と**運動時痛**の2種類に分けることができる.

自発痛は, 肩関節運動や日常生活動作の有無にかかわらず, 安静にしている場面で生じる痛みのことであり, これらは**安静時痛**ともよばれる. また, 自発痛が就寝時に生じる場合は**夜間痛**とよばれ, 安静時痛・夜間痛ともに自発痛の一種であると考えられている.

運動時痛は, 肩関節運動によって誘発される痛みであり, 肩関節内および周囲組織に何らかの機械的ストレスが加わることによって生じる. これらの代表例としては, **肩峰下・関節内インピンジメント, 筋の収縮時痛, 軟部組織の伸張痛**があげられる.

本稿では肩関節に生じる痛みの種類として侵害受容性疼痛に焦点を当て, これらのメカニズムや原因について解説する.

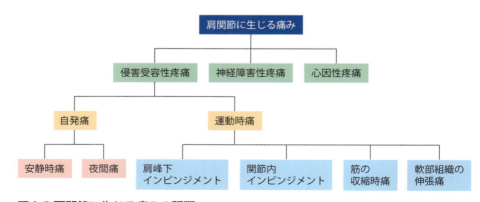

図1 ● 肩関節に生じる痛みの種類

## 2 自発痛

### ① 発生メカニズム

　自発痛は，**局所の炎症反応**によって生じる．腱板・上腕二頭筋腱・肩峰下滑液包・関節包などの軟部組織が損傷すると，炎症部位ではブラジキニン・ATP・ヒスタミンなどの発痛物質が産生され，これらが侵害受容器を刺激することにより痛みが生じる．また，プロスタグランジンなどの発痛増強物質により侵害受容器の反応性が高まり，自発的な痛みが持続する．

### ② 特徴

　安静時より生じる自発的な痛みであり，痛みの部位が限局せずに**比較的広範囲に生じる**のが特徴である．基本的には，組織が修復され炎症反応が治まると自然に軽快するが，肩関節周囲炎や腱板断裂などの**変性疾患**では，自発痛が数カ月以上続き，慢性的な経過をたどる症例も少なくない．

### ③ 原因

　自発痛が生じる原因は炎症であり，外傷などの明らかな受傷機転がある場合や，肩関節周囲組織の退行変性を基盤として明らかな誘因なく生じる場合などさまざまである．

　また，運動方向や種類にかかわらず，肩の動きを伴う日常生活動作は組織の治癒過程を妨げて自発痛を増強させる．したがって，安静時痛や夜間痛が生じる時期は**積極的な運動を避け，肩関節を安静に保つ**ことが重要となる．

　さらに，安静にしていたとしても，特定の肢位で痛みが増強する場合がある．例えば，日常生活で上肢を下垂させた肢位をとると腱板や関節包が伸張され，安静時痛が増強することがある．また，患側を下にした側臥位や腹臥位での就寝は，背臥位と比べて肩峰下接触圧が高まり，夜間痛が増強しやすい．

## 3 運動時痛

### ◆ 肩峰下インピンジメント

#### ① 発生メカニズム

　肩峰下インピンジメントは，肩関節挙上運動時に腱板や滑液包，上腕二頭筋長頭腱が烏口肩峰アーチ（烏口突起と烏口肩峰靭帯および肩峰で形成されるアーチ）と上腕骨の間で強く挟まれたり，摩擦が生じたりする現象である（図2）．このような圧迫や摩擦は健常者にもみられるが，腱板炎や肩峰下滑液包炎をきたした症例では痛みが容易に誘発され，最終的には**腱板断裂**を引き起こす一因であると考えられている．

　また，肩関節挙上運動以外にも挙上位での内旋・外旋や水平内転・外転でも肩峰下インピンジメントは生じる[1,2]．

#### ② 特徴

　主に肩関節の挙上運動時に生じる痛みである．痛みの部位としては，肩峰下から上腕近位に

かけて生じるのが特徴である．また，挙上60°位から挙上120°位の範囲で生じ，挙上120°位を過ぎると痛みが消失するのが特徴であり，これらは有痛弧徴候（**painful arc sign**）とよばれる（図3）．特に，屈曲，外転ともに挙上90°位（肩甲上腕関節挙上60°位）で肩峰下での軟部組織の接触圧が最大となるため，この角度付近で痛みが誘発されやすい[2]．

また，接触する部位に関しては屈曲と外転では異なり，屈曲では小結節，外転では大結節がそれぞれ烏口肩峰アーチと接触し，痛みを生じる原因となる．また，外旋位で挙上すると棘上筋と肩甲下筋・上腕二頭筋長頭腱，内旋位で挙上すると棘上筋と棘下筋がそれぞれ烏口肩峰アーチと接触し，痛みを生じる原因となる[3]．

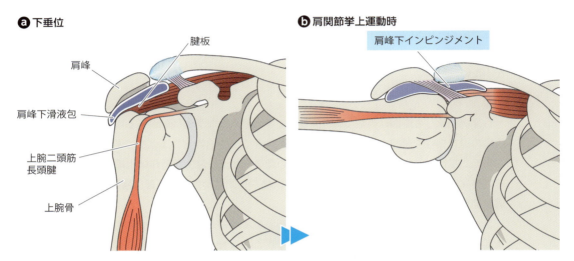

**図2● 肩峰下インピンジメントのメカニズム**
肩関節挙上運動時に腱板，肩峰下滑液包，上腕二頭筋長頭腱などの軟部組織が肩峰と上腕骨の間で強く挟まれたり，摩擦が生じたりする．

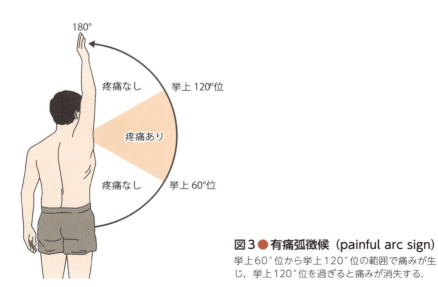

**図3● 有痛弧徴候（painful arc sign）**
挙上60°位から挙上120°位の範囲で痛みが生じ，挙上120°位を過ぎると痛みが消失する．

## ③ 原因

肩峰下インピンジメントが生じる原因は，主に**構造的因子**と**機能的因子**に分けることができる（表1）．

構造的因子としては，肩峰の形態や骨棘の存在，腱板や肩峰下滑液包の肥厚（図4）などがあげられる．これらの要因によって，肩峰下スペースが狭くなり軟部組織が接触しやすくなる．このようなケースでは**外科的治療の適応**となる．

機能的因子としては，**関節拘縮**や**腱板機能低下**があげられる．これらの機能低下は，上腕骨頭の異常運動を引き起こし，肩峰下インピンジメントを引き起こす原因となる．このようなケースでは**理学療法の適応**となる．

- **関節拘縮**
  - ▶肩内旋筋群（肩甲下筋・大円筋・広背筋・大胸筋）の筋緊張増加や，外旋を制限する靱帯（烏口上腕靱帯・上関節上腕靱帯・前下関節上腕靱帯）の伸張性低下によって，肩関節挙上運動時の上腕骨の外旋が制限される．この結果，上腕骨が相対的に内旋位となることで肩峰下接触圧が上昇し，肩峰下インピンジメントが生じやすくなる[3]．
  - ▶また，後方関節包の伸張性が低下すると，屈曲時に上腕骨頭が前上方に変位し，肩峰下インピンジメントが生じやすくなる[4]（図5）．
  - ▶なお，後方関節包の伸張性低下による影響は屈曲時のみであり，外転時には影響しない．この理由として，外転と比べて屈曲では後方関節包がより伸張され，上腕骨頭を前上方に押し出す力が増加するためである．

### 表1 ● 肩峰下インピンジメントの原因

| 構造的因子 | 機能的因子 |
| --- | --- |
| ・肩峰の形態<br>・骨棘の存在<br>・腱板や肩峰下滑液包の肥厚 | ・関節拘縮<br>・腱板機能低下 |

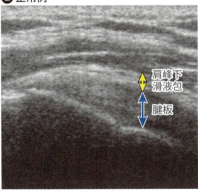 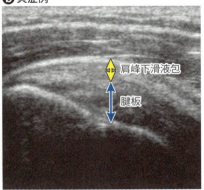

**図4 ● 腱板・肩峰下滑液包の肥厚**
正常例と比べて，炎症例では腱板（⬌）や肩峰下滑液包（⬌）が肥厚し，肩峰下インピンジメントが生じやすくなる．

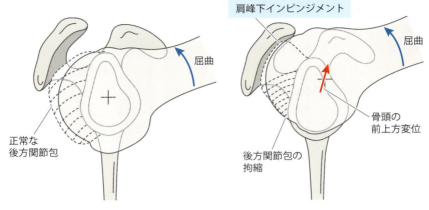

**図5● 後方関節包拘縮と骨頭の前上方変位**
拘縮により後方関節包の伸張性が低下すると，屈曲時に骨頭が前上方に変位し，肩峰下インピンジメントが生じやすくなる．

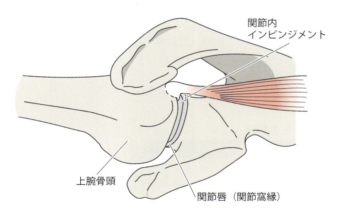

**図6● 関節内インピンジメントのメカニズム**
肩関節挙上運動時に腱板が上腕骨頭と関節唇（関節窩縁）の間で挟まれる．

- **腱板機能低下**
  ▶ 腱板機能が低下し，他の肩関節周囲筋とのバランス不良をきたすことで，上腕骨頭の異常運動を引き起こす．
  ▶ 具体的には，肩関節の挙上や内外旋運動時に上腕骨頭の下方変位に作用する棘下筋や肩甲下筋の活動が低下し，上方変位に作用する三角筋や上腕二頭筋短頭・烏口腕筋・上腕三頭筋長頭の活動が増加することにより，上腕骨頭の上方変位が引き起こされる[5,6]．

## ◆ 関節内インピンジメント（インターナルインピンジメント）

### ① 発生メカニズム

関節内インピンジメントは，肩関節挙上運動時に腱板が上腕骨頭と関節唇（関節窩縁）の間で挟まれる現象である（図6）．肩峰下インピンジメントと同様に健常者でも生じる生理的な現

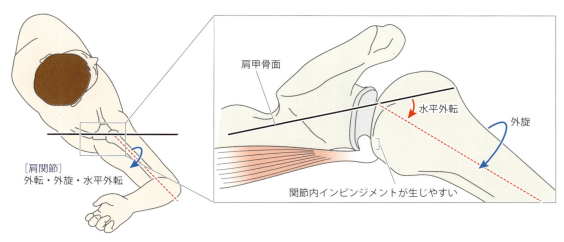

**図7● 投球動作における関節内インピンジメント**
投球動作（コッキング期）では，肩関節外転位で外旋かつ水平外転が強制されるため，関節内インピンジメントが生じやすい．

象であるが，このような機械的ストレスが繰り返されることにより痛みが生じ，腱板の関節面断裂や上方関節唇損傷（SLAP損傷）を引き起こすと考えられている．
　また，肩関節挙上運動以外にも外旋や水平外転などさまざまな運動でも関節内インピンジメントは生じる．特に，**投球動作におけるコッキング期**では，肩関節外転位で外旋かつ水平外転が強制され，関節内インピンジメントが生じやすい（図7）．

### ② 特徴
　主に肩関節の挙上・内外旋運動時に生じる痛みである．痛みの部位としては，挙上や外旋であれば後方，内旋であれば前方の関節窩周囲にそれぞれ生じるのが特徴である．また，挙上・内外旋ともに肩甲上腕関節の最終可動域付近で痛みが生じるのが特徴である．

### ③ 原因
　関節内インピンジメントが生じる原因としては，肩甲上腕関節の**関節弛緩**や**不安定性**，肩甲骨運動異常があげられ，肩甲骨運動に対して上腕骨運動が相対的に大きくなると痛みが生じやすい．

- **関節弛緩，不安定性**
  ▶ 肩甲上腕関節の関節弛緩や不安定性を有する場合は，上腕骨運動が過剰に大きくなり，関節窩と上腕骨頭の間で軟部組織が接触しやすくなる．
  ▶ 特に，オーバーヘッドスポーツ選手では，肩外旋運動を繰り返すことで下関節上腕靱帯の前部線維が緩み，関節内インピンジメントが生じやすくなる[7]．

- **肩甲骨運動異常**
  ▶ 肩甲骨の運動が減弱したり（図8b），上腕骨の運動方向と逆方向に動くことで（図8c）上腕骨運動が相対的に大きくなり，関節窩と上腕骨頭の間で軟部組織が接触しやすくなる．
  ▶ 例えば，正常な肩関節挙上運動時に肩甲骨は上方回旋するが，主動作筋である僧帽筋・前鋸筋の筋力低下や，拮抗筋である小胸筋・肩甲挙筋・広背筋の伸張性低下や筋緊張増加によって肩甲骨が下方回旋することで関節内インピンジメントが生じやすくなる．

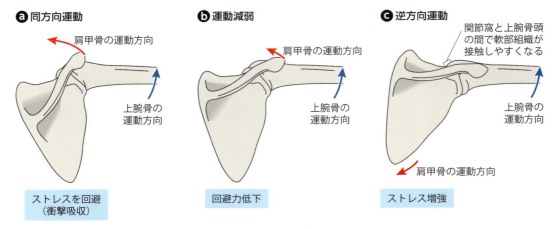

**図8● 肩甲骨運動異常と関節内インピンジメントの関係**
a) 肩甲骨が上腕骨の運動方向と同方向に動くことで，関節内のストレスを回避することができる．
b, c) 肩甲骨の運動が減弱したり，肩甲骨が上腕骨の運動方向と逆方向に動くことで，上腕骨の運動が相対的に大きくなり，関節内インピンジメントが生じやすくなる．

## ◆ 筋の収縮時痛

### ① 発生メカニズム

収縮時痛は，筋収縮を引き金として筋組織自体に生じる痛みである．筋が損傷されている場合は，炎症に伴い疼痛閾値が低下するため，筋収縮が物理的刺激となって痛みが生じる．一方，筋が損傷していない場合でも，何らかの原因により筋が持続的かつ過剰に収縮することで局所の虚血や代謝異常を引き起こし，侵害受容器の興奮性が増加することにより痛みが生じる．

### ② 特徴

主に**自動での肩関節運動時に生じる痛み**である．痛みの部位としては，運動の主動作筋として働く筋自体に生じるのが特徴である．したがって，各筋がどのような運動で主動作筋として働くのかを整理しておく必要がある（第1章-2参照）．また，**自動運動の開始時より痛みが生じる**のが特徴である．さらに，損傷直後の急性期から慢性期に至るまで，さまざまな時期で痛みが生じる可能性がある．

### ③ 原因

収縮時痛が生じる原因は，筋の損傷に伴う**炎症**や，筋の過負荷に伴う局所の**虚血**や**代謝異常**である．

筋収縮が増強する因子としては，**筋力の不均衡**があげられる．例えば，正常な肩関節挙上運動時には三角筋と棘上筋が協調して活動するが，棘上筋の筋力が低下している場合は三角筋が過剰に収縮し，収縮時痛を引き起こす可能性がある．同様に，肩関節挙上運動時に肩甲骨上方回旋に作用する筋（前鋸筋や僧帽筋下部）の筋力が低下していると，代償運動として肩甲骨挙上が生じ，僧帽筋上部や肩甲挙筋の収縮時痛を引き起こす可能性がある．

## ◆ 軟部組織の伸張痛

### ① 発生メカニズム

　伸張痛は，肩関節周囲の軟部組織が伸張されることによって生じる痛みである．収縮時痛と同様に，組織が損傷されている場合は，炎症に伴い疼痛閾値が低下するため，組織への伸張ストレスが物理的刺激となって痛みが生じる．また，筋緊張の増加や軟部組織の伸張性低下によって関節拘縮が生じている場合は，可動域制限を伴った痛みが引き起こされる．

### ② 特徴

　主に**他動での肩関節運動時に生じる痛み**である．痛みの部位としては，運動に対して拮抗する筋や関節包，靭帯に生じるのが特徴である．したがって，各組織がどのような運動で伸張されるのかを整理しておく必要がある（**第1章–2**参照）．また，他動運動の**最終可動域付近で痛みが生じる**のが特徴である．さらに，損傷直後の急性期から慢性期に至るまで，さまざまな時期で痛みが生じる可能性がある．

### ③ 原因

　伸張痛が生じる原因は，軟部組織の損傷に伴う**炎症**や，筋緊張の増加や軟部組織の伸張性低下に伴う**関節拘縮**である．筋緊張の増加は，疼痛刺激に対する筋の防御性収縮によって生じやすい．また，軟部組織の伸張性低下は，不動や筋短縮位での長期固定が引き金となり，コラーゲン線維の走行や配列異常などの構造的変化によって生じる．

---

### ■ 文献

1）Yamamoto N, et al：Contact between the coracoacromial arch and the rotator cuff tendons in nonpathologic situations: a cadaveric study. J Shoulder Elbow Surg, 19：681-687, 2010

2）Muraki T, et al：Effects of posterior capsule tightness on subacromial contact behavior during shoulder motions. J Shoulder Elbow Surg, 21：1160-1167, 2012

3）Yamamoto N, st al：Impingement mechanisms of the Neer and Hawkins signs. J Shoulder Elbow Surg, 18：942-947, 2009

4）Harryman DT 2nd, et al：Translation of the humeral head on the glenoid with passive glenohumeral motion. J Bone Joint Surg Am, 72：1334-1343, 1990

5）Halder AM, et al：Dynamic contributions to superior shoulder stability. J Orthop Res, 19：206-212, 2001

6）Halder AM, et al：Dynamic inferior stabilizers of the shoulder joint. Clin Biomech（Bristol, Avon), 16：138-143, 2001

7）Mihata T, et al：Excessive humeral external rotation results in increased shoulder laxity. Am J Sports Med, 32：1278-1285, 2004

第 2 章　肩関節痛の評価　〜理論と実践〜

# 1 肩関節痛を分類するための評価

村木孝行

## Point

● 問診により自発痛を有するか，または運動時痛のみ有するのかを聴取する．
● 運動時痛の評価は肩関節挙上・外旋・内旋の3種類の運動を基本として行う．
● 運動時痛が生じる角度と部位から原因となるメカニズムを特定する．

## 1 肩関節痛を分類するための流れ

　　肩関節痛を有する患者に対して最初に行うことは，介入の方針決定に向けて大枠で肩関節痛の分類をしていくことである．肩の痛みを訴える疾患は肩関節の病変以外にも存在するため，まずは問診をもとに，患者が訴える痛みはどこの部位かを判断していく（**表1**）．第1〜4章では**肩甲上腕関節**および**肩峰下周囲**の痛みを取り扱う．

　　次に肩関節の運動に関係なく自発的に痛みが生じているのか，肩関節の運動よってのみ痛みが誘発されるのかを評価する（**図1**）．これによって肩関節運動に対する介入と，それ以外のものに対する介入（物理療法や患部外エクササイズなど）の必要性を明確にできる．

　　さらに，肩関節運動においてどのように痛みが生じているかを評価する．そこから肩甲上腕関節運動の問題と肩甲骨運動の問題のどちらが主体なのかを明確にする（**第2章-2，第2章-3**参照）．

　　**表1-4，5**の問診項目は本稿の分類に直接関係しないが，介入方針を決定する際に参考とする．

### 表1 ● 肩関節痛の分類のための問診項目

| 問診項目 | | 解釈または対応 |
| --- | --- | --- |
| 1. どこが痛むか？ | 肩峰〜上腕近位 | 肩甲上腕関節・肩峰下周囲（**第1〜4章**を参照）<br>※運動時による増強がない場合はそれ以外の部位と同様 |
| | それ以外の部位 | 頸・胸椎の痛み（**第5章**以降を参照） |
| | | 肩甲胸郭関節の痛み（弾発肩など） |
| | | 内科疾患による関連痛 |
| 2. いつ痛みがあるか？ | | 自発痛の有無の分類（**図1**） |
| 3. どの動作で痛むか？ | | 運動時痛の分類 |
| 4. いつから痛いか？ | | 病期の判断 |
| 5. 受傷機転は？ | 外傷 | 組織損傷と二次的な関節機能低下が主体 |
| | 自然発生 | 退行変性や一次的な関節機能低下が主体 |

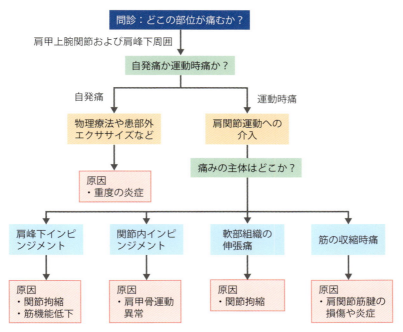

図1 ● 肩関節痛分類のフローチャート

## 2 自発痛の有無の評価

　ここでは主に問診を用いて，肩関節の痛みが自発痛を含んでいるかどうかについて評価する（図2）．自発痛とは安静にしていても痛みが生じることである．しかし，安静時の痛みであっても，**特定の肩関節肢位においてのみ痛みが生じる**ものは自発痛から除外する．例えば，日常のなかで痛みが誘発される特定の肢位をとることが多く，日中痛みがあると感じていても，それ以外の肢位で痛みが感じないのであれば自発痛とはしない．

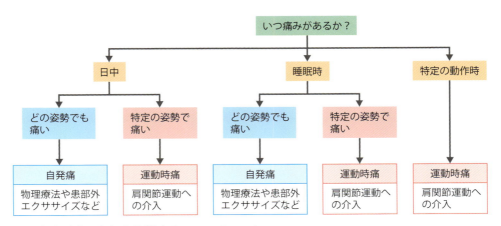

図2 ● 自発痛の有無を分類するフローチャート

患者が自発痛を有する場合は，できるだけ自発痛が軽減するように**肩関節の安静を確保する**（第2章–4参照）．特定の肢位で痛みが生じている場合にはその肢位を避けるとともに，痛みを生じさせている原因を評価する．この評価は**3**の運動時痛に対する評価と同様に行う．

## 3 運動時痛を分類するための評価

運動時痛の評価では問診で得られた痛みの生じる動作に関連した肩関節運動を評価する（表2）．評価する際は**自動運動から行い，次に他動運動で評価する**（図3）．

ただし，事前に**自動運動を禁止すべき状況**であることがわかっている場合は**他動運動の評価のみ**を行う．

### Ⓐ 挙上

屈曲や外転など前額面より前方の面での肩関節挙上運動では以下の3つが主な痛みの原因となるため，どれが痛みの原因であるかを評価する．

> ①肩峰下インピンジメント
> ②関節内インピンジメント
> ③腱板筋の収縮時痛

これらの原因による痛みは，それぞれ痛みが発生する肩甲上腕関節の位置関係が異なる．そこで，痛みの原因と痛みが発生する**肩甲上腕関節位置の特徴**をもとに肩関節痛の分類を行う（表3）．

肩峰下インピンジメントでは大結節や小結節上の組織が烏口肩峰アーチに接触するため（**第1章–3**参照），痛みが生じる際に烏口肩峰アーチ入り口で大結節や小結節を触知できる．関節内インピンジメントで痛みが生じている場合は，烏口肩峰アーチの入り口で上腕骨外科頸周囲を触知できる．腱板筋の収縮時痛が生じている場合は大結節や小結節上の組織が烏口肩峰アーチに接触せず，腱板が触知できる．

触診による痛みが強かったり，触診自体が難しい場合は**肩甲棘と上腕骨の角度（spino–humeral angle：SpHA）**から肩甲上腕関節角度を調べる（図4）．

### 表2● 痛みの生じる動作と関連した肩関節運動

| 痛みの生じる動作例 | 関連する肩関節運動 | 本稿での登場箇所 |
| --- | --- | --- |
| ・頭上のものをとる<br>・高いところにものを置く<br>・洗濯物を干す | 肩甲骨面挙上，屈曲 | Ⓐ挙上 |
| ・髪を頭の後ろで結ぶ<br>・シャツやジャケットに袖を通す（患側が後の時） | 外転 | Ⓐ挙上 |
|  | 外転位外旋 | Ⓑ外旋 |
| ・ズボンの後ろのポケットに手を入れる<br>・背中側の服をズボンに入れる<br>・ブラジャーをつける | 伸展，伸展位内旋<br>（結帯動作） | Ⓒ内旋 |
| ・頭よりうえでものを投げる・打つ | 外転位外旋 | Ⓑ外旋 |

44　肩関節痛・頸部痛のリハビリテーション

評価は痛みが生じている挙上面での肩関節挙上運動で行うが，肩甲骨面挙上，屈曲，外転など，どの肩関節挙上運動においても，図3のように自動運動・他動運動の順に行い，どの角度で痛みが生じるかを確認する．

## 【肩甲骨面挙上（図5）】

①肩甲骨面の延長上で大結節を触知し，肩関節を挙上していく．
②肩峰下インピンジメントの場合は大結節が肩峰前縁に近づくところで痛みを生じる．このと

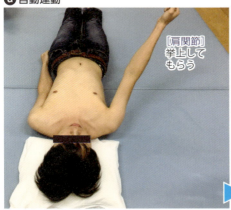
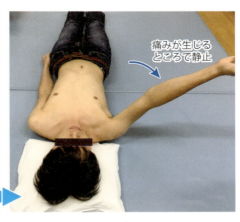
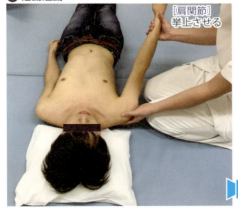
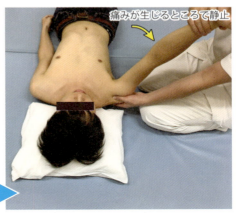

**図3● 背臥位での肩関節挙上評価の例**
a) 自動運動で痛みの有無を確認．痛みが生じるところで静止し，肩関節挙上角度を計測する．
b) 次に，他動運動で痛みの有無を確認する．痛みが生じる場合はそこで静止し，肩関節角度を計測し，自動運動との違いを評価する．自動運動の方が他動運動より痛みが強い，あるいは可動域が制限されている場合は，筋機能低下が原因である可能性が考えられる．

**表3● 肩関節挙上運動における痛みの原因と発生の特徴**

| 原因 | 発生の特徴 | SpHA | 肩峰外側で触知できる場所 |
|---|---|---|---|
| 肩峰下インピンジメント | 挙上中間域の痛み | −40°付近 | 大結節または小結節 |
| 関節内インピンジメント | 挙上最終域の痛み | 0°以上 | 上腕骨外科頸 |
| 腱板筋の収縮時痛 | 自動挙上開始時の痛み | −40°未満 | 腱板 |

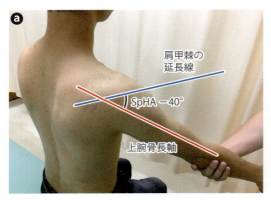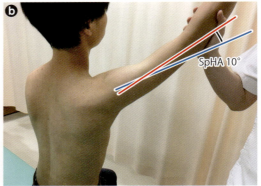

図4 ● spino-humeral angle（SpHA）
肩甲上腕関節角度を肩甲棘と上腕骨長軸のなす角（SpHA）であらわしている．肩甲棘と上腕骨長軸が平行になるとSpHAが0°となる．

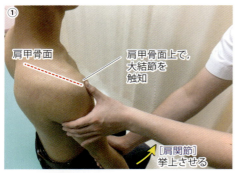

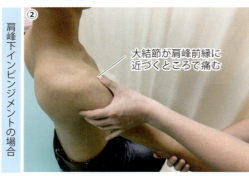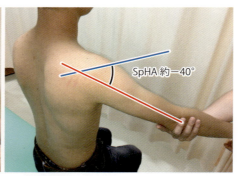

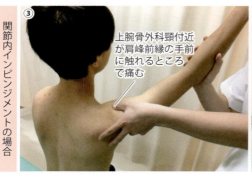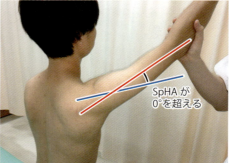

図5 ● 肩甲骨面挙上（他動）

きにSpHAは約−40°になる．
③関節内インピンジメントの場合は上腕骨外科頸付近が肩峰前縁の手前に触れるところで痛みを生じる．SpHAは0°を超える．

## 【屈曲（図6）】

①矢状面上で烏口肩峰アーチ下にある大結節あるいは小結節を触知し，肩関節を屈曲していく．
②肩峰下インピンジメントの場合は大結節あるいは小結節が烏口肩峰アーチ前面に近づくところで痛みを生じる．このときにSpHAは−40°前後になる．
③関節内インピンジメントの場合は上腕骨外科頸付近が烏口肩峰アーチの手前に触れるところで痛みを生じる．SpHAは0°を超える．

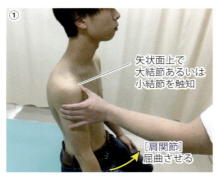
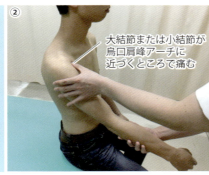
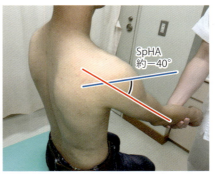
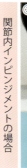
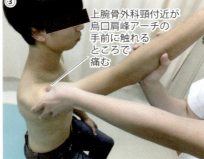
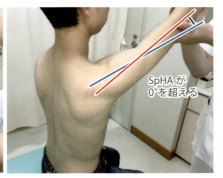

図6 ● 屈曲（他動）

**【外転（図7）】**
①前額面上で肩峰外側下にある大結節を触知し，肩関節を外転していく．
②肩峰下インピンジメントの場合は大結節が肩峰外側に近づくところで痛みを生じる．このときにSpHAは－40°前後になる．
③関節内インピンジメントの場合は上腕骨外科頸付近が肩峰外側の手前に触れるところで痛みを生じる．SpHAは0°を超える．

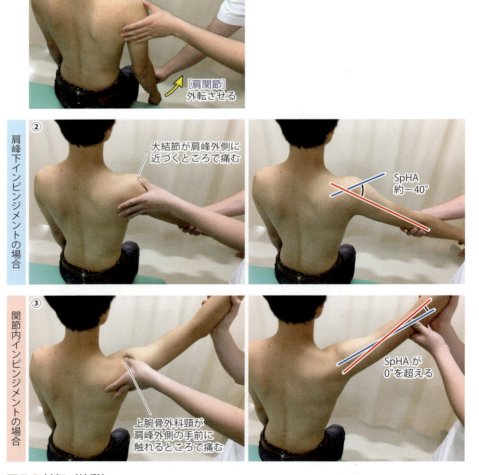

図7 ● 外転（他動）

## B 外旋

外旋運動では以下3つが主な痛みの原因となる．

①関節包や靭帯の伸張痛
②関節内インピンジメント
③肩峰下インピンジメント（拘縮・筋機能低下）

外旋は主に以下の2つの挙上肢位で評価する．

①肩甲骨面挙上30°位外旋（図8）
②外転90°位外旋（図10）

### ①肩甲骨面挙上30°位外旋の評価

　肩甲骨面挙上30°位で行う理由は肩峰下インピンジメントが生じない角度であり，結合組織が全体的に伸張されやすい肢位だからである．逆に挙上0°位では上方の結合組織が伸張されやすく，外転90°位では下方の結合組織が伸張されやすくなる．

　まず肩甲骨面挙上30°位外旋から評価するが，この運動での痛みは多くの場合最終域で生じる（図8）．肩関節の前外側から上腕にかけて痛みが生じる場合は，続けて挙上0°位外旋を行い，類似した痛みが増強されるかどうか確認する（図9）．増強される場合は烏口上腕靭帯や前方の関節包靭帯の伸張痛が考えられる．挙上0°位で増強されない場合は前下方の関節包靭帯の伸張痛が考えられる．肩甲骨面挙上30°位外旋で後方に痛みが生じる場合は関節内インピンジメントによる痛みが考えられる．これは挙上肢位によって変わることがある．

### ②外転90°位外旋の評価

　次に，外転90°位外旋を評価するが，可動域制限がなく最終域で痛みが生じる場合と，可動域制限を伴って痛みを生じる場合がある（図10）．前者は肩甲上腕関節後方組織の関節内インピンジメントあるいは肩甲上腕関節前下方組織の伸張による痛みが考えられる．どちらが原因かは痛みの生じる部位から判断する．後者は肩峰下インピンジメントによる痛みが考えられる

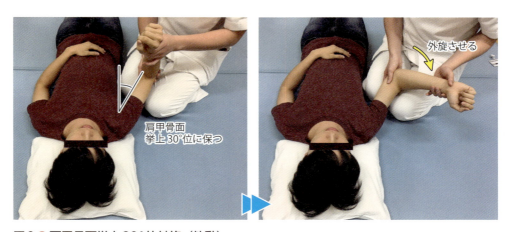

**図8● 肩甲骨面挙上30°位外旋（他動）**
左右の肩甲骨の位置を揃え，挙上位を30°に保って外旋を行う．

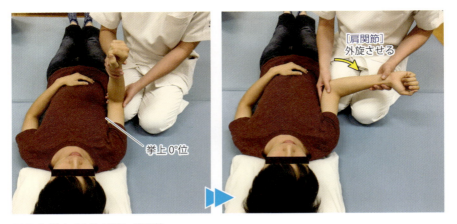

**図9● 挙上0°位外旋(他動)**
肩甲上腕関節の外転や，肩甲骨の下方回旋による代償が起きやすいので注意する．

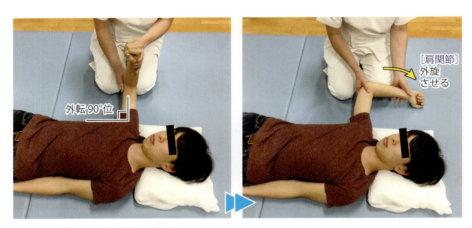

**図10● 外転90°位外旋(他動)**
肩甲上腕関節の内転や，肩甲骨の挙上・後退による代償が起きやすいので注意する．

ⓐ 外転90°位外旋　　　　　　　　　　ⓑ 肩甲骨面挙上30°位外旋

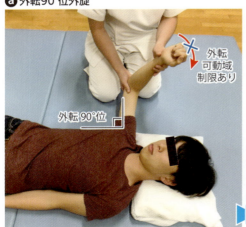 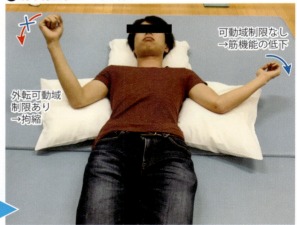

**図11● 外転90°位と肩甲骨面挙上30°位での外旋制限**
拘縮が原因となる外転90°位外旋の制限がある場合は，挙上30°位の外旋でも可動域制限が認められる．

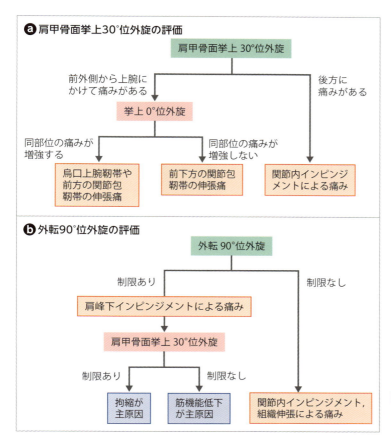

図12 ● 肩関節外旋時痛の原因を考えるためのフローチャート

が，この時点では拘縮を原因の主体としたものか，筋機能低下を原因の主体としたものか判断できない．外転90°位だけでなく，挙上30°位外旋でも可動域制限がある場合は拘縮を原因として捉える（図11）．そうでない場合は筋機能低下が原因と考える．このように各肢位での外旋運動を組合わせて考える（図12）．

## Ⓒ 内旋

内旋運動では以下3つが主な疼痛の原因となる．

①関節後方組織の伸張痛
②肩峰下インピンジメント（拘縮・筋機能低下）
③関節内インピンジメント

内旋は主に2つの挙上肢位で評価する．

①肩甲骨面挙上30°位内旋（図13）
②外転90°位内旋（figure 14）

肩甲骨面挙上30°位で行う理由はⒷ外旋と同様である．
　挙上0°での内旋は可動域が大きいと前腕が体幹に当たってしまうため，通常は行わない．前腕が体幹に当たらないほどの重度な内旋可動域制限と痛みがある場合は挙上0°でも評価を行う．

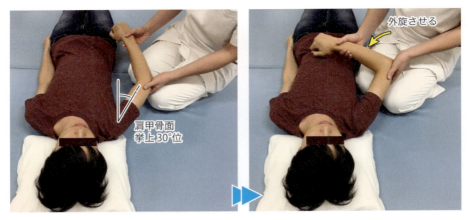

**図13 ● 肩甲骨面挙上30°位内旋（他動）**
左右の肩甲骨の位置を揃え，挙上位30°に保って内旋を行う．

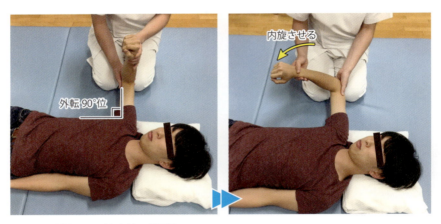

**図14 ● 外転90°位内旋（他動）**
肩甲上腕関節の内転や，肩甲骨の挙上・前傾による代償が起きやすいので注意する．

## ①肩甲骨面挙上30°位内旋の評価

　外旋と同様に肩甲骨面挙上30°位から評価する（図13）．この運動での痛みは最終域で，肩関節の前方に痛みが生じることが多い．この場合は関節前方での関節内インピンジメントが原因と考えられる．肩関節の後方に痛みが生じる場合は関節後方組織の伸張痛が考えられる．

## ②外転90°位内旋の評価

　次に，外転90°位で評価するが，この肢位での内旋は可動域制限を伴って痛みを生じることが多い（図14）．これは，肩峰下インピンジメントによる痛みが考えられるが，外旋と同様に挙上30°位内旋でも可動域制限があるかどうかで拘縮と筋機能低下のどちらが主原因か判断する（図15）．可動域制限はないが，中間域で痛みがある場合は筋機能低下が主原因の肩峰下インピンジメントが考えられる．可動域制限がなく最終域で痛みがある場合は肩関節後下方組織の伸張痛が考えられるが，その場合は屈曲90°位内旋で伸張痛が増強される．

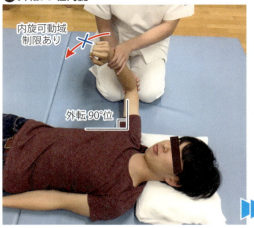 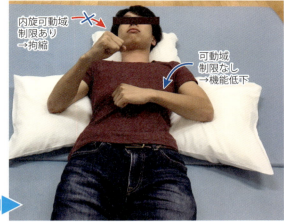

図15 ● 外転90°位と肩甲骨面挙上30°位での内旋制限
拘縮が原因となる外転90°位内旋の制限がある場合は，挙上30°位の内旋でも可動域制限が認められる．

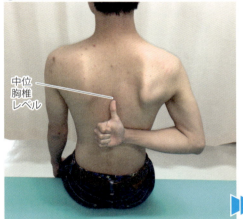 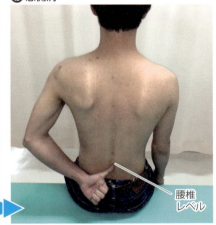

図16 ● 結帯動作
指先が脊椎棘突起のどの高位まで届くかで可動域を評価する．健常肩は中位胸椎レベルまで達しているのに対し（a），患側は腰椎レベルまでしか届いていない（b）．

### ③結帯動作の評価

　また，純粋な内旋運動ではないが結帯動作も内旋が主運動となる重要な日常生活動作である．この動作で痛みを生じる場合は，通常可動域制限を伴っている（図16）．前方の痛みが生じる場合は肩甲上腕関節前方組織の関節内インピンジメント，後方に痛みを生じる場合は後方組織の伸張による痛みが考えられる．通常は，前方の痛みを訴えることが多い．このように各肢位での内旋運動を組合わせて考える（図17）．

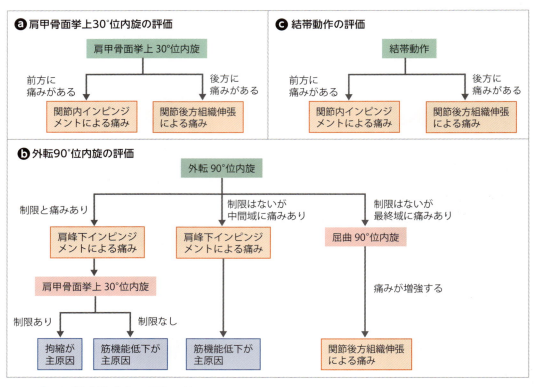

図17 ● 肩関節内旋時痛の原因を考えるためのフローチャート

## 4 肩関節痛の分類のまとめ

ここまでをまとめると肩関節痛は**表4**のように分類され，それぞれ原因となる機能的な問題が存在する．ここまで分類したところで，次には介入の詳細を決定するために各機能的問題に対する評価を深める．

**表4 ● 肩関節痛の種類と機能からみた原因**

| 肩関節痛の種類 | 原因 |
|---|---|
| 自発痛 | ・重度の炎症 |
| 肩峰下インピンジメント | ・関節拘縮<br>・筋機能低下 |
| 関節内インピンジメント | ・肩甲骨運動異常<br>・関節不安定症 |
| 伸張痛 | ・関節拘縮 |
| 筋の収縮時痛 | ・肩関節筋<br>・腱の損傷<br>・炎症 |

第 2 章　肩関節痛の評価　〜理論と実践〜

## 2　肩甲上腕関節機能の評価

南島大輔，村木孝行

### Point
- 痛みを起こす上腕骨頭の動きを評価する．
- 痛みを起こす主動作筋の収縮不全や代償筋の過活動を評価する．
- 痛みを起こす原因に関連する回旋能力を評価する．

## 1　はじめに

　　肩甲上腕関節の評価を行う際の原則は，肩甲上腕関節と肩鎖関節や胸鎖関節・肩甲胸郭関節の動きを区別して評価することである．日本整形外科学会の定義する肩関節可動域の評価は，これらの関節を複合的に計測している．したがって，肩甲上腕関節の評価を行う際には**肩甲胸郭関節の動きを除いて評価する**．そのためには**肩甲上腕関節の各運動の骨頭の動き，筋活動・代償筋の過活動を評価すること**が重要である．

## 2　内旋運動の評価：①上腕骨頭運動

　　内旋運動の最終域では内旋を制動する後部組織の伸張により，**骨頭が前方へ押し出されて変位する**（obligate translation：**第1章-2**参照）．これは生理的な関節包内運動であるが，後部組織の拘縮がある場合は，内旋最終域での骨頭前方変位が顕著になる．また，筋作用の不均衡の場合は内旋中間域から骨頭の前方変位または後方変位が観察される．

### ⓐ 背臥位 肩甲骨面挙上30°位内旋（図1）

**【手順】**

①患側の肩関節を肩甲骨面上で30°まで挙上させ，肘の下に枕を入れる．

②セラピストは患者の左肩を評価する場合は右の手掌で上腕骨頭を包むように把持し，母指で烏口突起を触れる．

③反対の手で肩関節の内旋を誘導し，最終域で骨頭の前方変位を母指基部で感じる．

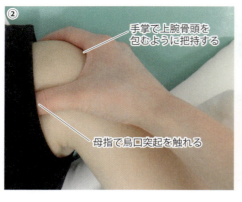
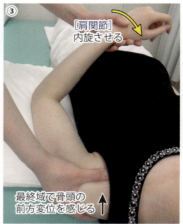

図1 ● 肩甲骨面挙上30°位内旋の評価

### Ⓑ 背臥位 外転90°位内旋（図2）

#### 【手順】
①患側の肩関節を90°まで外転させ，肘の下に枕を入れる．
②セラピストは患者の左肩を評価する場合は右の手掌で上腕骨頭を包むように把持し，母指で烏口突起を触れる．
③反対の手で肩関節の内旋を誘導し，最終域で骨頭の前方変位を母指基部で感じる．

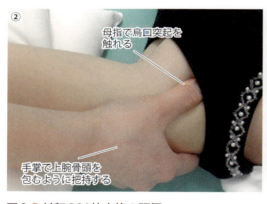
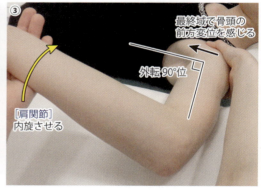

図2 ● 外転90°位内旋の評価

### Ⓒ 結帯動作

　　結帯動作は内旋のみでなく，伸展と内転との複合運動である．伸展することで上腕骨頭が前方へ変位するように感じるため，最終域では通常の内旋と比べて骨頭の前方変位が大きくなる．Ⓐの内旋運動と同じく，患側が最終域となる手の位置と健側の手の位置を同じ高さにして骨頭の位置変化を評価する．

#### 【手順】（図3）
①患側の手を背中側に置く．母指または示指が到達する椎体（棘突起）レベルで評価する．
②セラピストは患者の右肩を評価する場合は左の手掌で上腕骨頭を包むように把持し，母指で烏口突起を触れる．

③セラピストの反対の手で患側の母指が脊椎に沿って挙上するよう誘導し，最終域で骨頭の前方変位を母指基部で感じる．

【注意点】
● 触診は内旋が多いパターンや伸展が多いパターンがあるため，骨頭や上腕の位置を確認し，どういう動きからなり立っているかを注意深く観察する必要がある．

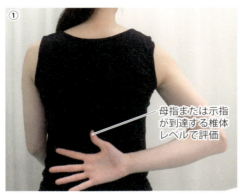
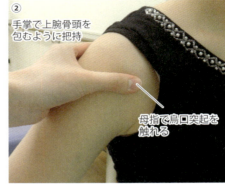
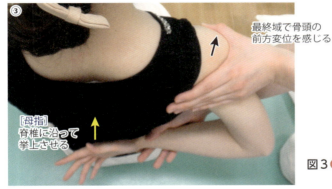

図3 ● 結帯動作：評価肢位と骨頭運動の評価

## 3 内旋運動の評価：②筋活動

### Ⓐ 背臥位 肩甲骨面挙上30°位内旋

#### ①対象筋：肩甲下筋上部

【手順】(図4)
①患側の肩関節を肩甲骨面上で30°まで挙上させ，肘の下に枕を入れる．
②セラピストは烏口突起の外側で肩甲下筋の停止部を触知できるまで患側の肩を外旋させ，肩甲下筋腱を触れる．肩甲下筋は小結節に付着するため，肩外旋位で小結節を触診し，その内方で肩甲下筋の収縮を触知する．
③セラピストの反対の手で肩関節を肩甲骨面挙上30°位内旋方向へ誘導～極軽度抵抗をかけながら，肩甲下筋の収縮を停止部で感じる．

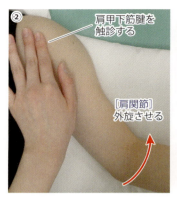
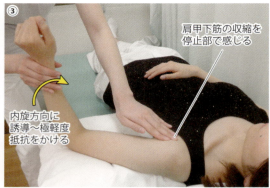

図4● 肩甲下筋の筋活動評価

### ② 対象筋：大胸筋・三角筋・上腕二頭筋短頭・烏口腕筋・上腕三頭筋長頭

　肩内旋自動運動時に大胸筋や三角筋，上腕二頭筋短頭・烏口腕筋，上腕三頭筋長頭が過活動を起こすことがある．大胸筋は主動作筋であるが，過活動があると骨頭の前方変位が強まり，骨頭の求心位を阻害する．その他の筋は骨頭を上方へ変位させ求心位を阻害するため，過活動を評価する．

### 【手順（図5）】

①患側の肩関節を肩甲骨面上で30°まで挙上させ，肘のもとに枕を入れる．
②患者は自動的に内旋を行い，セラピストは患者の左肩を評価する場合は右手で肩甲骨面挙上

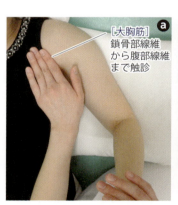
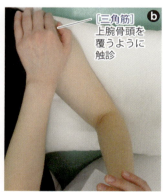
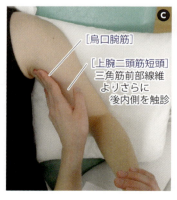
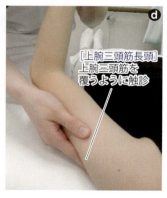

図5● 代償筋評価

30°位内旋の方向への誘導〜極軽度抵抗をかける．
③反対の手で大胸筋や三角筋，上腕二頭筋短頭・烏口腕筋，上腕三頭筋長頭を触診する．
- **大胸筋**：前胸部外側で鎖骨部線維から腹部線維まで触診し，内旋時の収縮の有無を評価する．
- **三角筋**：上腕骨頭を覆うように触り，内旋時の三角筋前部・中部線維の収縮の有無を評価する．
- **上腕二頭筋短頭・烏口腕筋**：上腕近位部で三角筋前部線維よりさらに後内側を触る．内旋時に上腕二頭筋短頭・烏口腕筋の収縮の有無を評価する．
- **上腕三頭筋長頭**：上腕の後面の上腕三頭筋を覆うように触り，内旋時に上腕三頭筋の収縮の有無を評価する．

## B 背臥位 外転90°位内旋の筋活動

### ① 対象筋：肩甲下筋下部

【手順（図6）】
　外転90°位では肩甲骨外側縁部で肩甲下筋を触診する．この部位は広背筋や大円筋もあるため，それらの筋の内側を肩甲骨体部に向かって指を入れて筋活動を触知する．

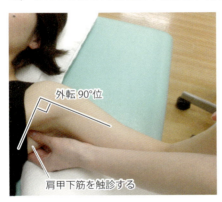

図6 ● 外転90°位内旋：筋活動触診

### ② 対象筋：大胸筋・三角筋・上腕二頭筋短頭・烏口腕筋・上腕三頭筋長頭

　代償筋の過活動評価として外転90°位でも同様に代償筋の過活動を評価する．

## C 結帯動作時の筋活動

### ① 対象筋：肩甲下筋上部

　結帯動作では肩甲下筋上部が主動作筋となる．結帯動作は**2**の**C**の通り伸展・内転・内旋の複合運動であるため，どの運動方向でどの筋によって制限されているかを評価することが重要である．伸展内転は棘上筋の伸張性低下，伸展内旋は棘下筋の伸張性低下が制限因子としてあげられる．代償筋の収縮は外転位内旋と同様に，大胸筋や三角筋，上腕二頭筋短頭・烏口腕筋，上腕三頭筋長頭がある．

## 4 内旋運動の評価：③筋力

肩関節の内旋の筋力評価はMMTに準じて行うことで可能であるが，肩甲下筋の筋力評価は大胸筋や広背筋といった他の内旋筋の影響を除外するために，belly pressテストを応用して行うことが奨められる（図7）．

【手順】
- 肘を固定し，手掌をお腹に向かって押す（→）ように指導し，その筋力を左右で比較する．

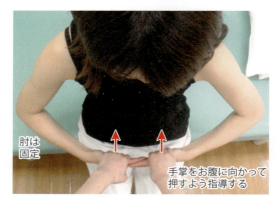

図7●belly pressテスト変法

## 5 外旋運動の評価：①上腕骨頭運動

外旋運動の最終域では外旋を制動する前方組織の伸張により，上腕骨頭の生理的な後方変位が生じる．前方組織の拘縮がある場合は，外旋最終域での骨頭後方変位が顕著になる．また，筋作用の不均衡の場合は外旋中間域または最終域で骨頭の後方変位が観察される．

### A 背臥位 肩甲骨面挙上30°位外旋（図8）

【手順】
①患側の肩関節を肩甲骨面上で30°まで挙上させ，肘の下に枕を入れる．
②セラピストは患者の左肩を評価する場合は左の手掌で上腕骨頭を包むように把持し，示指・中指PIP関節で肩峰角を触れる．
③反対の手で肩関節の外旋を誘導し，最終域で上腕骨頭の後方変位を示指・中指で感じる．

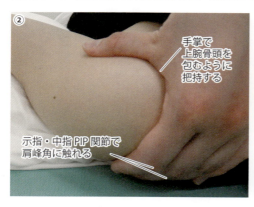
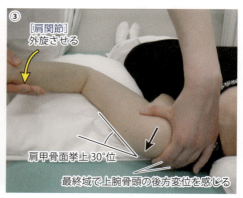

図8●肩甲骨面挙上30°位外旋の評価

## B 背臥位 外転90°位外旋（図9）

【手順】
①患側の肩関節を90°まで外転させ，肘の下に枕を入れる．
②セラピストは患者の左肩を評価する場合は 左の手掌で上腕骨頭を包むように把持し，示指・中指PIP関節で肩峰角を触れる．
③反対の手で肩関節の外旋を誘導し，最終域で骨頭の後方変位を示指・中指で感じる．

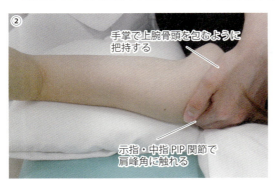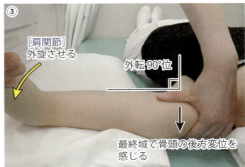

図9 ● 外転90°位外旋の評価

## 6 外旋運動の評価：②筋活動

### A 背臥位 肩甲骨面挙上30°位外旋

① 対象筋：棘下筋（図10）

【手順】
①セラピストは肩甲棘の下部を触知しながら患側の肩関節を内旋させる．
②患者の左肩を評価する場合は右手のPIP関節を肩甲棘にかけて屈曲させ，指尖で棘下筋に触れる（近位すぎると僧帽筋があるためやや外側を触診する）．
③患者は自動的に肩関節の外旋を行い，セラピストは反対の手で肩甲骨面挙上30°位外旋方向への誘導〜極軽度抵抗をかけながら，棘下筋の収縮を感じる．

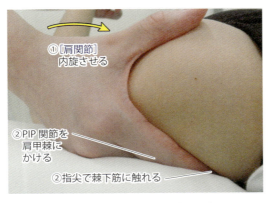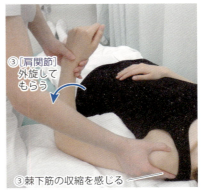

図10 ● 肩甲骨面挙上30°位外旋の評価

### ② 対象筋：大胸筋・三角筋・上腕二頭筋短頭・烏口腕筋・上腕三頭筋長頭

代償筋の過活動評価として内旋時同様に肩外旋自動運動時でも大胸筋や三角筋，上腕二頭筋短頭・烏口腕筋，上腕三頭筋長頭が過活動を起こすことがある．内旋筋である大胸筋が収縮を起こすこともあるため，しっかり触診し過活動を起こしていないか評価する．

## Ⓑ 背臥位 外転90°位外旋（図11）

### ① 対象筋：小円筋

【手順】
①セラピストは肩甲骨外側縁で触知しながら患側の肩関節を内旋させる．
②患者の左肩を評価する場合は右手の指尖を肩甲骨外側縁に沿わせて，小円筋起始部で触診をする（停止部は三角筋後部と重なるため）．
③患者は自動的に肩関節の外旋を行い，セラピストは反対の手で外転90°位外旋方向への誘導〜極軽度抵抗をかけながら，小円筋の収縮を感じる．

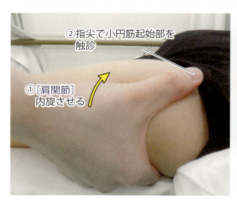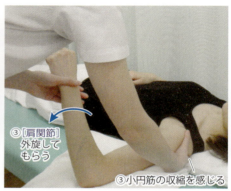

図11 ● 外転90°位外旋の評価

### ② 対象筋：大胸筋・三角筋・上腕二頭筋短頭・烏口腕筋・上腕三頭筋長頭

代償筋の過活動として肩外転90°位での外旋自動運動時でも大胸筋や三角筋，上腕二頭筋短頭・烏口腕筋，上腕三頭筋長頭が過活動を起こすことがあるため，過活動を起こしていないか評価することが重要である．

## 7 外旋運動の評価：③筋力 (図12, 13)

筋力の評価は代償が入らないことが最も重要である．外旋時の代償は肩甲骨の内転や体幹の回旋・肘伸展・前腕の回外を起こすことがある．負荷量に注意し抵抗をかけることが重要である．

### ① 座位上位下垂位 (図12)

患者は肘を体側に固定して前腕遠位部を開くようにセラピストの手を押してもらう（→）．セラピストはそれに対して抵抗を加える（⇨）．肩が外転し，脇を開いてしまう場合は，脇にタオルを挟んで行う．

### ② 腹臥位外転90°位 (図13)

患者は腹臥位で検査側の肩関節を90°まで外転させる．肘を動かさずに前腕遠位部を上方へ上げるようにセラピストの手を押してもらう（→）．セラピストはそれに対して抵抗を加える（⇨）．肩甲骨の内転による代償が生じないか評価する．

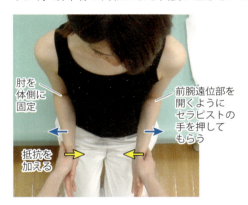

図12 ● 下垂位での外旋筋力評価

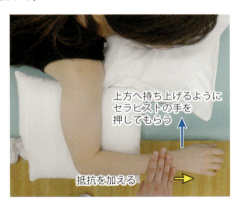

図13 ● 外転90°位での外旋筋力評価

## 8 挙上運動の評価：①上腕骨自然外旋

### A 背臥位 肩甲骨面挙上 (図14)

他動運動であっても挙上時の上腕骨は関節窩に求心位を得ることに加え，肩峰と上腕骨頭との衝突を回避するため，挙上角度が増すにつれて自然と外旋する．自動挙上と他動挙上で外旋が異ならないかどうか評価する．

【手順】
① 患側の上腕骨の挙上面を肩甲骨面に合わせる．
② セラピストは患者の左肩を評価する場合は右手で症例の前腕遠位を誘導し，肩甲骨面に沿って挙上させる．
③ セラピストは左手で症例の上腕骨頭を把持し，挙上時に上腕骨が外旋しながら骨頭が下方に滑り込んでいく動きを，母指基部で大結節の回旋，手掌で骨頭の動きを触知する．

【注意点】
- 症例によっては，自然外旋を抑制して挙上している場合がある（図15）．そういった症例に外旋位を指示するだけで可動域の改善を認めることもある．

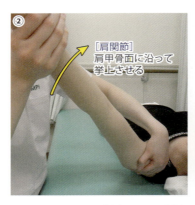
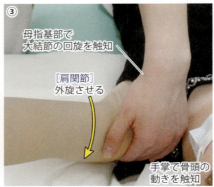

図14● 肩甲骨面挙上による上腕骨自然外旋の評価

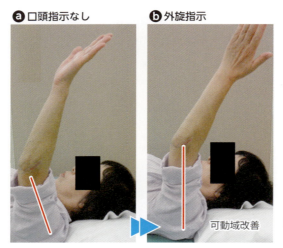

図15● 指示の有無による挙上可動域の違い

## 9 挙上運動の評価：②筋活動 (図16)

### ① 対象筋：棘上筋

【手順】
①患側の上腕骨の挙上面を肩甲骨面に合わせる．
②セラピストは患者の左肩を評価する場合は左手の指尖を棘上窩に向けて触診し，僧帽筋中部線維よりさらに深層で紡錘状の棘上筋に触れる．
③反対の手で挙上方向への誘導～極軽度抵抗をかけながら，棘上筋の収縮を感じる．

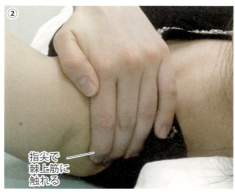
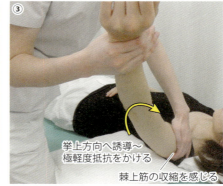

図16 ● 棘上筋の筋活動評価

② 対象筋：大胸筋・三角筋・上腕二頭筋短頭・烏口腕筋・上腕三頭筋長頭

代償筋の過活動として肩挙上自動運動時でも大胸筋や三角筋，上腕二頭筋短頭・烏口腕筋，上腕三頭筋長頭が過活動を起こすことがある．前述した通り，過活動によって骨頭の関節窩への求心位を阻害するため，過活動を起こしていないか評価することが重要である．

## 10 挙上運動の評価：③筋力（図17）

屈曲の筋力の評価は肩甲骨の代償が入らないことが重要である．肩甲上腕関節の筋力評価であるため，肩甲骨の挙上が生じないように注意して実施することが重要である．

【手順】

患者は母指側を上方に向けた状態で肩関節を肩甲骨面で45°挙上し，その位置で保持してもらう．セラピストは下方向（→）に抵抗を加える．

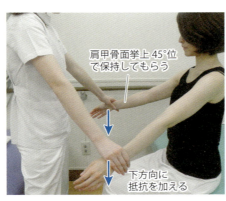

図17 ● full can test 45°

第 2 章 肩関節痛の評価 〜理論と実践〜

# 3 肩甲骨運動の評価

南島大輔, 村木孝行

## Point

● 肩甲骨の位置, 動きを触診する.
● 肩甲骨運動を妨げる拮抗筋の過活動を評価する.
● 肩甲骨運動に必要となる主動作筋の機能低下を評価する.

## 1 はじめに

　肩の運動は肩甲上腕リズムであらわされるように, **肩甲胸郭関節（＝肩甲骨）の動き**と, **肩甲上腕関節の動き**からなる. 上腕骨の運動に対し肩甲骨が動かなければ, 関節内の接触圧が高まり, 疼痛を発生しやすくなる. 反対に, 肩甲骨が上腕骨と同じ方向に動くことで, 肩関節可動域のなかで上腕骨（肩甲上腕関節）運動の比率が減少する. それによって, 関節内の接触圧も減少し, 疼痛を抑制することが期待できる. そのため, 肩甲骨の評価は静的な位置や動きを評価するだけでなく, **上腕骨の動きに対する肩甲骨運動の評価**および, 問題となる肩甲骨運動を引き起こす原因の評価も必要となる.

## 2 肩甲骨位置の評価

### チェックポイント
・各上肢位置における肩峰角, 棘三角, 下角の位置を確認する.
・痛みが生じる可動域直前での肩甲骨の位置を確認する.

　肩甲骨の運動制限を引き起こす筋活動を評価するには, 静的な状態での肩甲骨位置の評価と, 上肢を動かした動的な状態での肩甲骨運動の評価が必須となる.

　肩甲骨位置の評価では, **肩峰角・棘三角・下角**をまず触診し, 続いてその**位置を健側と比べて評価する**. 肩関節の肢位は上腕下垂位だけでなく, 屈曲90°位, 外転90°位, 最大内旋位や最大外旋位など, 肢位を変えて評価することが重要である. 各肢位間の変化をみることで, 痛みが生じる運動において患側肩甲骨の動きが健側に比べ少ないのか, 過大に動いているのかを判断する. 痛みが出る前までに左右差がない症例の場合では, **痛みが起きる直前の可動域まで動かし**, その肢位での肩甲骨の位置を評価する.

　この静的な肩甲骨位置の評価だけでは, 肩甲骨運動の円滑性や運動開始・停止のタイミングなど, 質的な評価ができないため, **3** の動きの評価と合わせて筋活動を考え, 痛みの評価を進めて治療に結びつける.

66　肩関節痛・頸部痛のリハビリテーション

## ◆ 触診の注意点

- 3軸で捉えるため，一平面だけでなく矢状面・前額面・水平面で評価する．
- ①前額面：肩峰角の高さを左右比較し，鎖骨挙上を評価する．
  肩甲棘の傾きで上方回旋・下方回旋を評価する．
- ②水平面：脊柱と棘三角の距離を左右比較し，内転・外転を評価する．
- ③矢状面：肩峰角と下角を結んだ線の傾きを左右比較し前後傾を評価する．

### A 下垂位（図1）

棘三角と下角，肩峰角を触診し，前額面では挙上・下制，上方・下方回旋，水平面では内外転，矢状面では前後傾に着目する．

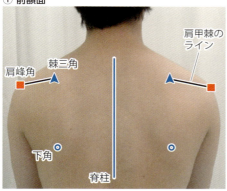
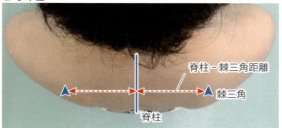
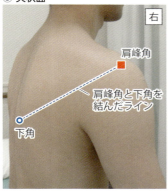
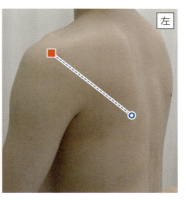

|   | 評価する場所 | 評価の内容 | 図1の所見 | 解釈 |
|---|---|---|---|---|
| ①前額面 | 肩峰角の高さ | 鎖骨の挙上 | 右が下制 | 右鎖骨が下制または左鎖骨が挙上 |
|  | 肩甲棘の傾き | 上方・下方回旋 | 右の肩甲棘のラインが傾いている | 右肩甲骨が下方回旋または左肩甲骨が上方回旋 |
| ②水平面 | 脊柱−棘三角距離 | 内転・外転 | 左右同程度 | 肩甲骨の内外転は左右同程度 |
| ③矢状面 | 肩峰角−下角を結んだ線の傾き | 前後傾 | 右が前に傾いている | 右肩甲骨が前傾または左肩甲骨が後傾 |

図1 ● 下垂位での肩甲骨位置の評価

## Ⓑ 屈曲90°位（図2）

棘三角と下角，肩峰角を触診し，上方回旋と後傾，外転に着目する．

① 前額面

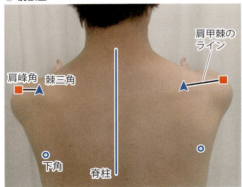

② 水平面

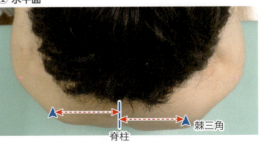

③ 矢状面

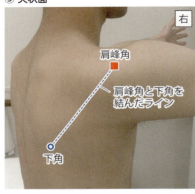
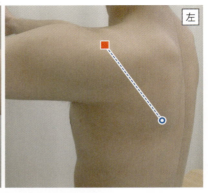

|  | 評価する場所 | 評価の内容 | 図2の所見 | 解釈 |
|---|---|---|---|---|
| ①前額面 | 肩峰角の高さ | 鎖骨の挙上 | 右が挙上 | 右鎖骨が挙上または左鎖骨が下制 |
|  | 肩甲棘の傾き | 上方・下方回旋 | 右が傾いている | 右肩甲骨が上方回旋または左肩甲骨が下方回旋 |
| ②水平面 | 脊柱–棘三角距離 | 内転・外転 | 左右同程度 | 肩甲骨の内外転は左右同程度 |
| ③矢状面 | 肩峰角–下角を結んだ線の傾き | 前後傾 | 左右同程度 | 肩甲骨の前後傾は左右同程度 |

図2 ● 屈曲90°位での肩甲骨位置の評価

## C 外転90°位(図3)

棘三角と下角,肩峰角を触診し,上方回旋と後傾,内転に着目する.

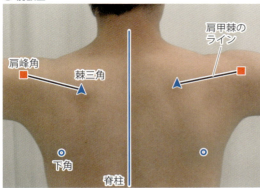
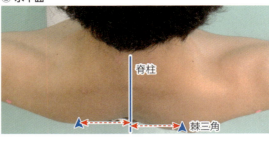
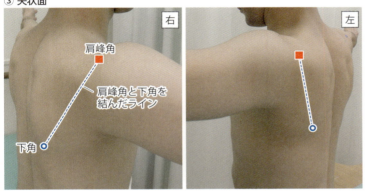

|  | 評価する場所 | 評価の内容 | 図3の所見 | 解釈 |
| --- | --- | --- | --- | --- |
| ①前額面 | 肩峰角の高さ | 鎖骨の挙上 | 右が挙上 | 右鎖骨が挙上または左鎖骨が下制 |
|  | 肩甲棘の傾き | 上方・下方回旋 | 右が傾いている | 右肩甲骨が上方回旋または左肩甲骨が下方回旋 |
| ②水平面 | 脊柱-棘三角距離 | 内転・外転 | 左右同程度 | 肩甲骨の内外転は左右同程度 |
| ③矢状面 | 肩峰角-下角を結んだ線の傾き | 前後傾 | 右が前に傾いている | 右肩甲骨が前傾または左肩甲骨が後傾 |

図3 ● 外転90°位での肩甲骨位置の評価

## D 外転90°位・外旋90°位（図4）

棘三角と下角，肩峰角を触診し，上方回旋と後傾，内転に着目する．

① 前額面

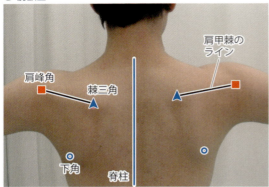

② 水平面

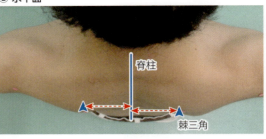

③ 矢状面

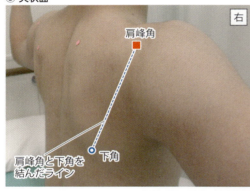
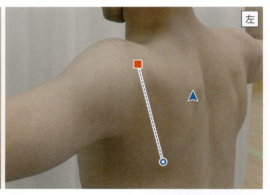

|  | 評価する場所 | 評価の内容 | 図4の所見 | 解釈 |
| --- | --- | --- | --- | --- |
| ①前額面 | 肩峰角の高さ | 鎖骨の挙上 | 右が挙上 | 右鎖骨が挙上または左鎖骨が下制 |
|  | 肩甲棘の傾き | 上方・下方回旋 | 右が傾いている | 右肩甲骨が上方回旋または左肩甲骨が下方回旋 |
| ②水平面 | 脊柱–棘三角距離 | 内転・外転 | 左右同程度 | 肩甲骨の内外転は左右同程度 |
| ③矢状面 | 肩峰角–下角を結んだ線の傾き | 前後傾 | 右が前に傾いている | 右肩甲骨が前傾または左肩甲骨が後傾 |

図4● 外転90°位・外旋90°位での肩甲骨位置の評価

## E 結帯動作（図5）

棘三角と下角，肩峰角を触診し，下方回旋，前傾を確認する．

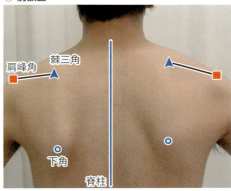
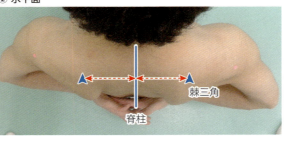
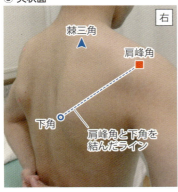
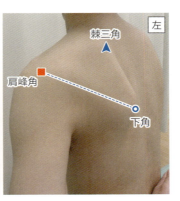

|  | 評価する場所 | 評価の内容 | 図5の所見 | 解釈 |
|---|---|---|---|---|
| ①前額面 | 肩峰角の高さ | 鎖骨の挙上 | 右が挙上 | 右鎖骨が挙上または左鎖骨が下制 |
|  | 肩甲棘の傾き | 上方・下方回旋 | 右外側が下に傾いている | 右肩甲骨が下方回旋または左肩甲骨が上方回旋 |
| ②水平面 | 脊柱－棘三角距離 | 内転・外転 | 左右同程度 | 肩甲骨の内外転は左右同程度 |
| ③矢状面 | 肩峰角－下角を結んだ線の傾き | 前後傾 | 右がたっている | 右肩甲骨が後傾または左肩甲骨が前傾 |

図5 ● 結帯動作での肩甲骨位置の評価

## 3 肩関節運動における肩甲骨運動の評価

**チェックポイント**
・肩関節運動中の肩甲骨の運動量と運動方向，運動が終了するタイミングを評価する．
・動きの開始，終了のタイミング，量を健側と比較し疼痛とのつながりを考える．

肩関節運動中の**肩甲骨の運動量と運動方向，運動が終了するタイミング**を評価する．方法と

しては，2で評価したような肩峰角・棘三角・下角にて肩甲骨の動きの評価を視診や触診を用いて行い，最終可動域で肩甲骨が上腕骨の運動と同方向に動いているか，上腕骨の動きが止まる前に肩甲骨の動きが止まっていないかなどを観察する．

この時**動きの開始と終了のタイミング**，**動きの量を健側と比較**し，疼痛とのつながりを考えていく．

### Ⓐ 肩関節挙上（図6）

#### 【手順】
①肩関節挙上時，肩甲骨は上方回旋・後傾をする．
②上方回旋および後傾によって，下角の位置が前方かつ上方に移動することを確認する．
③最終域で下角が中腋窩線を越えるところまで動いていることを評価する．
　肩甲骨が上方回旋不足の場合は，下角の前方移動が不足する．

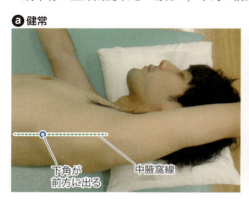
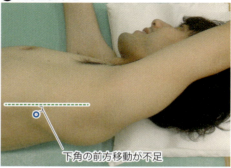

図6● 肩関節挙上時の下角の評価

### Ⓑ 外転90°位最大外旋（図7）

#### 【手順】
①外転90°位最大外旋時，肩甲骨は内転・後傾をする．
②内転は棘三角と脊柱の距離，後傾は肩峰角と下角の位置関係から確認する．
③最大外旋時には肩甲上腕関節の水平外転が強まることなく肩甲骨が内転し，脊柱伸展を伴って肩甲骨が後傾することを評価する．

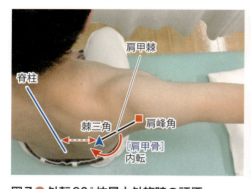
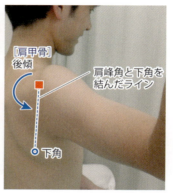

図7● 外転90°位最大外旋時の評価

## C 水平内転（図8）

### 【手順】
① 水平内転時，肩甲骨は外転・後傾する．
② 外転を棘三角と脊柱の距離，前傾を棘三角と下角の位置関係から確認する．
③ 最終域では水平内転に合わせて肩甲骨が外転しているかどうかを評価する．

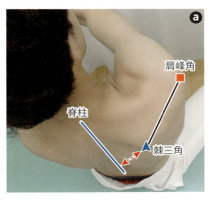
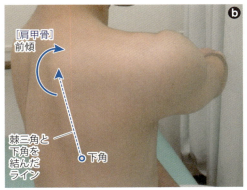

図8 ● 水平内転時の評価

### ◆ 触診のポイント

- 触診に慣れていないなど，運動開始肢位から最終域まで触診を続けることが難しい場合は，まず開始肢位からある部分まででの肩甲骨の動きを確認し，そこまでの動きのなかで左右差があるかないかを確認する．もし，左右差のある場合はその問題を評価し（4参照），ないようであればそこから次の部分までと徐々に触診していく．

## 4 肩甲骨運動制限の原因を特定する評価

> **チェックポイント**
> - 3で学習した肩甲骨の正しい運動を行うための**主動作筋**の筋力を評価する．
> - 肩甲骨運動を妨げる**拮抗筋**の過活動を評価する．

　肩関節運動時に疼痛を呈した場合や，評価により肩甲骨の位置や動きに制限が生じていると考えられた場合はその原因を検索する評価が重要となる．肩甲骨運動に影響する因子として，主なものとして主動作筋の筋力，拮抗筋の緊張，肩甲骨運動に伴う体幹からの運動連鎖が考えられる．

### ◆ 主動作筋の筋力評価

　主動作筋の筋力低下によって，肩甲骨運動の減弱，または代償運動によって肩甲骨運動が正しい方向に行われなくなる．前述した通り，肩甲骨運動の低下や代償によって疼痛が出現するため，主動作筋の筋力評価は重要となる．

### Ⓐ 僧帽筋上部線維（図9）

　肩甲骨の挙上は鎖骨の挙上を介して起きる．鎖骨挙上は僧帽筋上部線維が主動作筋となる．僧帽筋上部線維の筋力評価として，肩甲骨挙上を行った際の**鎖骨遠位端の高さ**を確認する．正常では図9aの右肩のように肩甲骨の挙上が鎖骨の挙上を介して起きるが，僧帽筋上部線維の筋力低下によって，鎖骨の挙上が不足していると，図9bの左肩のように鎖骨遠位端の高さが健側に比較して下がっており，鎖骨の挙上角度が小さいことを示している．

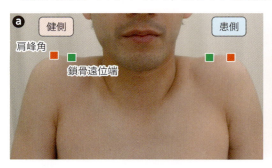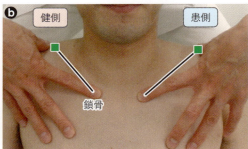

**図9●肩甲骨（鎖骨）挙上の確認**
aでは左肩の肩峰角が低いが，これはbのように鎖骨の挙上不足が原因である．

### Ⓑ 前鋸筋下部線維（図10）

　肩甲骨上方回旋の主動作筋としては前鋸筋下部線維があげられ，主動作筋の評価はMMTの評価に準じて筋出力を確認することで機能を評価できる．前鋸筋下部線維の評価は肩甲骨の下角前方に母指をあて，肋骨の外側から肩甲骨前面に向かってくる筋を触診しながら下角の動きを評価する．

　抵抗（⇨）をかけた際に，下角が固定される，または前方に動けば（→）正常と判断される．

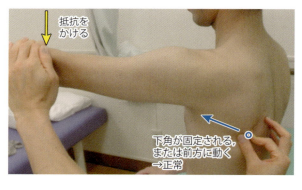

**図10●前鋸筋下部線維の評価**

### Ⓒ 僧帽筋下部線維

　肩甲骨後傾の主動作筋は僧帽筋下部線維である．

**【手順（腹臥位，図11）】**
①腹臥位をとらせ，セラピストの示指で肩甲骨の棘三角下部を，母指で下角を触診する．
②肩関節を挙上させ棘三角が後下方（→），下角が前方（⇨）に移動することを確認する．

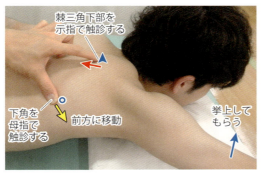
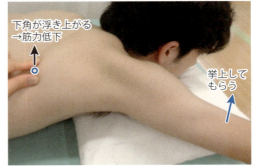

図11 ● 腹臥位での僧帽筋下部線維の評価

### 【手順（座位, 図12）】

①座位でも肩関節を挙上させ，肩峰角と下角の位置より肩甲骨の傾きを評価する．
　肩関節挙上時に下角が後方に浮き上がる場合は僧帽筋下部線維の筋力が低下している．
　図12aでは肩峰角と下角を結ぶ線より挙上時に肩甲骨後傾しているのがわかるが，図12bでは後傾が不足し，挙上角度が減少している．

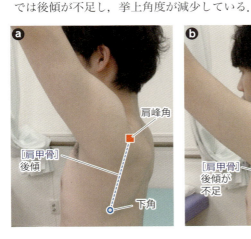
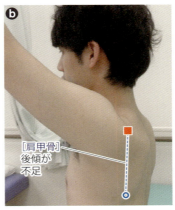

図12 ● 肩関節挙上運動時の肩甲骨後傾の低下

## ◆ 拮抗筋緊張の評価

　肩甲骨運動を妨げる要因として拮抗筋の過活動が考えられる．拮抗筋が働きすぎることによって，肩甲骨の運動が減弱し肩の疼痛を引き起こすことがあるため，拮抗筋の評価は重要である．評価としては該当する拮抗筋を触診し，収縮の有無を確認する．拮抗筋の収縮が認められるときは，どのタイミングで収縮が出現し，肩甲骨運動を妨げているかまで評価する．

## Ⓐ 肩甲挙筋（図13）

　肩関節挙上時の肩甲骨上方回旋を妨げる拮抗筋としては下方回旋筋である肩甲挙筋や菱形筋が考えられる．評価としては，肩関節挙上運動時に肩甲挙筋を上角で触診し，収縮の有無を確認する．そして，その収縮が上角および内側縁を頭内側に動かし，下方回旋を引き起こしているかどうかを評価する．
　図13では左の上角が上内側に挙上しており肩甲骨の下方回旋を呈しているため，左肩の挙上しづらさの訴えがある．

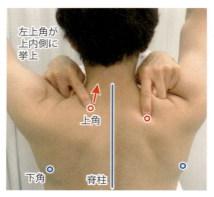

図13●肩甲挙筋（下方回旋筋）の評価

### Ⓑ 小胸筋（図14）

　肩甲骨挙上や後傾を制限する拮抗筋として，小胸筋の短縮や緊張の評価が重要となる．小胸筋は上位肋骨に起始し，烏口突起に停止するため，肩甲骨を前傾・下制させる．そのため屈曲や外転といった肩関節挙上運動時に大きく伸張され，肩甲骨後傾運動を妨げる．小胸筋の短縮の評価は，背臥位をとった際に肩峰がベッドから浮いているときは短縮が疑われる．
　また，図14のように小胸筋の起始・停止を結ぶラインの方向を考慮し，→の方向へストレッチすることで短縮の評価と治療が同時に行われる．すなわち，小胸筋のストレッチを行い，改善が得られれば小胸筋に問題があったという評価になり，改善が得られるため同時に治療も終えたことになる．

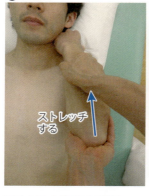
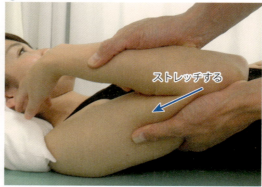

図14●小胸筋の評価

### Ⓒ 広背筋

　肩甲骨上方回旋時には肩甲骨の下角が広背筋と胸郭の間に滑り込む（図15）．このため，広背筋の伸張制限を有すると，下角の滑り込みを制限し上方回旋を制限する要因となる．広背筋の伸張制限の評価も，小胸筋同様に評価と治療を同時に行う（図16）．下角から腋窩に向かう広背筋の触診・リラクセーションを行い，肩関節挙上角度と肩甲骨上方回旋の角度改善を認めれば広背筋の伸張制限によって，上方回旋が制限されていたという評価になる．肩甲骨上方回旋の動きが変わらず，肩関節挙上角度のみが変化したときは，広背筋の伸張制限が改善したこ

とによって，肩甲上腕関節の挙上角度が増しただけで，肩甲骨上方回旋の制限因子は他の筋である可能性が考えられる．

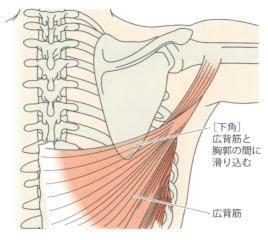

図15 ● 下角の滑り込み

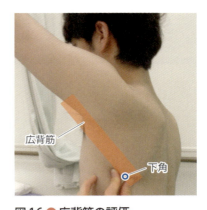

図16 ● 広背筋の評価
広背筋のより深層に下角が滑り込んでいくかを触診する．同時に肩関節挙上角度も変化したかどうか確認する．

## 5 まとめ

　肩甲骨の動きを評価する際は，触診が重要となる．肩峰角，棘三角，下角を触診することによって，各肢位や各運動の量的・質的評価を行うことができる．触診から得られた情報から，肩甲骨運動を妨げている問題が，主動作筋の問題か，拮抗筋の問題かを判別し，肩甲骨の評価を行っていくことが臨床上重要である．

第 2 章　肩関節痛の評価　〜理論と実践〜

# 4 各疾患の留意点と介入方針の決定

村木孝行

## Point

● 評価結果をもとに各疼痛メカニズムに関連している原因を同定する.
● 各疾患の特徴と留意点を考慮して介入方針を決定する.
● 介入内容は疼痛メカニズムに関与する原因を改善させるものを選択する.

## 1 はじめに

　　肩関節痛の発生メカニズムは各肩関節疾患の間に共通性があるため，基本的には疼痛発生メカニズムに準じて分類し，さらにその原因となる機能障害に介入するのはどの疾患でも大きく変わらない.

　　一方で，肩関節疾患は一定の特徴をもつもの，時期によって状態が変動するもの，特殊な動作において発生するものなどがあり，疾患ごとで介入の方針に影響する要因が異なる. したがって，このような各疾患における要因を留意しなければならない.

　　各疾患の留意点をふまえたうえで，分類と評価に基づいて介入方針を決定する.

## 2 各疼痛メカニズムに対する介入

### ◆ 自発痛

　　自発痛が生じている症例は，肩関節周囲に**重度の炎症**が起きていると考えられる. 特に運動によってその痛みが増強する場合は，**痛みの増強する肩関節運動は避け，安静肢位を確保**できるように努める. 安静肢位は痛みの原因となっている組織に**伸張負荷**あるいは**圧迫負荷**がかからない肢位を選択する.

　　体位・肢位により負荷を与える部位・種類は**表1**の通りである.

　　**表1**をふまえて，安静肢位の第一選択は**肩甲骨面挙上30°位の回旋中間位**である. 回旋中間位は内旋可動域と外旋可動域の中間を意味する. この肢位を基準として，日常生活で実現可能な肢位，かつ疼痛発生源の組織にかかる負荷を軽減する肢位でポジショニングをする.

### ◆ 肩峰下インピンジメント

#### ① 原因と評価

　　肩峰下インピンジメントによる痛みの多くは**上腕骨頭の不適切な変位**が原因となる. この不

**表1 ● 体位・肢位により負荷を与える部位と負荷の種類**

| 体位・肢位 | 負荷を与える部位 | 負荷の種類 |
|---|---|---|
| 下垂位 | 上方の組織（棘上筋，烏口上腕靭帯，腱板疎部など） | 伸張 |
| 肩甲上腕関節挙上*50°〜60°位 | 肩峰と上腕骨頭の間に存在する組織（腱板，肩峰下滑液包，上腕二頭筋長頭腱など） | 圧迫 |
| 最大挙上位 | 上方関節唇や腱板関節面 | 圧迫 |
| | 下関節上腕靭帯や下方間接包 | 伸張 |
| 内旋位 | 後方関節包 | 伸張 |
| 外旋位 | 前方関節包や関節上腕靭帯・烏口上腕靭帯・腱板疎部 | 伸張 |
| 上腕骨頭が前方に変位しやすい肢位 | 前方関節唇 | 圧迫 |
| 上腕骨頭が後方に変位しやすい肢位 | 後方関節唇 | 圧迫 |

＊肩甲骨内側縁に対する上腕骨の角度．

適切な骨頭変位に関与している機能障害は**肩甲上腕関節の拘縮**とその**周囲筋群の機能低下**である．したがって，肩峰下インピンジメントに対する介入ではこれらの機能障害を改善させ，不適切な上腕骨頭の変位による痛みを消失させることが目標となる．

そのため，痛みの原因が肩峰下インピンジメントと判断したら，次には関節拘縮が不適切な骨頭変位の原因となっているのか，それとも筋機能が原因となっているのかを評価する必要がある．このどちらかを判断するために必要な評価項目は下記の3つである．

①各肩関節肢位での可動域（**第2章–1**参照）
②上腕骨頭の変位（**第2章–2**参照）
③上腕骨頭を変位させる筋の収縮（**第2章–2**参照）

## ② 肩関節運動による分類

肩峰下インピンジメントが起きうる肩関節運動は挙上（屈曲・外転含む），挙上位（SpHA－40°付近）での回旋・水平内転・水平外転である．これらの運動に可動域制限がなく，痛みだけ生じている場合は関節拘縮の影響が否定され，筋機能低下が原因だと考えられる（**図1**）．一方，これらの運動で痛みだけでなく可動域制限も生じている場合は，関節拘縮と筋機能低下のどちらも起きている可能性がある．その場合はさらに評価が必要である．

肩峰下インピンジメントが生じる肩関節運動は肩甲上腕関節挙上60°位付近での運動で痛みが起きる．痛みが生じていると周囲の筋群が過緊張になりやすく，可動域制限の原因が筋によるものなのか，筋以外の緻密結合組織の拘縮によるものなのか判断が困難になる．そこで肩峰下インピンジメントが生じない肩甲上腕関節挙上30°位（肩関節挙上30°位と同等，**第1章–2**参照）での回旋可動域において制限が生じているかどうかを調べる．肩関節挙上30°位で回旋制限がない場合は，可動域制限が挙上位だけで生じているので，挙上位での痛みや可動域制限が筋機能低下によって生じている可能性が高い．緻密結合組織の拘縮が起きていても局所的であり，広範囲の拘縮が起きているとは考えにくい．一方，肩関節挙上30°位で回旋制限がある場合は緻密結合組織の広範囲に拘縮が生じており，それが肩峰下インピンジメントの原因となっている可能性が高い．

### ③ 上腕骨頭変位運動による分類

　ここからさらに絞り込み，根拠づけるためには上腕骨頭の変位とそれを引き起こす筋の収縮に関する評価を行う．可動域制限のある肩関節運動の最終域において，上腕骨頭の **obligate translation**（第1章-2参照）が大きく生じることが多い．これは肩関節運動を制限する緻密結合組織の拘縮および拮抗筋群の短縮・緊張が1つの原因である．もう1つの可能性は，obligate translation が生じる方向に上腕骨頭を引っ張る作用をもつ筋群の収縮である．他動運動時にこれらの筋の収縮がなく，かつ患側上腕骨頭の obligate translation による変位量が健側と比較して大きければ，関節拘縮と判断する（図2）．一方，これらの筋が他動運動の最終域で収縮している場合は拘縮と筋機能低下の両方が存在すると考えて介入を開始する．また，筋の収縮が他動運動の中間域から生じ，その時点から上腕骨頭の変位も生じている場合は，筋機能低下による上腕骨頭変位が主原因ととらえる．

　この関節拘縮と筋機能低下のどちらかだけ生じている場合はそれに対する介入を行っていく．しかし，どちらも混在している場合は関節拘縮に対する介入を優先させる．これは関節拘縮が

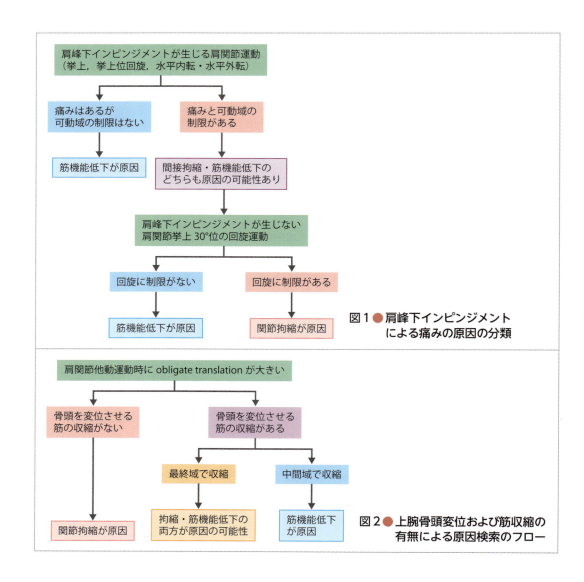

図1 ● 肩峰下インピンジメントによる痛みの原因の分類

図2 ● 上腕骨頭変位および筋収縮の有無による原因検索のフロー

存在していると，obligate translationによる上腕骨頭の変位が強制的に生じ，筋によるコントロールが困難になるからである．

## ◆ 関節内インピンジメント

関節内インピンジメントは機能的な原因としては，**関節不安定性**と**肩甲骨運動異常**があげられる．関節不安定性は肩甲上腕関節の過剰な運動を引き起こし，肩関節運動最終域での関節内インピンジメントを増強する．一方，肩甲骨運動異常は肩甲骨が動かない，あるいは上腕骨の運動方向と逆方向に動くことで，相対的に肩甲上腕関節の過剰な運動を引き起こしてしまう．いずれにしても，肩甲上腕関節の過剰な運動を抑制することが関節内インピンジメントによる痛みを軽減させるための鍵となる．

各原因に対して機能改善を図ることが理想であるが，関節不安定性に関しては肩甲上腕関節に直接的に介入して肩甲上腕関節の過剰な運動を改善させるのは困難なことが多い．関節不安定性を有する肩甲上腕関節は最終域まで運動を行うと必然的に過度な可動域までの運動となり，関節内インピンジメントによる痛みを防ぐためには最終域より手前で運動を止めなくてはならない．それよりも**肩甲骨の運動を正常化・拡大すること**の方が関節内インピンジメントによる痛みを軽減させるためには効果的である．

実際に，関節不安定性を有している症例は肩甲骨運動異常も同時に有していることが多く[1]，肩甲骨運動に対する介入で関節不安定性による過剰な肩甲上腕関節運動による痛みを改善することも可能である．また，関節内インピンジメントによる痛みは関節不安定性がなくても肩甲骨運動異常だけでも生じうる．したがって，関節内インピンジメントによる痛みに対しては，肩甲骨運動異常の改善を図ることが介入の基本方針となる．

肩甲骨運動異常は大きく分けて，**肩甲骨運動の制限**，と**肩甲骨の不適切な運動**に分けられる（図3）．肩甲骨運動の制限に対しては，制限されている肩甲骨運動の拮抗筋のリラクセーションを図る．肩甲骨の不適切な運動が生じている場合は，不適切な運動を引き起こしている筋（代償筋）のリラクセーションと主動作筋の賦活を図る．

## ◆ 伸張痛

伸張痛は伸張されて痛みを引き起こす組織の状態によって介入方針が異なる．急性期など炎症が強い状態の場合は伸張痛を引き起こさないように運動を行う（**愛護的他動運動**），または安静にする．急性期後の拘縮に伴う伸張時の痛みに対しては，周囲の筋群が反射的に収縮しない範囲で徐々に伸張を行う（**低強度他動伸張**）．損傷して痛みを引き起こしている組織でなく，痛みの原因となる異常運動を引き起こしている拘縮組織・短縮筋に対して積極的に伸張を図る

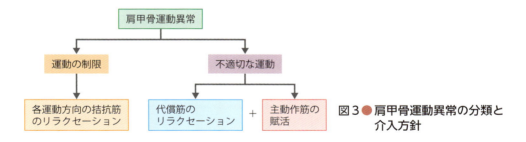

図3● 肩甲骨運動異常の分類と介入方針

表2 ● 伸張強度の種類とその特徴

| 伸張強度の種類 | 特徴 |
|---|---|
| 愛護的他動運動 | ・セラピストが抵抗を感じ始める点まで行う運動. 運動を制限する組織に伸張不可をかけないように行う.<br>・または安静にする. |
| 低強度他動伸張 | ・周囲の筋群が反射的に収縮しない範囲で徐々に伸張を行う.<br>・最初に抵抗を感じる点は越えるが, まだ動きを感じる程度の強さで行う. |
| 中強度他動伸張 | ・痛みの原因となる異常運動を引き起こしている拘縮組織・短縮筋に対して積極的に伸張を図る.<br>・抵抗を感じる点を越え, さらに動きが止まるところまで伸張する. |
| 高強度他動伸張 | ・動きが止まるところからさらに強い力を加える. ただし, この強度では組織が伸びきった状態から伸張負荷を加えるため, 組織の損傷や痛みを生じさせる可能性があるため, 基本的には用いない. |

本稿では伸張負荷の上限をわかりやすくするために高強度他動伸張として定義している.

（**中強度他動伸張**）. 伸張強度は後述のごとく定義する.

### ① 他動伸張強度

　　関節を他動的に動かす際には, 制限組織にどの程度伸張負荷が加わっているかを判断するために他動に対する抵抗の生じ方を観察しながら運動を行う必要がある. 筋が十分弛緩している状態では, 運動の中間域では抵抗をほとんど感じることがなく, ある角度で抵抗を感じはじめる. そして運動を続けると抵抗を感じながらも関節はある程度動く. しかし, そのまま運動を続けると抵抗の増加が急峻となり, 関節がほとんど動かなくなる点に到達する.

　　これらの他動時抵抗が変化する点を基準とし, 伸張強度は表2のように4段階に分けて考える.

## 3 各疾患の特徴と留意点

### ◆ 肩腱板断裂

#### ① 疾患概要

　　腱板断裂は腱板筋群（棘上筋・棘下筋・小円筋・肩甲下筋）の上腕骨に付着する腱の複合体が断裂する疾患である. 通常断裂した腱板は**自然修復されない**. 腱の断裂であるため, 当該筋の収縮や伸張によって痛みが引き起こされうる. また, 断裂部位の周囲に炎症が生じ, 肩関節運動に伴って起きる肩峰下インピンジメントや関節内インピンジメントによって痛みが生じる. 断裂が大きくなると当該筋が作用する関節運動の筋力が低下する.

#### ② 介入時の留意点

　　保存療法では腱板が断裂した状態で肩関節運動を行うことになる. 肩峰下インピンジメントによる痛みが生じている場合は, 上腕骨頭の不適切な変位を抑制するために腱板筋群の収縮が必要になるが, 断裂している腱板筋の作用は期待できない. 特に断裂した腱板筋に収縮時痛がある場合は, **その筋の収縮を誘発する運動は避ける**. 結帯動作も断裂が起きやすい棘上筋・棘下筋が伸張されるため, 痛みの生じるレベルまでは行わない. 断裂していても炎症が収まれば, 当該筋が収縮したり, 伸張されたりする関節運動を行っても痛みは生じなくなる.

　　腱板修復術後は修復腱板の伸張が許可されるまで**当該筋の収縮や伸張は避ける**. 主に断裂す

82　肩関節痛・頸部痛のリハビリテーション

**表3 ● 肩関節周囲炎の各病期における特徴と介入方針**

|  | 拘縮進行期（炎症期） | 拘縮完成期 | 寛解期 |
|---|---|---|---|
| 特徴 | ・発症から2.5〜9カ月続く疼痛<br>・明らかな誘因のない痛みの出現<br>・安静時痛あり，夜間に増強<br>・軽微な負荷で痛みを生じる | ・発症後4〜12カ月で生じる<br>・安静時痛は軽減<br>・痛みは運動最終域のみ | ・発症後12〜42カ月<br>・疼痛は消失 |
| 関節可動域 | ・可動域制限が徐々に進行 | ・可動域制限は残存<br>・可動域は全方向制限される | ・可動域制限が改善 |
| 介入方針 | ・症状増悪を防ぐ<br>・疼痛のない愛護的な運動 | ・拘縮改善を積極的に図る<br>・低〜中強度の積極的他動伸張 | ・基本的に介入不要 |

る棘上筋腱は肩関節を伸展・内転すると最も伸張される[2]．腱板修復術後に肩外転位で固定されるのは棘上筋が伸張されるのを避けるためである．しかし，肩関節を外転位に固定し上肢を動かさないようにしていても，肩甲骨を大きく動かしてしまうと伸張が生じてしまうことがある．例えば，装具を装着した状態で肩甲骨の挙上・上方回旋運動を行うと上腕骨が相対的に内転することになり，結果的に棘上筋腱が伸張される．

手術後は腱板筋群の収縮力は弱く，抵抗運動が開始できるまで**3カ月程度**要する．その期間は腱板筋群と上腕骨頭を変位させる筋群との筋力差が大きく，上腕骨頭が変位しやすくなる．したがって，**上腕骨頭の過剰な変位によって痛みを引き起こさない負荷**で肩関節運動を行う．自動運動が許可される時期になっても，最初は自動介助運動から開始して，負荷と上腕骨頭の変位の関係を見ながら自動運動，抵抗運動と負荷を上げていく．

## ◆ 肩関節周囲炎

### ① 疾患概要

肩関節周囲炎は明らかな誘因なく発症し，肩関節の痛みと可動域制限をもたらす疾患の総称である．狭義にはわが国における五十肩，海外におけるfrozen shoulder（凍結肩）と同義語になる．狭義の肩関節周囲炎では長期間症状が持続し，発症から1年以上かけて寛解する特徴をもつ．寛解までには大きく分けて拘縮進行期（炎症期）・拘縮完成期・寛解期の3つの病期があり，それぞれの病期で特徴をもつ（表3）．基本的に保存療法が選択されるが，拘縮や疼痛が重度の場合は手術での関節包解離術または麻酔下での授動術が行われることもある．

### ② 介入時の留意点

肩関節周囲炎では各病期で介入に対する反応が異なるため，病期に適した介入方法の選択が必要となる．したがって，保存療法においては**どの病期であるか把握すること**が必要となる．

**拘縮進行期**では関節内の軽微な負荷が加わるだけでも痛みを生じるため，疼痛を発生させない愛護的な肩関節運動を行い，症状の増悪を起こさせないことが介入方針となる．この疾患の経過として後々に拘縮が重度化してくるため，拘縮をできる限り予防したいところではあるが，積極的な肩関節運動はかえって痛みや可動域制限を悪化させることもある．また，運動中に痛みがなくても運動後に痛みが生じることもあり，セラピストが痛みの生じない限界まで肩関節運動を行うよりも，患者本人が痛みを感じない範囲で自動運動を行う方がよい場合もある．したがって，**愛護的な他動運動**と**疼痛のない範囲での自動運動**が拘縮進行期の基本的な介入方法となる．

**拘縮完成期**では拘縮が主体となるため，積極的に拘縮改善を図るのが基本方針である．しかし，安静時痛がなくなり運動最終域の痛みだけになってきても，拘縮進行期から移行して間もない時期は，まだ伸張負荷に対して痛みを生じやすい．したがって，伸張負荷は低強度から開始し，伸張運動中および運動後に疼痛が出現しない確認しながら伸張負荷を段階的に上げていく．

**寛解期**には痛みもなく，可動域制限が軽度残存する程度まで改善するので，目標が達成できていれば基本的に介入は不要である．

授動術後のリハビリテーションでは術中の可動域をできるだけ維持し，可能であれば拡大していくことが目標となる．したがって，痛みによる周囲筋群の緊張をできるだけ抑制し，最大限の可動域運動を行っていくことが基本方針となる．

## ◆ 投球障害肩

### ① 疾患概要

投球障害肩は，投球という特殊な動作によって肩関節に大きな負荷を与え，肩関節組織の損傷や痛みを引き起こす．投球時または投球後の痛みが主症状であり，通常は日常生活に支障をきたさない．ただし，重度になると日常生活の動作でも痛みを生じることがある．損傷する組織はさまざまであるが，頻度が多いのは**関節唇や腱板関節面・上腕二頭筋長頭腱・肩峰下滑液包**等である．上肢を挙上させて，肩の可動域を最大限に利用して行う動作であるため，疼痛のメカニズムとしては関節内インピンジメントや肩峰下インピンジメントが多い．

### ② 介入時の留意点

投球障害肩を有する症例はオーバーユースによる機能低下が観察されるが，**筋力低下や可動域制限**など複数の機能低下を呈していることがしばしばある．このような投球側肩の機能低下は痛みに対する適応として生じているものもあり，単純に非投球側と比較して低下しているものに介入してしまうと，痛みを引き起こす原因を見失ってしまうことがある．まずはどのようなメカニズムで痛みが生じているのかを把握することに努め，そのメカニズムの原因となっている機能低下を明らかにして介入を行うことが重要である．関節内インピンジメントや肩峰下インピンジメントに対する介入自体は**第1章-3**のとおりである．

また，肩関節周囲の機能低下に介入し，肩関節運動自体は改善しても，投球動作時には得られていた適切な肩関節運動が損なわれてしまうことがある．これは投球動作上で適切な肩関節運動が行えない原因が存在していることを意味する．原因として考えられるのは**肩関節以外の隣接関節や体幹・下肢の機能低下**である．また，各関節の運動のタイミングなど**協調運動**に問題が生じていることもある．これらの原因を見つけるためには肩関節以外の関節に関する知識や治療技術，投球動作の理解などが必要になる．これらに関しては他書に譲る．

復帰時期も介入方針決定においては考慮すべき重要な因子である．投球動作を競技として行っている選手にとっては，復帰までの時間が限られていることが多い．また，年齢やポジションなど，選手の立ち位置を示す背景因子を把握しておく必要がある．復帰までの時間が短い場合は対症療法や機能に対しての介入が主となり，復帰までに時間的余裕がある場合は，選手や指導者との相談のうえで動作への介入も選択肢として考える．

## ◆ 肩関節不安定症

### ① 疾患概要

　　肩関節不安定症は**外傷性**と**非外傷性**のものがあり，外傷性では単方向に脱臼することが多く，そのなかでも前方脱臼が多くを占める．非外傷性ではもともと関節のゆるみがあり，多方向に脱臼しやすい．このように，肩関節不安定症は**脱臼**や**脱臼不安感**が主症状であるが，症例によっては痛みを伴う場合がある．疼痛発生のメカニズムとしては肩峰下インピンジメントや関節内インピンジメントあげられる．

　　脱臼に対して制動術を受けた症例においては，術後のゆるみの再発や拘縮によって痛みが生じる場合もある．

### ② 介入時の留意点

　　肩関節不安定症症例において肩甲上腕関節は基本的にゆるいため，obligate translation はほとんど生じない．肩峰下インピンジメントによる痛みが生じている場合は，筋の作用によって上腕骨頭が変位することが原因となる．したがって，肩関節不安定症における肩峰下インピンジメントに対する介入では，**上腕骨頭を変位させる筋の収縮を抑え，腱板筋群の収縮を賦活する**ことによって，上腕骨頭が安定した状態で肩関節運動を行えるようにすることが基本方針となる．

　　また，肩甲上腕関節のゆるみによって過度の可動域まで運動が生じることがあり，関節内インピンジメントによる痛みを引き起こすこともある．関節のゆるみを改善することは困難なため，肩甲上腕関節への直接的な介入よりも，**肩甲骨運動異常に対して介入を行う**ことで肩甲上腕関節の過度な運動を抑制することが，関節内インピンジメントによる痛みを改善させるための基本方針となる．

　　脱臼に対する制動術後の症例において，ゆるみの再発が問題となる場合は，肩関節不安定症に対する保存療法と同様の介入を行う．拘縮が生じる場合は，肩峰下インピンジメントや伸張によって痛みが生じるため，各疼痛発生メカニズムにあわせた介入を行う．

---

### ■ 文献

1 ) Ogston JB & Ludewig PM：Differences in 3-dimensional shoulder kinematics between persons with multidirectional instability and asymptomatic controls. Am J Sports Med, 35：1361-1370, 2007

2 ) Muraki T, et al：The effect of arm position on stretching of the supraspinatus, infraspinatus, and posterior portion of deltoid muscles: a cadaveric study. Clin Biomech (Bristol, Avon), 21：474-480, 2006

第 **3** 章　肩関節痛への理学療法　〜理論と実践〜

# 1 肩甲上腕関節①
# 筋機能低下による肩関節痛

村木孝行

## Point

● 肩甲上腕関節の運動は内旋・外旋・挙上を中心に行う.

● 運動時の負荷の増加は自動介助，自動運動，抵抗運動の順に進める.

● 滑らかな肩甲上腕関節の運動が行えるように代償運動や筋収縮に留意する.

## 1 介入方略

　　肩甲上腕関節周囲の筋機能低下による肩関節痛は肩関節を動かす際に筋作用の不均衡によって上腕骨頭が肩甲骨関節窩の中心から大きくずれてしまうことによって生じる.

　　したがって，肩関節運動時に上腕骨頭が肩甲骨関節窩内で安定した支点をつくり，軟部組織に過度な力学的負荷が加わるのを極力避けて，**滑らかな肩甲上腕関節の運動が行えるようにすること**が理学療法を行ううえでの目標となる.

　　肩甲上腕関節周囲筋の機能低下に対する理学療法では下記の2点を基本として進める.

　　①上腕骨頭を関節窩面に対して平行移動（変位）させる作用の大きい筋を弛緩させる.
　　②上腕骨頭を関節窩内に安定させる作用（求心力）のある腱板筋群の筋活動を高める.

　　運動時の負荷の増加は**自動介助**，**自動運動**，**抵抗運動**の順に進めるのが基本である. 評価結果に準じた負荷レベルで前述の2点が達成されて運動ができるようになったところで，次の負荷レベルに上げていく. また，2週間を超える長期間行っても改善されない場合はいったん負荷レベルを下げ，前述2点が達成できている運動で回数を増やしていく.

　　本稿ではホームエクササイズが可能な方法を提示する. 徒手的に介入していく場合は，評価の章で示した方法で自動介助あるいは抵抗運動を行う（**第2章–2，3**参照）. 代償筋群の触診も徒手介入での運動，道具での運動にかかわらず評価時と同様の方法で行う.

86　肩関節痛・頸部痛のリハビリテーション

## 2 内旋運動

| 項目 | 内容 |
|---|---|
| 目的 | ・上腕骨頭の変位を抑制して内旋運動が行えるようにする.<br>・肩甲下筋の筋収縮を高める. |
| 適応 | ・内旋時痛, 水平内転時痛, 上腕骨頭の前方変位, 肩関節回旋制限. |
| 禁忌 | ・肩甲下筋腱修復術後早期, 内旋筋群を侵襲する手術後早期 (人工肩関節形成術, 腱移行術など), 内旋筋群筋損傷, 肩甲下筋腱断裂, 上腕骨骨折. |
| 注意点 | ・大胸筋, 三角筋, 上腕二頭筋短頭, 烏口腕筋, 上腕三頭筋長頭の代償を抑制する.<br>・関節の屈伸運動にならないようにする. |
| 進め方（図1） | ・背臥位で肩甲骨面挙上30°位から開始する.<br>・代償運動や代償筋群の過剰な収縮がなく行えるようになった段階で座位での運動, および外転90°位での運動に移行する. |

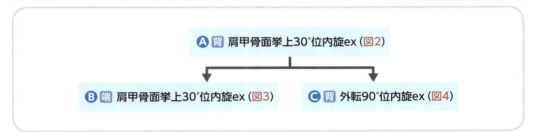

図1 ● 内旋運動の進め方

### A 背臥位 肩甲骨面挙上30°位内旋ex（図2）

【手順】
① 背臥位にて前腕と腹部の間にボールを挟み, 肩関節を肩甲骨面挙上30°・軽度内旋位とする.
② 肩関節内旋しながらボールを手の付け根で軽く押して2秒間保持する.

【注意点】
● 肘が屈曲位になりやすいので注意する.
● この運動時に肩甲骨は軽度内転位を保つようにする.

【運動量】
● 20回を1日に2回から開始し, 必要に応じて増減する.

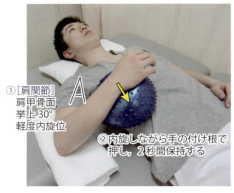
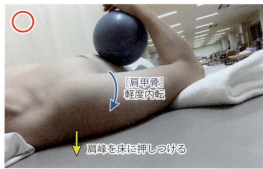
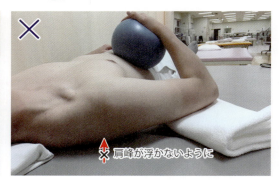

図2● 背臥位でのボールを使用した内旋運動とその注意点

### B 端座位 肩甲骨面挙上30°位内旋ex（図3）

【手順】
① 端座位にて前腕と腹部の間にボールを挟み，肩関節を肩甲骨面挙上30°・軽度内旋位とする．
② 肩甲骨を軽度内転位に保持し，肩関節内旋しながらボールを軽く押して2秒間保持する．

【運動量】
● 20回を1日に2回から開始し，必要に応じて増減する．

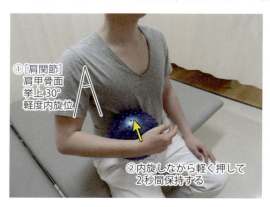

図3● 端座位での内旋運動

### C 背臥位 外転90°位内旋ex（図4）

【手順】
① 背臥位にてウェイトを把持し，肩関節を外転90°・外旋位とする．

②肩関節内旋し回旋中間位まで戻す．
③外旋位から回旋中間位への求心性内旋運動だけでなく，回旋中間位から外旋位への遠心性内旋運動も行う．

【運動量】
- 20回を1日に2回から開始し，必要に応じて増減する．

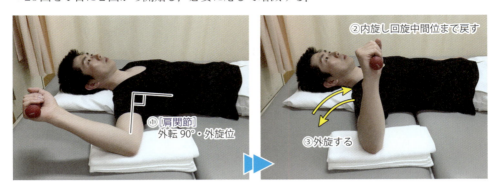

図4 ● 背臥位での外転90°位での内旋運動

## 3 外旋運動

| 項目 | 内容 |
| --- | --- |
| 目的 | ・上腕骨頭の変位を抑制して外旋運動が行えるようにする．<br>・棘下筋・小円筋の筋収縮を高める． |
| 適応 | ・外旋時痛，上腕骨頭の前方変位，肩関節回旋制限． |
| 禁忌 | ・腱板修復術後早期，肩前方脱臼・不安定症に対する手術後早期，外旋筋群筋損傷，上腕骨骨折． |
| 注意点 | ・大胸筋，三角筋，上腕二頭筋短頭，烏口腕筋，上腕三頭筋長頭の代償を抑制する．<br>・関節の屈伸運動にならないようにする． |
| 進め方（図5） | ・背臥位で肩甲骨面挙上30°位から開始する．<br>・代償運動や代償筋群の過剰な収縮がなく行えるようになった段階で挙上0°位および外転90°位での運動に移行する．<br>・背臥位で各肩関節肢位での運動が代償なく行えるようになったら座位での運動に移行する．<br>・肩関節挙上0°位での外旋に制限があり内旋位からの外旋負荷をかけたい場合は側臥位で行う方法もある． |

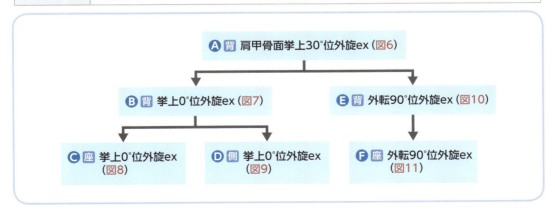

図5 ● 外旋運動の進め方

## A 背臥位 肩甲骨面挙上30°位外旋ex（図6）

### 【手順】
① 背臥位にてゴムチューブを両手で把持し，患側を肩関節を肩甲骨面挙上30°・内外旋中間位とする．反対側の手は臍の上に置く．
② 肩関節外旋しながらゴムチューブを引き，最終可動域で2秒間保持する．抵抗は上腕骨長軸に垂直になるようにする．

### 【注意点】
- 肩峰の位置を維持して外旋し，最終域では肩峰が床につくようにする．外旋にともなって肩峰が床から浮かないようにする．

### 【運動量】
- 20回を1日に2回から開始し，必要に応じて増減する．

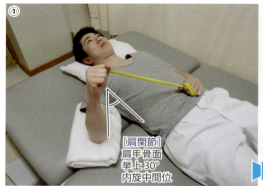
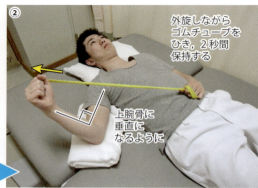
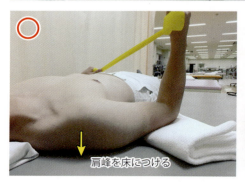
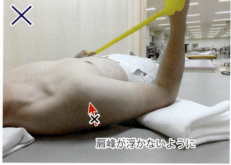

図6 ● 肩甲骨面挙上30°位での外旋運動と注意点

## B 背臥位 挙上0°位外旋ex（図7）

### 【手順】
① 背臥位にてゴムチューブを両手で把持し，患側の体側にタオルを挟み肩関節挙上0°・内外旋中間位とする．反対側の手は臍の上に置く．
② 肩関節外旋しながらゴムチューブを引き，最終可動域で2秒間保持する．

### 【注意点】
- 肩甲骨の外転に注意するだけでなく，下方回旋しないように注意する．

【運動量】
- 20回を1日に2回から開始し，必要に応じて増減する．

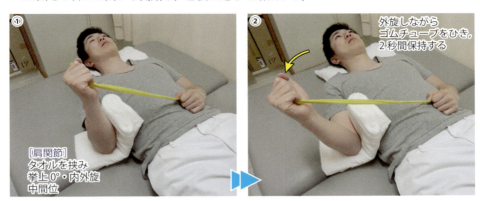

図7● 挙上0°位での外旋運動

### C 座位 挙上0°位外旋 ex（図8）

【手順】
① 端座位にてゴムチューブを両手で把持し，患側の体側にタオルを挟み肩関節挙上0°・内外旋中間位とする．反対側の手は大腿の上に置く．
② 肩関節外旋しながらゴムチューブを引き，最終可動域で2秒間保持する．

【運動量】
- 20回を1日に2回から開始し，必要に応じて増減する．

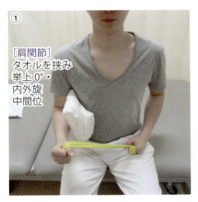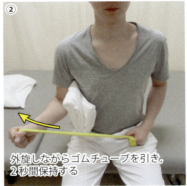

図8● 座位での挙上0°位外旋運動

### D 側臥位 挙上0°位外旋 ex（図9）

【手順】
① 側臥位にてウェイトを把持し，患側の体側にタオルを挟み肩関節挙上0°・内外旋中間位とする．反対側の手はベッドの上に置く．
② 肩甲骨を軽度内転位に保持したままで肩関節内旋位から外旋する．

【運動量】
- 20回を1日に2回から開始し，必要に応じて増減する．

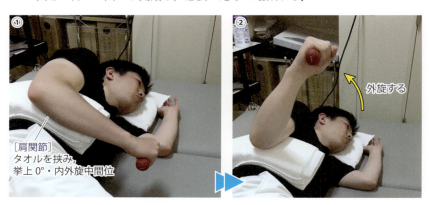

図9 ● 側臥位での挙上0°位外旋運動

## E 背臥位 外転90°位外旋 ex（図10）

【手順】
① 背臥位にてゴムチューブを両手で把持し，患側は肩関節を外転90°・内外旋中間位とする．反対側の手は臍の上に置く．
② 肩関節外旋しながらゴムチューブを引き，最終可動域で2秒間保持する．

【注意点】
- 肩甲骨が外転や下方回旋しないように注意する．

【運動量】
- 20回を1日に2回から開始し，必要に応じて増減する．

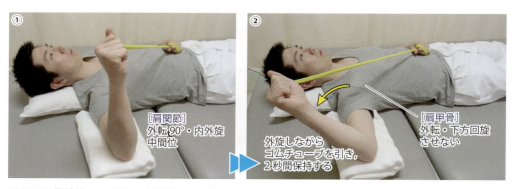

図10 ● 背臥位での外転・外旋時の注意点

## F 座位 外転90°位外旋 ex（図11）

【手順】
① 端座位にて地面に固定したゴムチューブを把持し，肩関節を外転90°・内外旋中間位とする．
② 肩関節外旋しながらゴムチューブを引き，最終可動域で2秒間保持する．

【注意点】
- 肩甲骨の位置に加え，上部体幹が伸展位になるよう注意する．

【運動量】
- 20回を1日に2回から開始し，必要に応じて増減する．

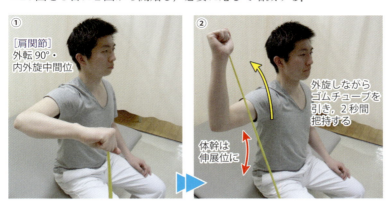

図11 ● 座位での外転90°位外旋時の注意点

## 4 挙上運動

| 項目 | 内容 |
|---|---|
| 目的 | ・上腕骨頭の変位を抑制して肩関節（上肢）の挙上運動が行えるようにする．<br>・棘上筋の筋収縮を高める． |
| 適応 | ・肩関節挙上自動可動域制限，挙上筋力低下． |
| 禁忌 | ・腱板修復術後早期，棘上筋腱炎，上腕骨骨折． |
| 注意点 | ・大胸筋，三角筋，上腕二頭筋短頭，烏口腕筋，上腕三頭筋長頭の代償を抑制する．<br>・肩甲骨挙上や下方回旋による明らかな代償が起きない負荷で行う． |
| 進め方（図12） | ・背臥位で肩甲骨面挙上30°位から開始する．代償運動や代償筋群の過剰な収縮がなく行えるようになった段階で側臥位での運動に移行する．<br>・側臥位での運動が代償なく行えるようになったら座位での運動に移行する． |

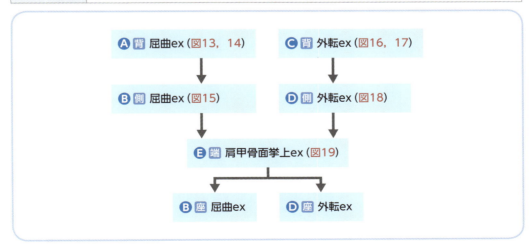

図12 ● 挙上運動（屈曲および外転）の進め方

## Ⓐ 背臥位 屈曲ex（図13，14）

### 【ウェイトを使用する方法（図13）】

①背臥位にてウェイトを把持し，肩関節屈曲45°位を開始肢位とする．
②肩関節を最終域まで屈曲させる．
③この範囲で代償運動がなくなってきたら開始肢位を0°に近づけていく．

- 注意点
  - ▶屈曲90°を通過するときには肩甲骨が軽度外転（前方突出）し，床から肩峰が浮いている状態にする．
  - ▶肩甲骨内転位にしてしまうと肩甲上腕関節の水平内転位が強まるため避けるようにする．

### 【ゴムチューブを使用する方法（図14）】

屈曲90°以上で抵抗運動を行う場合はゴムチューブを使用する．
①背臥位にてゴムチューブを両手で把持し，患側を肩関節屈曲90°位を開始肢位とする．
②反対の手を健側の股関節上に置く．肩関節屈曲しながらゴムチューブを引き，最終域付近で2秒間保持する．

- 注意点
  - ▶肩甲骨が内転して肩峰が床から着かないようにするとともに，肩甲骨が下方回旋しないように注意する．

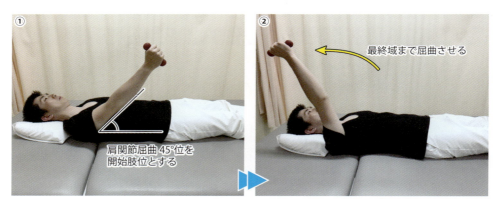

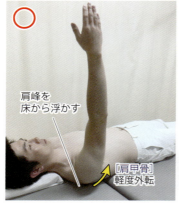 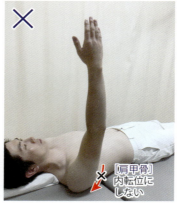

図13 ● 背臥位での屈曲運動（屈曲45°〜120°）とその注意点

### 【運動量】
- 20回を1日に2回から開始し，必要に応じて増減する．

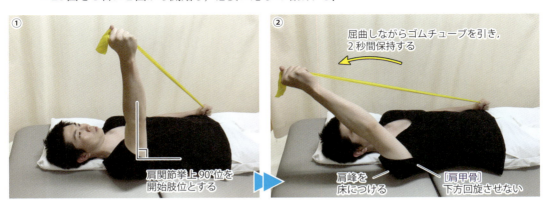

図14 ● ゴムチューブを利用した屈曲抵抗運動（90°〜135°）

## B 側臥位 屈曲 ex（図15）

### 【手順】
① 側臥位にてウェイトを把持し，肩関節を屈曲0°・内外旋中間位とする．
② 肩関節を最終域まで屈曲する．
③ 代償運動や筋収縮に問題がなければ可動域を拡げて屈曲運動を進める．

### 【注意点】
- 肩甲骨が内転位にならないように注意する．

### 【運動量】
- 20回を1日に2回から開始し，必要に応じて増減する．

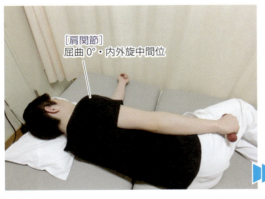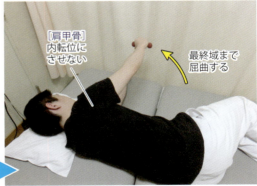

図15 ● 側臥位での屈曲運動（0°〜90°）

## C 背臥位 外転 ex（図16，17）

### 【自動運動】
① 背臥位で肩関節外転30°〜45°・軽度外旋位を開始肢位とする．
② 肩関節を肩峰が床から離れないよう意識しながら外転し最終可動域まで運動を行う．

③この範囲で代償がなくなってきたら開始肢位を0°に近づけていく．

**【抵抗運動】**
- 抵抗運動を行う場合はゴムチューブを使用する．
①背臥位にて殿部のもとに固定したゴムチューブを把持し，肩関節外転30°～45°・軽度外旋位とする．
②肩関節外転しながらゴムチューブを引き，最終域付近で2秒間保持する．

**【注意点】**
- 肩峰が床から離れないようにするとともに肩甲骨が下方回旋しないように注意する．

**【運動量】**
- 20回を1日に2回から開始し，必要に応じて増減する．

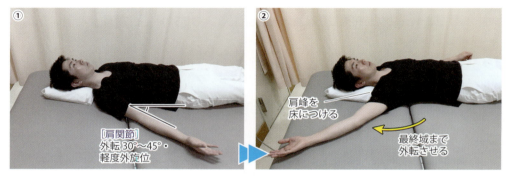

図16 ● 背臥位での自動外転運動（45°～135°）

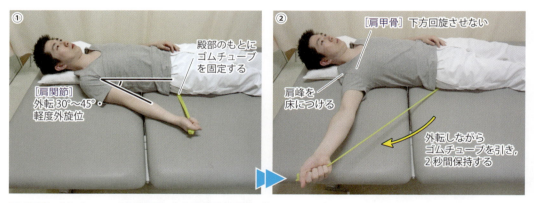

図17 ● ゴムチューブを利用した外転抵抗運動（30°～90°）

## D 側臥位 外転ex（図18）

**【手順】**
①側臥位にてウェイトを把持し，肩関節外転30°～45°位を開始肢位とする．
②肩関節を外転し90°まで運動を行う．
③この範囲で代償がなくなってきたら開始肢位を0°に近づけていく．

【注意点】
- 運動開始時に肩甲骨が下方回旋（→）や挙上（→）しないように注意する．

【運動量】
- 20回を1日に2回から開始し，必要に応じて増減する．

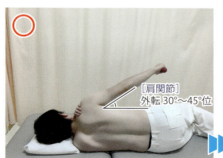
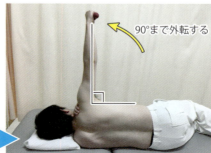
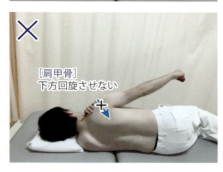
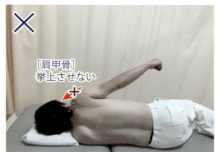

図18 ● 側臥位での外転運動（30°～90°）

## E 端座位 肩甲骨面挙上ex（図19）

【手順】
① 端座位にてウェイトを把持し，肩関節挙上0°・軽度外旋位とする．
② 肩甲骨面上で最終域まで肩関節挙上する．

【注意点】
- 肩甲骨は軽度内転位とし，挙上に伴って外転や下方回旋しないように注意する．

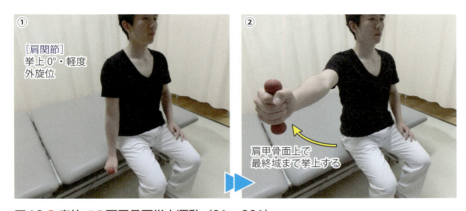

図19 ● 座位での肩甲骨面挙上運動（0°～90°）

## 【運動量】

- 20回を1日に2回から開始し，必要に応じて増減する．

## 5 コツとピットフォール

- 肩甲上腕関節を中心とした肩関節運動の進め方や注意点を示したが，必ずしもこの順番でなければいけないわけではなく，このとおり行って必ず改善するとは限らない．
- 状況に応じて順番や負荷のかけ方は変えるべきである．Ⓐの運動が問題なければそのままⒷへ進めてよいが，Ⓐの運動で代償や筋収縮が過剰なら介助をし，代償・筋収縮を抑制しながら進めるのが改善に近づく第一歩である．
- また，肩甲上腕関節中心の運動であっても**肩甲骨や体幹の位置や運動もモニターしながら行う**のがコツである．

第 3 章　肩関節痛への理学療法　〜理論と実践〜

# 2 肩甲上腕関節②
# 拘縮による肩関節痛

村木孝行

## Point

- ● ストレッチングは可動域制限における筋の影響を可能な限り除去してから行う.
- ● 拮抗筋のリラクセーションが得られにくい場合は，収縮・弛緩練習を行う.
- ● ストレッチングを行う際は上腕骨頭の過剰な変位を抑制して行う.

## 1 介入方略

　　拘縮は肩関節運動を制限するだけでなく，上腕骨頭を変位させ，痛みを引き起こす原因にもなりうる．そのため拘縮による痛み対する理学療法介入においては，ただ制限組織の伸張することを考えるだけでなく，**上腕骨頭運動を制御すること**も考慮する必要がある.

　　また，拘縮の原因となる組織も靱帯や関節包といった緻密結合組織，および筋組織など単一ではないため，それぞれの組織に適した理学療法手技を用いることが望ましい.

　　拘縮による肩関節痛に対する理学療法では下記の3点を基本として進める.

> ①拡大したい肩関節運動における拮抗筋群や代償筋群を弛緩させる.
> ②極力痛みが生じないように制限因子となる緻密結合組織を伸張する.
> ③伸張の際には上腕骨頭の過剰な変位が生じないように行う.

　　拘縮に対する介入は①から行っていく．拮抗筋群や代償筋群を弛緩させるには，まず**その部位を患者に認識させる**ことから行う．これには当該部位をセラピストが触診することで認識させやすくなる．リラクセーション手技は直接当該筋にアプローチするもの，運動を用いて当該筋の弛緩を図るものなど，いくつかの種類が存在するが，症例に適したものを選択するとよい．本稿では直接アプローチするものと運動を用いるものの2種類を紹介する.

　　②では，単純に制限が生じている運動方向に動かすのではなく，制限因子となる緻密結合組織が**効果的に伸張できる関節肢位**を選んで伸張運動を行う．また，痛みが生じてしまうと①で行った拮抗筋や代償筋のリラクセーション効果が消失してしまうため，**痛みが生じにくい肢位や伸張強度**（**第2章-4**参照）を選択する．この2点を考慮して伸張肢位と伸張強度を決定していく.

　　③については，肩関節に拘縮が生じている場合，他動伸張時にはobligate translation（**第1章-2**参照）による上腕骨頭の変位が生じやすい．この変位は健常の肩関節でも生じるが，拘縮例では顕著な変位が生じる．変位が大きくなると，関節唇や烏口肩峰アーチと上腕骨頭の接触が強くなるため，伸張運動を行う際にはこのような**変位を抑制しながら行う**のが望ましい.

## 2 肩関節内旋制限に対する介入

| 項目 | 内容 |
|---|---|
| 目的 | ・内旋運動の拮抗筋である棘下筋・小円筋を弛緩させる.<br>・内旋運動の制限因子である後方関節包を伸張する.<br>・上腕骨頭の過剰な前方変位を抑制して内旋運動を行えるようにする. |
| 適応 | ・肩関節屈曲時痛, 肩関節内旋時痛. |
| 禁忌 | ・静的な介入：治療されていない骨折・脱臼（肩甲骨骨折, 上腕骨骨折, 肩関節脱臼など）, 棘下筋や小円筋の断裂・損傷.<br>・動的な介入：治療されていない骨折・脱臼（肩甲骨骨折, 上腕骨骨折, 鎖骨骨折, 肩関節脱臼, 肩鎖関節脱臼など）, 肩関節自動・他動内旋運動が禁止されている場合（肩関節および肩鎖関節の術後, 筋損傷など）. |
| 注意点 | ・疼痛を誘発させないようにする.<br>・内旋による伸張運動時には上腕骨頭の前方変位を抑制する. |
| 進め方（図1） | ・内旋運動の拮抗筋である棘下筋と小円筋を弛緩させる.<br>・リラクセーションは静的な手技から行い, 効果が乏しい場合は動的な手技を用いる.<br>・棘下筋と小円筋の弛緩が得られたら伸張運動を行う. |

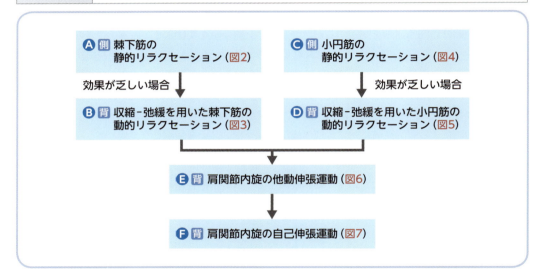

図1 ●肩関節内旋制限に対する介入の流れ

### Ⓐ 側臥位 棘下筋の静的リラクセーション（図2）

【手順】
① 患側を上にした側臥位になってもらい, タオル等を腋窩に挟ませ軽度外転位にする（→）.
② セラピストは一方の手で肩甲骨内側縁を確認し, 内側縁側から外側かつ肩甲棘より下方に位置する棘下筋を触知し, その硬さを確認する. 反対側の手は患者の患側上腕に沿える.
③ 患者に触知部位を軽く圧迫・揺動することで意識させ, セラピストの指が深く沈んでいくようにイメージさせて棘下筋を弛緩してもらう.

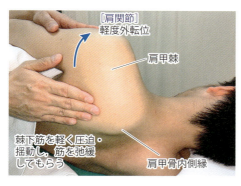

図2 ● セラピストの触知による棘下筋の静的リラクセーション

## B 背臥位 収縮-弛緩を用いた棘下筋の動的リラクセーション（図3）

Ⓐで棘下筋の弛緩が得られにくい場合は一度棘下筋を収縮させてから弛緩させる練習を行う．

【手順】
① 背臥位で患側肩関節を肩甲骨面挙上30°位に位置させ，セラピストは患側の前腕遠位から手背にかけて把持する．
② セラピストは反対側の手で棘下筋を触知する．
③ 患者は患側の肘を支点にし，外旋運動を行う（➡）．
④ セラピストはそれに対して抵抗をかけて棘下筋を収縮させる（⇨）．
⑤ 患者は収縮後に患側上肢を脱力させる．
⑥ セラピストは外旋運動時・運動後に棘下筋が収縮・弛緩しているかどうか確認し，患者にフィードバックする．

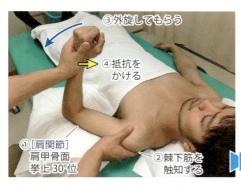
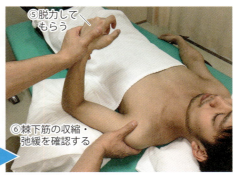

図3 ● 棘下筋の動的リラクセーション

## C 側臥位 小円筋の静的リラクセーション（図4）

【手順】
① 患側を上にした側臥位になってもらい，タオル等を腋窩に挟ませ軽度外転位にする（➡）．
② セラピストは一方の手で肩甲骨下角から外側縁をたどって上方に指を滑らせ，外側縁背側の近位1/2辺りから触れる小円筋を触知し，その硬さを確認する．反対側の手は患者の患側上腕に沿える．
③ 患者に触知部位を軽く圧迫または揺動することで意識させ，セラピストの指が深く沈んでいくようにイメージさせて小円筋を弛緩してもらう．

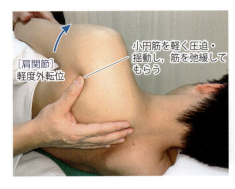

図4 ● セラピストの触知による小円筋の静的リラクセーション

### D 背臥位 収縮‐弛緩を用いた小円筋の動的リラクセーション（図5）

Cで小円筋の弛緩が得られにくい場合は一度小円筋を収縮させてから弛緩させる練習を行う.

【手順】
①背臥位で患側肩関節を90°位まで可能な範囲で挙上させ，セラピストは一方の手で患側の肘を支え，もう一方の手で前腕遠位から手背にかけて把持する．
②患者はセラピストに支えられている肘を支点にし，外旋運動を行って小円筋を収縮させる（→）．
③セラピストはそれに対して抵抗をかけ，小円筋を収縮させる（⇒）．
④患者は収縮後に患側上肢を脱力させる．
⑤外旋運動時・運動後に小円筋が収縮・弛緩しているかどうか確認する場合は，患者の肘を枕やセラピストの大腿の上に置き，小円筋を触知しながら行う．

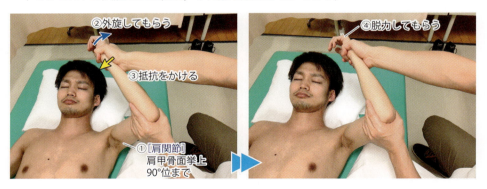

図5 ● 小円筋の動的リラクセーション

### E 背臥位 肩関節内旋の他動伸張運動（図6）

【手順】
①背臥位で患側肩関節を肩甲骨面挙上30°位に位置させ，セラピストは患側の前腕遠位から手関節周囲を把持する．
②セラピストは反対側の手掌を上腕骨頭の前面に置く．
③セラピストは一方の手で内旋方向に肩関節を動かし，定めた伸張強度で伸張を行う（→）．
④そのときに反対側の手で上腕骨頭の前方変位が生じないようにする（⇒）．

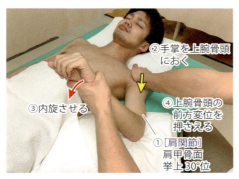

図6 ● 他動内旋による伸張運動

## ❻ 背臥位 肩関節内旋の自己伸張運動（図7）

### 【手順】

①背臥位で患側肘関節の下に枕等を置き，肩関節が肩甲骨面挙上30°位に位置するようにする．
②患者は患側の肘を90°屈曲させ，反対側の手で患側の手関節あたりを把持する．
③反対側の手で患側肩関節を内旋方向に肩関節を動かし，定めた伸張強度で伸張を行う（➡）．
④肩関節挙上30°位以外にも必要に応じて外転位や屈曲位などに位置を変えて内旋の自己伸張運動を行う．

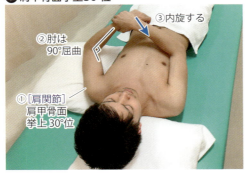

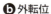

図7 ● 各肩関節肢位での内旋運動による自己伸張運動

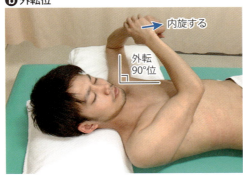

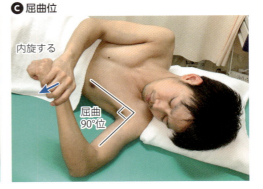

## 3 肩関節外旋制限に対する介入

| 項目 | 内容 |
|---|---|
| 目的 | ・外旋運動の拮抗筋である内旋筋群（肩甲下筋・大円筋・広背筋・大胸筋）を弛緩させる．<br>・外旋運動の制限因子である関節上腕靭帯，烏口上腕靭帯，前方関節包を伸張する．<br>・上腕骨頭の過剰な後方変位を抑制して外旋運動を行えるようにする． |
| 適応 | ・肩関節外転時痛，肩関節外旋時痛，肩関節外転外旋時痛，肩関節水平外転時痛． |
| 禁忌 | ・静的な介入：治療されていない骨折・脱臼（肩甲骨骨折，上腕骨骨折，肩関節脱臼など），肩関節内旋筋群の断裂・損傷．<br>・動的な介入：治療されていない骨折・脱臼（肩甲骨骨折，上腕骨骨折，鎖骨骨折，肩関節脱臼，肩鎖関節脱臼など），肩関節自動・他動外旋運動が禁止されている場合（肩関節および肩鎖関節の術後，筋損傷など）． |
| 注意点 | ・疼痛を誘発させないようにする．<br>・外旋による伸張運動時には上腕骨頭の後方変位を抑制する． |
| 進め方（図8） | ・外旋運動の拮抗筋である内旋筋群を弛緩させる（広背筋は**第3章-3**で紹介）．<br>・リラクセーションは静的な手技から行い，効果が乏しい場合は動的な手技を用いる．<br>・内旋筋群の弛緩が得られたら伸張運動を行う． |

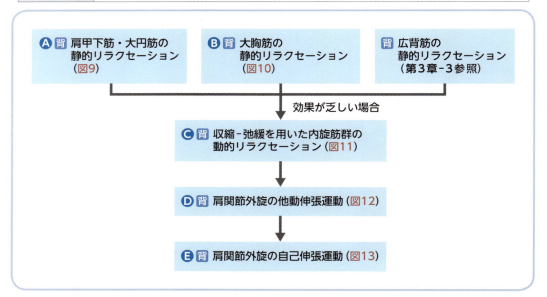

図8●肩関節外旋制限に対する介入の流れ

## Ⓐ 背臥位 肩甲下筋・大円筋の静的リラクセーション（図9）

【手順】

①背臥位をとらせ患側肩甲骨の外側縁が腹側から触れるようになるまで肩関節を外転させ，軽度内旋位にする．

②セラピストは肩甲骨下角から外側縁をたどって上方に指を滑らせ，外側縁より内腹側の肩甲下筋および外側縁より外腹側の大円筋を触知し，その硬さを確認する．

③患者に触知部位を軽く圧迫・揺動することで意識させ，セラピストの指が深く沈んでいくようにイメージさせて肩甲下筋と大円筋を弛緩してもらう．

【注意点】
- 圧痛を伴いやすいため，圧は緩徐にかけていくのがよい．

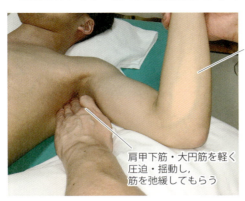

図9 ● セラピストの触知による肩甲下筋・大円筋の静的リラクセーション

## B 背臥位 大胸筋の静的リラクセーション（図10）

【手順】
① 背臥位で患側肩関節を肩甲骨面挙上30°位に位置させ，患者にとって快適な肢位になるように肘関節を軽度屈曲，肩関節を軽度内旋させる．
② セラピストは患側鎖骨下にある大胸筋鎖骨部線維を触知し，その硬さを確認する．
③ 患者に触知部位を意識させ，セラピストの指が深く沈んでいくようにイメージさせて鎖骨部線維を弛緩させる．
④ 次に，大胸筋の最外側にある腹部線維を触知し，その硬さを確認後，③と同様の手順で腹部線維を弛緩してもらう．

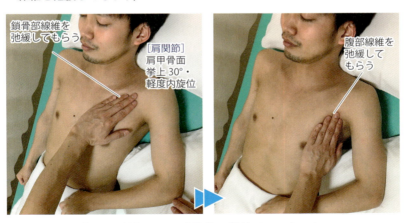

図10 ● セラピストの触知による大胸筋の静的リラクセーション

## C 背臥位 収縮－弛緩を用いた内旋筋群の動的リラクセーション（図11）

セラピストの触知による内旋筋群の弛緩が得られにくい場合は一度これらの筋群を収縮させてから弛緩させる練習を行う．

【手順】
①背臥位で患側肩関節を肩甲骨面挙上30°位に位置させ，セラピストは患側の前腕遠位から手掌にかけて把持する．肩甲下筋下部線維や大円筋，広背筋のリラクセーションを強調して弛緩したい場合は肩甲骨面挙上90°位で行う．
②セラピストは反対側の示指から小指で大胸筋，母指で肩甲下筋または大円筋・広背筋を触知する．
③患者は患側の肘を支点にし，内旋運動を行って内旋筋群を収縮させる（→）．セラピストはそれに対して抵抗をかけ，内旋筋群を収縮させる（⇒）．患者は収縮後に患側上肢を脱力させる．
④セラピストは内旋運動時・運動後に各内旋筋が収縮・弛緩しているかどうか確認し，患者にフィードバックする．

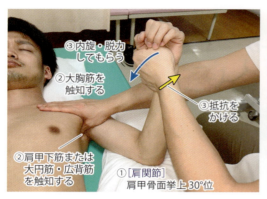 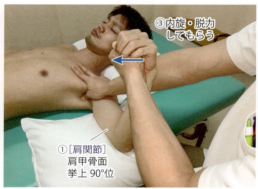

図11●内旋筋群の動的リラクセーション

### D 背臥位 肩関節外旋の他動伸張運動（図12）

【手順】
①背臥位で患側肩関節を肩甲骨面挙上30°位に位置させ，セラピストは患側の前腕遠位から手関節周囲を把持する．
②セラピストは反対側の手の示指を肩甲棘，中指から小指までは上腕骨頭の後面に当てる．
③セラピストは外旋方向に肩関節を動かし，定めた伸張強度で伸張を行う（⇒）．そのときに上腕骨頭の後方変位が生じないようにする（→）．

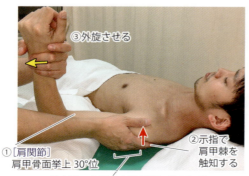

図12●他動外旋による伸張運動

## E 背臥位 肩関節外旋の自己伸張運動（図13）

### 【手順】

① 背臥位で患側肘関節の下に枕等を置き，肩関節が肩甲骨面挙上30°位に位置するようにする．
② 患者は患側の肘を90°屈曲させ，反対側の手で長い棒状のものをもち，その端を患側の手関節あたりに当てる．
③ 反対側の手で棒を押し，患側肩関節を外旋方向に動かし，定めた伸張強度で伸張を行う（→）．
④ 肩関節肩甲骨面挙上30°位以外にも必要に応じて外転90°位や挙上0°位などに位置を変えて外旋の自己伸張運動を行う．

ⓐ 肩甲骨面挙上30°位

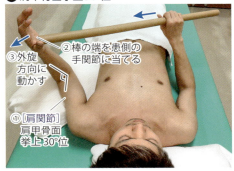

ⓑ 外転90°位

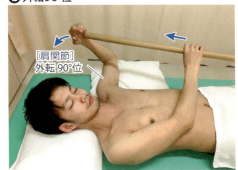

ⓒ 挙上0°位

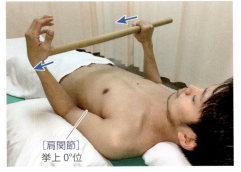

図13 ● 各肩関節肢位での外旋運動による自己伸張運動

## 4 肩関節挙上制限に対する介入

| 項目 | 内容 |
|---|---|
| 目的 | ・挙上運動の拮抗筋である大円筋・大胸筋・広背筋・上腕三頭筋を弛緩させる．<br>・挙上運動の制限因子である下関節上腕靭帯，下関節包を伸張する．<br>・上腕骨頭の過剰な上方変位を抑制して挙上運動を行えるようにする． |
| 適応 | ・肩関節挙上時痛，挙上制限． |
| 禁忌 | ・静的な介入：治療されていない骨折・脱臼（肩甲骨骨折，上腕骨骨折，肩関節脱臼など），肩関節内旋筋群の断裂・損傷．<br>・動的な介入：治療されていない骨折・脱臼（肩甲骨骨折，上腕骨骨折，鎖骨骨折，肩関節脱臼，肩鎖関節脱臼など），肩関節自動・他動挙上運動が禁止されている場合（肩関節および肩鎖関節の術後，筋損傷など）． |
| 注意点 | ・疼痛を誘発させないようにする．<br>・挙上による伸張運動時には上腕骨頭の上方変位を抑制する． |
| 進め方（図14） | ・挙上運動の拮抗筋である大円筋・大胸筋・広背筋・上腕三頭筋を弛緩させる（大円筋・大胸筋は **3**，広背筋は**第3章-3**で紹介）．<br>・リラクセーションは静的な手技から行い，効果が乏しい場合は動的な手技を用いる．<br>・大円筋・大胸筋・広背筋・上腕三頭筋の弛緩が得られたら伸張運動を行う． |

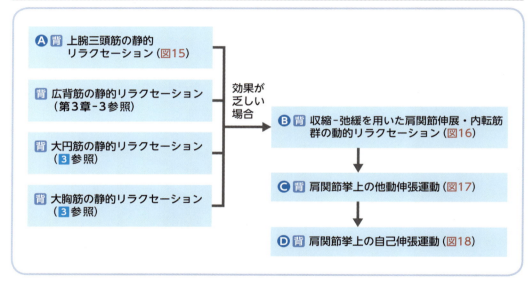

図14●肩関節挙上制限に対する介入の流れ

### Ⓐ 背臥位 上腕三頭筋の静的リラクセーション（図15）

【手順】

①背臥位で患側肩関節を肩甲骨面挙上30°位に位置させ，セラピストは一方の手で患側の前腕遠位から手関節周囲を軽く把持し，患側肩関節が軽度外旋位になるようにする．

②セラピストはもう一方の手で患側上腕の背側に手を置き，指で上腕骨骨幹部を確認し，それより背側の上腕三頭筋をMP関節を中心に手指を屈曲させて把持する．

③セラピストは上腕三頭筋の硬さを確認し，触知している部位を軽く圧迫・揺動することで患者に意識させる．

④さらに，セラピストの指が深く沈んでいくようにイメージさせて上腕三頭筋を弛緩してもらう．

## 【注意点】
- この際筋間中隔を走行する神経・血管を圧迫しないように注意する．

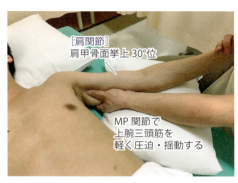

図15● セラピストの触知による上腕三頭筋の静的リラクセーション

## B 背臥位 収縮-弛緩を用いた肩関節伸展・内転筋群の動的リラクセーション（図16）

肩関節伸展・内転筋群の弛緩が得られにくい場合は，一度これらの筋群を収縮させてから弛緩させる練習を行う．

## 【手順】
①背臥位で患側肩関節を挙上最終域まで疼痛のない範囲で挙上させ（⇒），セラピストは一方の手で患側の肘関節周囲を把持し，もう一方の手で患側の手関節周囲を把持する．
②患者は伸展・内転運動を行う（→）．
③セラピストはそれに対して抵抗をかけて肩関節伸展・内転筋群を収縮させる（→）．
④患者は収縮後に患側上肢全体を脱力させる．
⑤伸展・内転運動後に伸展・内転筋群が収縮・弛緩しているかどうか確認する場合は，当該部位を患者の反対側の手で触知させて行う．

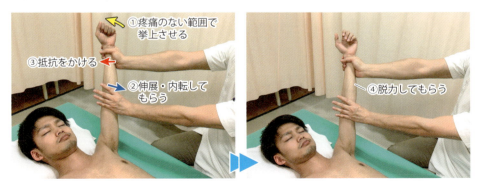

図16● 肩関節伸展・内転筋群の動的リラクセーション

## C 背臥位 肩関節挙上の他動伸張運動（図17）

【手順】
①患者は背臥位になり，セラピストは一側の手で患側上肢を把持して軽度挙上させる．
②セラピストは反対側の手を患側肩峰の外側に位置する上腕骨頭の上方に当てる．
③患側肩関節を最終域まで挙上させる（→）．
④肩関節挙上の伸張運動は定めた伸張強度で行い，そのときに上腕骨頭を下方へ押し，上方変位が生じないようにする．

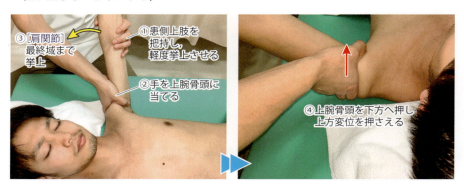

図17● 他動挙上による伸張運動

## D 背臥位 肩関節挙上の自己伸張運動（図18）

【手順】
①患者は背臥位となり，患側と反対の手で長い棒状のものを持つ．
②患側肩関節挙上し，その手関節あたりに棒の端を当てる．
③反対側の手で棒を押し，患側肩関節を挙上方向に動かし，定めた伸張強度で伸張を行う（→）．

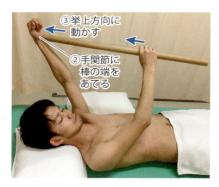

図18● 棒を使用した肩関節挙上による自己伸張運動

## 5 結帯動作時痛に対する介入

| 項目 | 内容 |
|---|---|
| 目的 | ・結帯動作で行われる肩関節伸展・内旋・内転の拮抗筋である棘上筋，棘下筋を弛緩させる．<br>・伸展・内旋運動の制限因子である後方関節包を伸張する．<br>・内転の制限因子である上方関節包を伸張する．<br>・上腕骨頭の過剰な前方変位を抑制して結帯動作を行えるようにする． |
| 適応 | ・結帯動作時痛，結帯動作制限． |
| 禁忌 | ・静的な介入：治療されていない骨折・脱臼（肩甲骨骨折，上腕骨骨折，肩関節脱臼など），棘下筋や小円筋の断裂・損傷．<br>・動的な介入：治療されていない骨折・脱臼（肩甲骨骨折，上腕骨骨折，鎖骨骨折，肩関節脱臼，肩鎖関節脱臼など），肩関節自動・他動内旋運動が禁止されている場合（肩関節および肩鎖関節の術後，筋損傷など）． |
| 注意点 | ・疼痛を誘発させないようにする．<br>・伸展・内旋による伸張運動時には上腕骨頭の前方変位を抑制する． |
| 進め方（図19） | ・内旋運動の拮抗筋である棘下筋を弛緩させる（2と同様）．<br>・内転運動の拮抗筋である棘上筋を弛緩させる．<br>・棘下筋と棘上筋の弛緩が得られたら伸張運動を行う． |

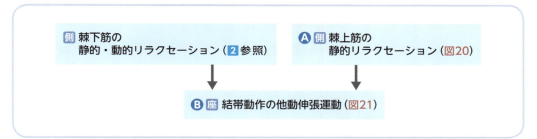

図19 ● 結帯動作制限に対する介入の流れ

### A 側臥位 棘上筋の静的リラクセーション（図20）

【手順】
①患側を上にした側臥位になってもらい，タオル等を腋窩に挟ませ軽度外転位にする．
②セラピストは棘上窩の表層を走行する僧帽筋中部線維を触知し，さらに指を沈ませて深層の棘上筋を触知する．その硬さを確認する．
③患者に触知部位を軽く圧迫・揺動することで意識させ，セラピストの指が深く沈んでいくよ

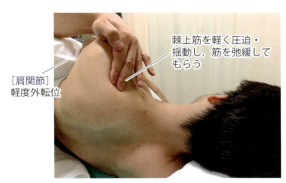

図20 ● セラピストの触知による棘上筋の静的リラクセーション

うにイメージさせて棘上筋を弛緩してもらう．

### Ⓑ 座位 結帯動作の他動伸張運動（図21）

　結帯動作ではセラピスト一人で他動伸張運動と上腕骨頭変位の抑制を同時に行うのは困難であるため，ここでは上腕骨頭を後方変位させる関節モビライゼーションを示す．

【手順】
①座位にて患側の手を背側にまわしてもらい，手背が背中を向くようにした状態で痛みのない高さまで手を上げてもらい，枕や台などで下から支える．
②セラピストは一方の手を烏口突起外側に位置する上腕骨頭の前面に置く．
③反対側の手で肩甲棘を後方から押さえる．
④セラピストは上腕骨頭前面に置いた手で上腕骨頭を後方に押す（→）．
⑤反対側の手で肩甲骨が動かないように固定することで後方関節包の伸張を図る（→）．

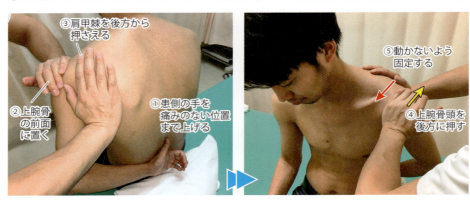

図21 ● 結帯動作肢位での関節モビライゼーション

## 6 留意点とコツ

　肩関節痛の原因となる拘縮に対する介入の進め方や注意点を示した．拘縮に対する介入においては**周囲の筋群を弛緩させること**が重要である．一方，拘縮の生じている組織を効果的に伸張するには**伸張強度を高くする**必要がある．伸張強度を高くすると痛みが伴いやすくなるため，周囲筋群の弛緩が得られにくくなるというジレンマが生じる．**筋を弛緩させた状態を維持**しつつ，**疼痛を生じさせない最大限の伸張強度**を探していくことがポイントとなる．そのためにはそれぞれの伸張手技や伸張強度で痛みの評価を行っていくのがコツとなる．

第 3 章 肩関節痛への理学療法 ～理論と実践～

# 3 肩甲骨運動異常による肩関節痛

村木孝行

## Point

● 肩甲運動異常に対しては運動を制限する拮抗筋のリラクセーションから行う.

● 拮抗筋のリラクセーションが得られた後，主動作筋の収縮練習を行う.

● 肩甲骨運動が適切に拡大するように，自動介助運動から段階的に進める.

## 1 介入方略

　肩甲骨運動異常による肩関節痛は，肩甲骨を動かす主動作筋群と肩甲骨運動を抑制する拮抗筋群との適切な協調運動が損なわれることによって生じる.

　したがって，肩関節運動時に必要となる肩甲骨運動を抑制する拮抗筋群の適度なリラクセーションをもたらし，肩甲骨運動を拡大すべく**主動作筋の収縮を高めること**が理学療法を行ううえでの目標となる.

　肩甲骨運動異常に対する理学療法では下記の2点を基本として進める.

> ①拡大したい肩甲骨運動における拮抗筋群を弛緩させる.
> ②目的とする肩甲骨運動の主動作筋の筋活動を高め，運動を拡大させる.

　まずは評価結果をもとに①の介入から行っていく. 肩甲骨周囲筋群のほとんどは深層および背面に存在するため，患者本人に各肩甲骨周囲筋を認識させるのは難しい. そのため，セラピストがその当該筋を触知することで，患者にそれらの筋を認識させる必要がある. 静止状態で当該筋を認識させた上で，運動中にその筋を弛緩させられるように練習していく. 運動は他動運動から開始し，自動介助，自動運動と進めていく.

　次に，拡大したい肩甲骨運動の主動作筋となる筋の収縮練習を行う. 筋収縮を行わせるときには目的となる肩甲骨運動が筋収縮によって起きているかどうかを確認しながら行う. 運動時の負荷の増加は**第3章−1**と同様に自動介助，自動運動，抵抗運動の順に進める. 前述の2点が達成され，肩甲骨運動の拡大が維持できるようになったところで，次の負荷レベルに上げる. また，2週間を超える長期間理学療法を行っても改善されない場合はいったん負荷レベルを下げ，前述2点が達成できている運動で回数を増やしていく.

　痛みが生じることが多い肩関節挙上運動では**肩甲骨上方回旋・後傾制限**や，肩甲骨の土台の1つである**鎖骨の挙上制限**が問題となることが多い. 肩甲骨上方回旋・後傾（**図1**）と鎖骨挙上（**図2**）では制限の原因が異なるため，介入の内容と流れも異なってくることを認識しておく. 個別の運動制限が改善した段階で，これらが協調した複合運動を行っていく（**図17**）.

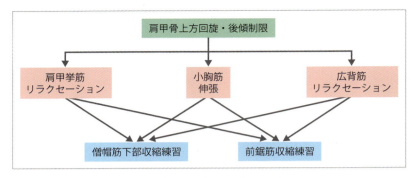

図1 ● 肩甲骨上方回旋・後傾制限に対する介入の流れ

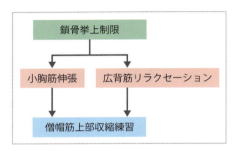

図2 ● 鎖骨挙上制限に対する介入の流れ

## 2 肩関節挙上最終域での痛みに対する介入内容

### ◆ 肩甲挙筋のリラクセーション

| 項目 | 内容 |
|---|---|
| 目的 | ・肩甲挙筋を弛緩させ，肩甲骨上方回旋や後傾が制限されないようにする． |
| 適応 | ・肩関節挙上時痛（最終域），肩関節外転外旋時痛（最終域），肩甲骨上方回旋制限，肩甲骨後傾制限． |
| 禁忌 | ・静止位でのリラクセーション：特になし．<br>・運動時のリラクセーション：治療されていない骨折・脱臼（肩甲骨骨折，上腕骨骨折，鎖骨骨折，肩関節脱臼，肩鎖関節脱臼など），肩関節挙上運動や外転外旋運動が禁止されている場合（肩関節および肩鎖関節の術後，筋損傷など）． |
| 注意点 | ・筋を触知するだけではなく，リラクセーションに伴って肩甲骨上角が下制するのを確認する． |
| 進め方 | ・側臥位で肩甲骨面挙上30°位から開始する．<br>・静止位で肩甲挙筋の緊張が低下した段階で他動，自動介助，自動挙上運動に移行する．<br>・側臥位での運動で肩甲挙筋の収縮を抑えた状態で運動できるようになったら，その状態を座位または立位での運動でも行えるようにする． |

### A 側臥位 肩関節安静肢位（約肩甲骨面挙上30°位）でのリラクセーション（図3）

【手順】

①患者は患側を上とした側臥位になり，下肢は屈曲させて側臥位を安定させる．頸部は正中位になるように適切な高さの枕を使用する．セラピストが患側上肢を把持し，肩関節を肩甲骨面挙上30°位に保つ．セラピストが患側上肢を把持する代わりに，枕やタオルを挟んで安定させてもよい．

②肩甲骨の上角からC1-C4横突起を結ぶ直線上で肩甲挙筋の上角側（起始部側）の筋腹を触知する．

③上角が尾側に下制する方向に軽い圧をかけることで肩甲挙筋を意識させ，肩甲挙筋を弛緩させる．

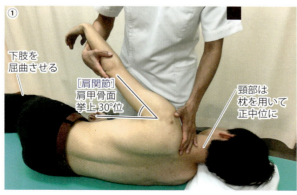

図3● 肩関節安静肢位での肩甲挙筋リラクセーション

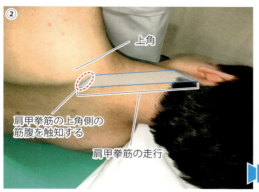
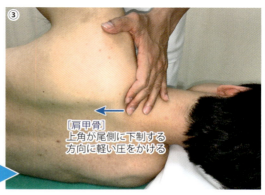

## B 側臥位 肩関節他動挙上時のリラクセーション（図4）

### 【手順】

①側臥位にて他動的に肩関節を挙上させ，挙上最終域の20°〜30°手前の位置に保つ．

②その状態でセラピストは肩甲骨上角を頭側から触知する．

③その位置から最終域まで他動的に挙上させる（ ）．

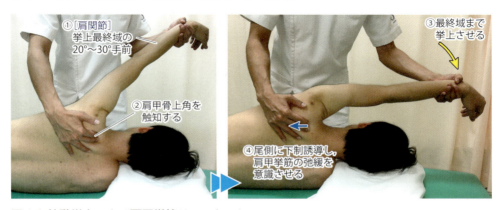

図4● 他動挙上による肩甲挙筋リラクセーション

④その際に，肩甲骨上角が抵抗なく尾側に下制するよう誘導し，肩甲挙筋の弛緩を意識させる．
⑤他動運動で肩甲挙筋のリラクセーションが得られたら，セラピストが患者の前腕を支える力を減らしていき，自動介助，自動運動と進める．自動運動まで行えるようになればセラピストが把持している手で抵抗をかけていく．

### C 立位 肩関節自動挙上時のリラクセーション

【手順】
①立位上肢下垂位で肩甲骨上角を触知する．
②患者に自動挙上させ，最終域まで到達する際に，上角が抵抗なく尾側に下制するように意識させる．

## ◆ 小胸筋の伸張

| 項目 | 内容 |
|---|---|
| 目的 | ・小胸筋の伸張を行い，伸張性を得ることで，肩甲骨上方回旋や後傾および鎖骨挙上が制限されないようにする． |
| 適応 | ・肩関節挙上時痛（最終域），肩関節外転外旋時痛（最終域），肩甲骨上方回旋制限，後傾制限，内転制限，鎖骨挙上制限． |
| 禁忌 | ・腱板修復術後早期，治療されていない骨折・脱臼（肩甲骨骨折，上腕骨骨折，鎖骨骨折，肩関節脱臼，肩鎖関節脱臼など）．<br>・肩関節挙上運動や外転外旋運動が禁止されている場合（肩関節および肩鎖関節の術後，筋損傷など）． |
| 注意点 | ・肩甲骨烏口突起が後内側に挙上するのを確認して動かす．<br>・上肢のしびれや脱力感などが生じていないか確認する． |
| 進め方 | ・背臥位での他動の肩甲骨運動から開始する．<br>・十分な肩甲骨運動の可動性が得られた段階で自動挙上運動に移行する．<br>・背臥位で小胸筋の収縮を抑えた状態で運動できるようになったら，その状態を座位または立位での運動でも行えるようにする． |

### A 背臥位 屈曲30°位での肩甲骨挙上・後傾による他動伸張[1]（図5）

【手順】
①背臥位にて患側の肩関節を屈曲30°位にする．

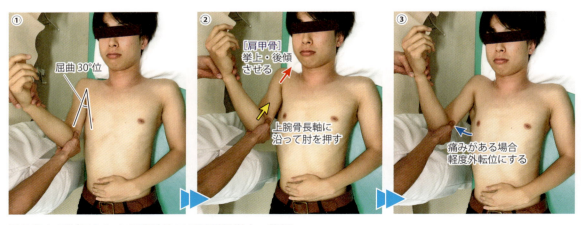

図5●セラピストによる背臥位での肩甲骨挙上・後傾

②上腕骨長軸に沿って患側の肘を押し（→），肩甲骨を挙上・後傾させる（→）．
③肩甲上腕関節が相対的に内転するため，痛みや抵抗がある場合は軽度外転位（⇨）にして行う．

### B 背臥位 肩関節外転外旋位での肩甲骨後傾・内転による他動の伸張[2]（図6）

【手順】
①背臥位にて患者の肩関節を外転位外旋の最終域手前に位置させる．
②セラピストは烏口突起に手を置き，背内側に押す（⇨）ことで肩甲骨を後傾・内転させる．

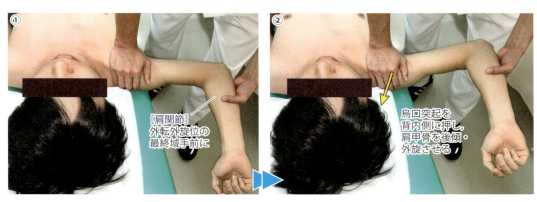

図6● セラピストによる外転外旋位での肩甲骨後傾・外旋

### C 背臥位 自動肩甲骨挙上・後傾セルフエクササイズ（図7）

【手順】
①背臥位にて患者に患側の烏口突起を触知してもらう．
②肩関節挙上運動に伴って患側の烏口突起を頭内側に押してもらい（→），肩甲骨を挙上・後傾させる（→）．

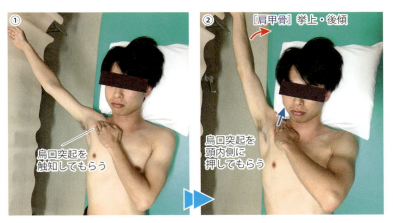

図7● 背臥位での肩甲骨挙上・後傾セルフエクササイズ

### D 立位 自動肩甲骨挙上・後傾セルフエクササイズ

【手順】
①立位にて患者に患側の烏口突起を触知してもらう．
②肩関節挙上運動に伴って患側の烏口突起を頭内側に押してもらい，肩甲骨を挙上・後傾させる．

## ◆ 広背筋のリラクセーション

| 項目 | 内容 |
|---|---|
| 目的 | ・広背筋を弛緩させ伸張性を得ることで，肩甲骨下角の前外側への運動や鎖骨の挙上運動が制限されないようにする． |
| 適応 | ・肩関節挙上時痛（最終域），肩甲骨上方回旋制限，鎖骨挙上制限． |
| 禁忌 | ・治療されていない骨折・脱臼（肩甲骨骨折，上腕骨骨折，鎖骨骨折，肩関節脱臼，肩鎖関節脱臼など）．<br>・肩関節挙上運動が禁止されている場合（肩関節および肩鎖関節の術後，筋損傷など）． |
| 注意点 | ・同側へ体幹が側屈していないか確認して動かす．<br>・同側側屈がある場合は反対側へ側屈するようにストレッチングしてから行う（図10）． |
| 進め方 | ・セラピストによる背臥位・静止肢位でのリラクセーションから開始する．<br>・静止肢位で広背筋のリラクセーションが得られた段階で側臥位の自動挙上運動に移行する．<br>・側臥位で目的とする肩甲骨下角や鎖骨の運動が行えるようになったら，その状態を座位または立位での運動でも行えるようにする． |

### A 背臥位 セラピストによる肩関節挙上位でのリラクセーション（図8）

【手順】
①背臥位にて，セラピストが患側上肢を把持し，肩関節を挙上最終域手前に位置させる．
②肩甲骨下角より尾側を走行する広背筋を触知し，その部位を緩めるように患者に意識させる．

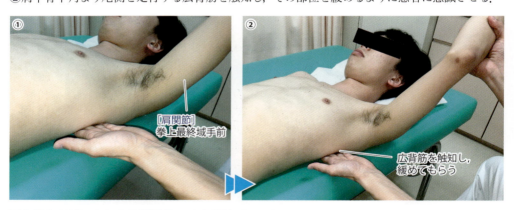

図8 ● セラピストによる背臥位での広背筋リラクセーション

### B 側臥位 自動肩関節挙上＋肩甲骨下角の前外側誘導（図9）

【手順】
①側臥位にてセラピストが患側上肢を把持し，肩関節を挙上最終域手前に位置させる．

②セラピストはもう一方の手で肩甲骨下角と，その尾側を走行する広背筋を触知する．
③患者は肩関節を挙上し（➡），それに伴ってセラピストは下角と広背筋が腹側に移動するように誘導する．

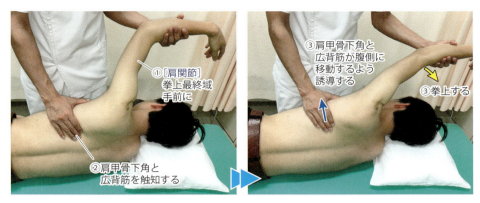

図9●自動挙上による側臥位での広背筋リラクセーション

## ⓒ 座位 リーチ動作による対側への体幹側屈（広背筋リラクセーション，図10）

### 【手順】
①座位にて患側の肩関節を90°付近まで外転し，セラピストは上肢と腋窩を支持する．
②セラピストは肩甲骨の上方回旋位を維持し，患者に下角が頂点となってカーブを描くよう側方へリーチ動作を行ってもらう．

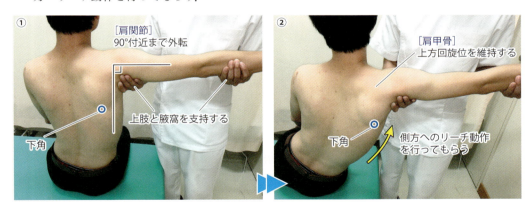

図10●リーチ動作による広背筋リラクセーション

## ◆ 僧帽筋上部線維の収縮練習

| 項目 | 内容 |
|---|---|
| 目的 | ・僧帽筋上部を収縮できるようにすることで，鎖骨の挙上が行えるようにする． |
| 適応 | ・肩関節挙上時痛（最終域），鎖骨挙上制限． |
| 禁忌 | ・治療されていない骨折・脱臼（肩甲骨骨折，上腕骨骨折，鎖骨骨折，肩関節脱臼，肩鎖関節脱臼など）<br>・肩関節挙上運動が禁止されている場合（肩関節および肩鎖関節の術後，筋損傷など）． |
| 注意点 | ・肩甲骨上角が挙上させずに，鎖骨遠位端（肩峰）のみが挙上するように誘導する． |
| 進め方 | ・座位で鎖骨のみの自動介助・自動挙上運動から開始する．<br>・適切な鎖骨・肩甲骨運動が得られた段階で上肢も含めた自動挙上運動に移行する． |

### Ⓐ 座位 上肢下垂位での僧帽筋上部線維の収縮練習（図11）

【手順】
① 座位にて上肢を下垂させたまま，両側の鎖骨を頭内側（→）へ挙上させる．
② 鎖骨の挙上に伴って肩甲骨上角が挙上してしまう場合は，セラピストが鎖骨遠位端のみが挙上するように誘導する（→）．

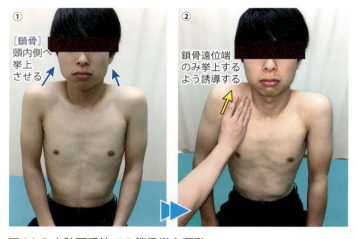

図11● 上肢下垂位での鎖骨挙上運動

### Ⓑ 座位 肩関節自動挙上に伴う僧帽筋上部線維の収縮練習（図12）

【手順】
① 座位にて患者に患側の鎖骨遠位端を触知してもらう．
② 患側の鎖骨遠位端を触知しながら肩関節挙上運動を行ってもらう（→）．
③ 鎖骨遠位端を頭内側・背側（→）へ動かしていくよう意識してもらう．

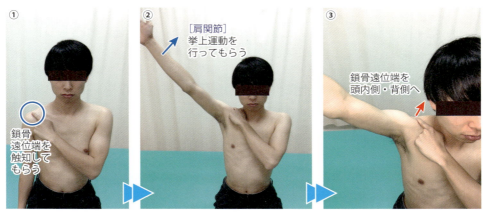

図12● 鎖骨挙上を意識した肩関節自動挙上運動

## ◆ 僧帽筋下部の収縮練習

| 項目 | 内容 |
|---|---|
| 目的 | ・僧帽筋下部を収縮できるようにすることで，肩甲骨の上方回旋と後傾が行えるようにする. |
| 適応 | ・肩関節挙上時痛（最終域），肩甲骨上方回旋制限，後傾制限. |
| 禁忌 | ・治療されていない骨折・脱臼（肩甲骨骨折，上腕骨骨折，鎖骨骨折，肩関節脱臼，肩鎖関節脱臼など）<br>・肩関節挙上運動が禁止されている場合（肩関節および肩鎖関節の術後，筋損傷など）. |
| 注意点 | ・運動時に肩甲骨上角が挙上していないか確認する. |
| 進め方 | ・この運動に進む前に肩甲挙筋のリラクセーションが得られていることを確認する.<br>・腹臥位での等尺性運動から開始する.<br>・肩甲骨の上方回旋・後傾位が保持できるようになった段階で腹臥位での自動介助・自動挙上運動に移行する. |

### Ⓐ 腹臥位 肩関節挙上静止位での僧帽筋下部線維の収縮練習（図13）

【手順】

①患者は腹臥位になり，セラピストは患側上肢と腋窩を把持して最終域手前まで肩関節挙上させる.

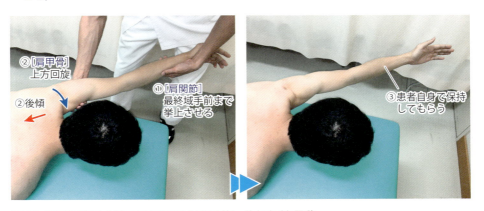

図13● 肩関節挙上位での肩甲骨上方回旋・後傾保持運動

②このときに腋窩を把持している手で肩甲骨上方回旋（→）・後傾（→）させる．
③その肩関節肢位を保持するよう患者に指示し，セラピストは徐々に手を放していく．最終的には患者自身ですべて保持できるようにする．

## Ⓑ 腹臥位 肩関節自動挙上に伴う僧帽筋下部線維の収縮練習（図14）

### 【手順】

①患者は腹臥位になり，患側上肢をベッドから垂らす．自動介助運動の場合，セラピストは患側上肢を支持する．
②患者は最終域手前まで肩関節挙上する（→）．自動介助運動の場合，セラピストは患側上肢を支持して挙上運動を介助する．
③肩甲骨上方回旋・後傾が困難な場合，セラピストは上角を尾側（→），下角を腹側（→）へ押して介助する．

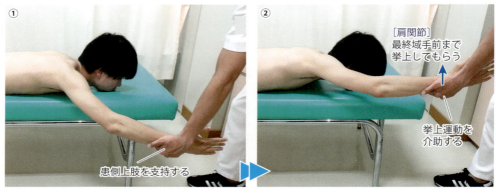

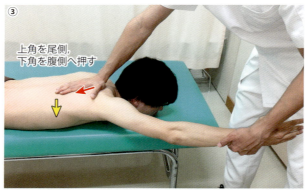

図14● 肩関節自動介助挙上運動に伴う肩甲骨上方回旋・後傾保持運動

## ◆ 前鋸筋の収縮練習

| 項目 | 内容 |
| --- | --- |
| 目的 | ・前鋸筋を収縮できるようにすることで，肩甲骨の上方回旋や外転が行えるようにする． |
| 適応 | ・肩関節挙上時痛（最終域，特に屈曲），肩甲骨上方回旋制限，外転制限． |
| 禁忌 | ・治療されていない骨折・脱臼（肩甲骨骨折，上腕骨骨折，鎖骨骨折，肩関節脱臼，肩鎖関節脱臼など）．<br>・肩関節挙上運動が禁止されている場合（肩関節および肩鎖関節の術後，筋損傷など）． |
| 注意点 | ・肩甲骨の上角と下角の位置を把握して，どの方向の肩甲骨運動が生じているかを確認する． |
| 進め方 | ・まず前鋸筋全体を収縮させる目的で，四つ這い位での自動肩甲骨前方突出運動から開始する．<br>・十分な肩甲骨運動が得られた段階で，座位における前鋸筋下部線維の収縮練習に移行し，十分な肩甲骨上方回旋が行えるようになることを目標とする． |

### Ⓐ 四つ這い位 前鋸筋全体の収縮練習（図15）

【手順】
①四つ這い位にて肩甲骨を内転させた状態を開始肢位とする．
②胸郭を背側へ移動させ，肩甲骨を外転させる．

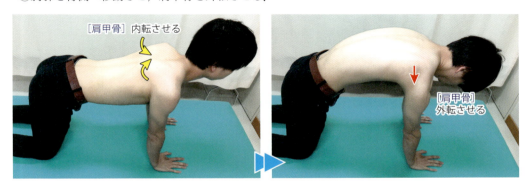

図15 ● 肩甲骨外転運動

### Ⓑ 座位 前鋸筋下部線維の収縮練習（図16）

【手順】
①患者は座位にて両手を合わせ，両肘で500 g程度の重りを挟んで保持する．
②患者は両肘で保持した重りを挙上させる（→）．
③このときに肩甲骨下角（○）が腹側に移動してくるよう，患者に意識してもらう．

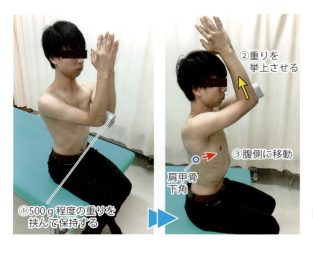

図16 ● 肩甲骨前方突出・上方回旋運動

## ◆ 鎖骨・肩甲骨協調運動練習（図17）

| 項目 | 内容 |
|---|---|
| 目的 | ・肩関節挙上運動に伴う鎖骨と肩甲骨の協調運動を改善し，肩甲胸郭関節運動を拡大する． |
| 適応 | ・肩関節挙上時痛（最終域），鎖骨挙上制限，肩甲骨上方回旋制限，後傾制限． |
| 禁忌 | ・治療されていない骨折・脱臼（肩甲骨骨折，上腕骨骨折，鎖骨骨折，肩関節脱臼，肩鎖関節脱臼など）．<br>・肩関節挙上運動が禁止されている場合（肩関節および肩鎖関節の術後，筋損傷など）． |
| 注意点 | ・個別に介入した鎖骨と肩甲骨の運動が同時に行われるように誘導介助する． |
| 進め方 | ・肩関節挙上運動に関しては側臥位での上肢と鎖骨・肩甲骨の介助運動から開始する．<br>・運動が同時に，かつ適切な方向に行えるようになってきた段階で，上肢運動の介助，鎖骨・肩甲骨運動の介助を順に外していき，すべて自動運動で行えるようにする．<br>・側臥位での自動運動が可能となった段階で，座位や立位での運動に移行する． |

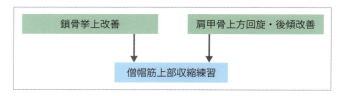

図17 ● 個別の運動への介入から複合的な協調運動に対する介入の流れ

### Ⓐ 側臥位 肩関節挙上運動における鎖骨・肩甲骨協調運動練習（図18）

【手順】

①側臥位にてセラピストが患側上肢を把持し，肩関節を挙上最終域手前に位置させる．
②セラピストはもう一方の手の示指～薬指で肩甲骨の下角を触知し，手掌を肩甲骨の外側縁～頸部に当てる．
③患者は肩関節を挙上し，それに伴ってセラピストは下角が腹側に，頸部が頭内側に移動するように誘導する．

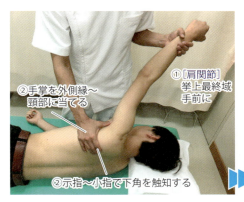
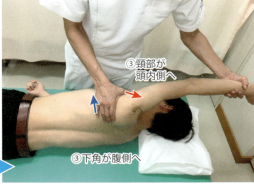

図18 ● 側臥位での肩関節自動介助挙上運動

## 3 結帯動作時痛に対する介入内容

　結帯動作における肩甲胸郭関節運動に対する介入の手順は肩関節挙上運動と基本的に同様である．しかし，結帯動作中の肩甲胸郭関節運動は肩関節挙上運動のそれとは**ほぼ正反対の方向への運動**となる．その点に留意し，結帯動作における肩甲胸郭関節への介入の流れについて適応や注意点などを含めて以下に記す．

| 項目 | 内容 |
| --- | --- |
| 目的 | ・結帯動作に伴う鎖骨と肩甲骨の協調運動を改善し，肩甲胸郭関節運動を拡大する． |
| 適応 | ・結帯動作時痛（最終域），鎖骨下制制限，肩甲骨下方回旋・外転・前傾制限． |
| 禁忌 | ・治療されていない骨折・脱臼（肩甲骨骨折，上腕骨骨折，鎖骨骨折，肩関節脱臼，肩鎖関節脱臼など）．<br>・腱板修復術後早期．<br>・反転型人工肩関節形成術後早期．<br>・その他肩関節伸展・内転・内旋運動が禁止されている場合（肩関節および肩鎖関節の術後，筋損傷など）． |
| 注意点 | ・上腕骨の動こうとする方向に合わせた鎖骨と肩甲骨の運動が行われるように誘導介助する． |
| 進め方 | ・座位での結帯動作における鎖骨・肩甲骨の介助運動から開始する．<br>・目的とする動作が得られてきた段階で介助量を減らしていき，自動運動で行っても鎖骨・肩甲骨の運動量が介助時と変わらない状態になるまでを目標とする． |

### 【介入手順（図19）】

①患者は結帯動作の最終域手前（痛みの生じない範囲）に患側の手を置いてもらう．
②セラピストは僧帽筋上部線維の上に手を置きリラクセーションを図ることで鎖骨を下制させる（→）．
③鎖骨を下制させた状態で，肩甲骨下角～外側縁を反対の母指で頭内側に押し（→），肩甲骨を下方回旋させる．
④下位胸椎レベル以上まで手が到達する場合は，肩甲骨の前傾も加えていく．

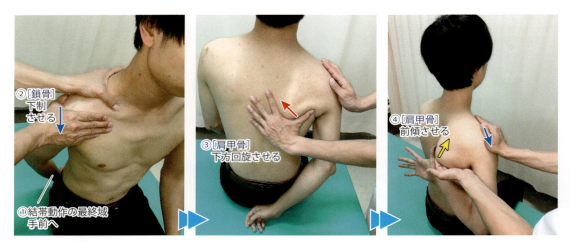

図19 ● 結帯動作における肩甲胸郭関節への介入の流れ

## 4 留意点とコツ

　主に肩関節挙上運動における肩甲骨運動異常への介入について，進め方や注意点を示した．日常的に行われる動作のうち結帯動作以外は肩甲胸郭関節の運動方向が肩関節挙上運動時と類似している．そのため，挙上運動時の肩甲胸郭運動が改善することで，他の動作時の痛みも改善することがしばしばある．それでも痛みの軽減が得られない場合は，その動作で行われる肩関節運動と肩甲骨運動のうち，**痛みが生じている方向の運動に対して介入していく**ことで改善が期待できる．肩甲胸郭関節運動は三次元的であるが，痛みの生じる肩関節運動の方向に合わせた肩甲胸郭関節運動を拡大していくことがコツとなる．

第4章 肩関節痛ケーススタディ ～こんな時どうする？～

# Case 1 上肢挙上時痛と肩関節拘縮を有する腱板断裂例

村木孝行

## 1 症例の基本情報

【処方箋】
- **診断名**：右肩腱板断裂
- **年　齢**：66歳
- **性　別**：男性
- **医師からの指示**：外傷性の腱板断裂のため手術適応ですが，心筋梗塞・糖尿病・前立腺癌などの既往があり，理学療法と注射療法による保存療法で経過をみたいと思います．肩関節の可動域改善と肩関節周囲筋群の筋力向上を図ってください．

【現病歴】
- 2カ月前にハイキング中に転倒，その際に右腕をつき，右肩痛が生じた．それ以降右肩痛が持続し湿布等で対応していたが，徐々に疼痛が増悪してきたため当院整形外科受診．

【画像所見】
- 棘上筋腱前縁の完全（全層）断裂を認める（図1）．断裂サイズは0.9×1.9 cmであった．それ以外には腱板疎部・烏口上腕靱帯の腫脹・滑膜の増生を認める．棘上筋の軽度萎縮あり．上腕二頭筋長頭は不全断裂の所見．関節包の腋窩嚢部には肥厚を認める．

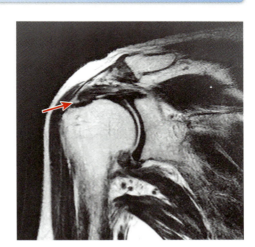

**図1● リハビリテーション開始時の右肩関節のMRI画像（前額面）**
棘上筋の付着部に腱の連続性がなく，高信号（白色の部分）が観察される（→）．

◆ ここがポイント
- 外傷（転倒）によって腱板断裂が起きたと考えられるが，2カ月以上痛みが続いている．
- MRI検査では腱板断裂以外の病変も観察されている．
- 糖尿病の既往がある．

◆ 次に考えること
- 痛みはどのように起きているのか？
  ▶ 現病歴の情報だけではどのような時にどの程度の痛みが生じているのかまだわからない．棘上筋腱が断裂しているのはわかったが，痛みの原因はそれだけなのだろうか？
- 機能障害の程度はどれくらいか？

▶ 処方医は関節可動域や筋力の改善させるように指示しているが，どの程度の可動域制限や筋力低下があるのだろうか？ 糖尿病に起因する関節の炎症や拘縮が起きている可能性もある．

● 機能障害と痛みは関連があるのか？ あるとすればどのように？

▶ 可動域制限は痛みが原因で生じているのか，それとも拘縮があって可動域が制限されているのだろうか？ また，筋力低下は痛みの原因になっているのだろうか？ なっているとすればどの筋の筋力低下が原因なのだろうか？

## 2 検査と評価

### ① 疼痛
- **疼痛部位**：肩峰下の外側から前方にかけての痛み．
- **自発痛**：日中の安静時痛はなし．夜間痛あり（入眠時と起床時，VAS 40/100）．
- **運動時痛**：自動・他動のどちらも肩関節挙上最終域に痛みあり（VAS 60/100），内旋や外旋の最終域でも痛みあり．
- **発症時期**：2カ月前から．
- **受傷機転**：転倒．

### ② ADL
- **食事**：痛みなく自立．
- **更衣**：シャツは右手から袖を通さないと痛い，背中側のシャツをズボンに入れるのが痛い．
- **睡眠**：痛みで眠るのに少し時間がかかる，夜中にトイレで起きると痛い．
- **その他**：高いところに置いてあるものをとれない．

### ③ ROM：背臥位で評価（右肩自動 / 他動）
- **肩甲骨面挙上**：70°/100°
- **屈曲**：70°/100°
- **外転**：50°/80°
- **肩甲骨面挙上30°位外旋**：10°/10°
- **肩甲骨面挙上0°位外旋**：0°/0°
- **肩甲骨面挙上30°位内旋**：45°/50°
- **結帯動作**：殿部レベル / 殿部レベル

### ④ SpHA
- 座位自動挙上 −50°，他動挙上 −40°

### ⑤ 上腕骨頭運動
- **肩甲骨面挙上30°位内旋**：自動・他動運動の最終域で健側より大きな前方変位がみられる．
- **肩甲骨面挙上30°位外旋**：自動・他動運動の最終域で健側より大きな後方変位がみられる．
- **肩甲骨面挙上**：自動・他動運動の両方で自然外旋はみられない．自動・他動運動の最終域で健側より大きな上方変位がみられる．

⑥ 筋活動

- **肩甲骨面挙上30°位内旋**：中間域から大胸筋，上腕二頭筋短頭が収縮．肩甲下筋も収縮．
- **肩甲骨面挙上30°位外旋**：中間域から上腕二頭筋短頭，最終域で三角筋後部が収縮．棘下筋も収縮．
- **肩甲骨面挙上**：挙上初期から大胸筋，上腕二頭筋短頭が収縮．

⑦ MMT（左／右）

- belly press変法 5/4，外旋 5/4，外転90°位外旋は評価不可，full can 5/3（痛みの増強あり）．

⑧ 肩甲骨運動

- **上肢下垂位**：右肩甲骨下方回旋，外転．
- **肩甲骨面挙上90°位**：右肩甲骨挙上，上方回旋，内転．

## ◆ ここがポイント

- 他動可動域が挙上・外旋・内旋それぞれ制限されている．
- 自動挙上が70°と他動挙上より大きく制限されている．
- 挙上運動や回旋運動でそれぞれ上腕骨頭の過大運動と代償筋群の過剰な収縮が観察される．

## ◆ どう考えるか？

- 他動可動域が各方向制限されているだけでなく，画像所見でも関節包の肥厚がみられていることが，拘縮を裏付けている．
- ただし，自動挙上可動域は他動挙上可動域よりも制限されており，拘縮だけでなく，痛みや筋力低下による制限の可能性がある．他動では痛みがあっても100°まで屈曲できているため，自動運動では**筋収縮**が痛みを増強し，可動域制限を大きくしているようである．
- 痛みが生じているSpHAの挙上角度から，痛みは**肩峰下インピンジメント**によるものと考えられる．拘縮による上腕骨頭の変位に加えて，大胸筋や三角筋，上腕二頭筋短頭の過剰な筋収縮が上腕骨頭を変位させてインピンジメントを増強している可能性がある．

## 3 実際の治療

## ◆ 治療方針

- 疼痛の生じない関節位置を保持して安静をとり，夜間痛や運動時痛の軽減を図る．
- 大胸筋や三角筋後部・上腕二頭筋短頭を弛緩させた状態で，痛みのない範囲の自動運動を行い上腕骨頭の過剰な変位を抑制した運動を獲得する．
- 同時に愛護的に他動運動を行い，他動可動域の維持改善を図る．疼痛の軽減に伴い，伸張を強くしていく．

## ◆ 治療経過（図2）

- 週1～2回の頻度で理学療法を行った．夜間痛に対してポジショニングを行い，開始後2週

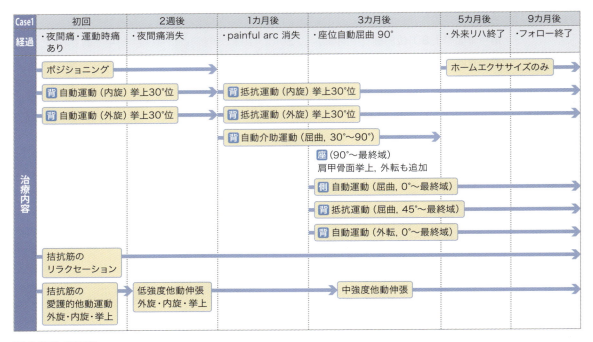

図2● 治療経過

間で夜間痛は消失した．
- 肩関節運動は肩甲骨面挙上30°位での自動内旋・外旋から開始した．挙上運動は棘上筋の筋収縮自体による痛みの可能性があることと肩峰下インピンジメントによる疼痛誘発を避けるために，理学療法開始時は自動挙上運動を行わなかった．
- また，開始時は炎症期であると考えられたため，可動域制限に対しては拮抗筋のリラクセーションおよび愛護的他動運動から開始した．夜間痛の消失は炎症反応の鎮静化を示唆するため，開始2週間後から疼痛自制内での低強度他動伸張を開始した．
- 開始後1カ月で背臥位での自動挙上可動域は他動挙上可動域と同程度まで改善した．そのため，円滑な自動運動の獲得を目的として自動介助での挙上運動を開始した．
- 開始後3カ月の時点で座位自動肩関節挙上は90°まで改善したため，90°以上の可動域をターゲットとし，座位での90°以上の自動介助挙上，側臥位での最終域までの自動挙上，背臥位で最終域までの挙上抵抗運動を追加した．また，外転の自動運動も開始した．また，積極的な可動域改善を図るため，中等度他動伸張を開始した．
- 開始5カ月後から通院での理学療法は行わず，ホームエクササイズのみに移行し，開始9カ月後で主治医のフォローアップも終了した．

## ◆ 主治医のフォロー終了時（9カ月後）

- 夜間痛，運動時痛ともに消失．
- 自動挙上140°，他動挙上145°，外旋30°，内旋L2，外転外旋60°．
- MMT：屈曲5/5 疼痛なし，外旋5/5，内旋5/5．
- ADL：更衣は不自由なく可．

第 4 章 肩関節痛ケーススタディ ～こんな時どうする？～

## Case 2 回旋可動域制限は軽度だが上肢挙上が著しく制限される腱板断裂例

村木孝行

## 1 症例の基本情報

**【処方箋】**
- **診断名**：右肩腱板不全（滑液包面）断裂
- **年　齢**：64歳
- **性　別**：女性
- **医師からの指示**：症状が強いですが外傷性腱板断裂ではなく，もともとあった不全断裂が急性増悪したと考えられます．症状が落ち着いてきたので，まずは保存療法で経過を見たいと思います．症状増悪に注意して肩関節挙上運動の改善と肩関節周囲筋群の筋力向上を図ってください．

**【現病歴】**
- 7年前に乳癌の診断にて右乳房全切除術を行っている．1年前頃より時々肩の痛みを感じていたが，日常生活に支障が生じるような肩関節運動の制限はなかった．3週間前から急に安静にしていても右肩の強い痛みが生じるようになり，右腕を挙げられなくなったため当院整形外科受診．安静時痛は軽減してきたが，右肩関節挙上制限が持続しているため理学療法処方となった．

**【画像所見】**
- 棘上筋腱の大結節付着部滑液包側に断裂しており，付着部の70％程度まで剥離している．肩峰下滑液包には液体の貯留が観察される（図1）．

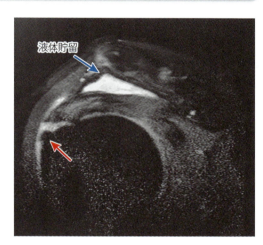

**図1** ● リハビリテーション開始時の右肩関節のMRI画像（前額面）
棘上筋の付着部から腱が剥がれかかっている（→）．肩峰下の白色の部分は液体貯留（→）．

### ◆ ここがポイント
- 明らかな受傷機転がなく，以前より退行変性による腱板断裂が生じていたと考えられる．
- 日常生活に支障をきたすような肩関節運動の制限はなかった．
- MRIの所見上，肩峰下腔に液体貯留があり，痛みが強く腕が挙がらなかった．
- 現在は安静時痛が軽減してきている．

### ◆ 次に考えること
- なぜ腕が挙げられないのか？

▶現病歴の情報だけでは何が原因で腕が挙げられなくなったのか不明である. 痛みが原因なのか, 筋力低下が原因なのか, または拘縮が生じているのか?

● 腕が挙げられないのは他動運動でも同じだろうか?

▶腕が挙げられないというのは自動運動のときだけだろうか? 他動運動であれば挙がるのだろうか?

▶自動で全く挙上できなくても, 他動であれば自動挙上可動域を大きく超えて挙上できる場合は, 拘縮の影響は考えにくく, 筋力や協調運動の低下による影響が大きいと考えられる.

▶逆に, 他動運動も自動運動と同等に制限されるようなら拘縮の影響も考えなければならない.

● 挙上以外の肩関節運動は障害されているのか?

▶処方医は挙上運動を改善させるように指示しているが, その他の肩関節運動は制限されていないだろうか? また制限されているのであればどの程度だろうか?

▶発症前は日常生活上の制限はなかったとしているので, 関節拘縮が起きていたとは考えにくいが, 介入の必要があるかどうかも含めて確認する必要がある.

## 2 検査と評価

### ◆ 初回評価

#### ① 疼痛

● **疼痛部位**:肩峰から上腕外側にかけての痛み. 肩峰下周囲に圧痛.
● **自発痛**:日中は消失. 夜間痛あり (VAS 40/100). 右側臥位 (右肩が下) 以外は疼痛増強しない.
● **運動時痛**:肩関節挙上時疼痛あり (VAS 60/100), 結帯動作や整髪動作はほぼ可能.
● **発症時期**:3週間前から.
● **受傷機転**:明らかな受傷機転なし.

#### ② ADL

● **食事**:痛みなく自立.
● **更衣**:右手から袖を通して行えば可能, 下着やスカートは前でホックを留めれば可能.
● **整容**:洗顔・整髪ともに頸部を屈曲・側屈させて可.
● **洗体**:左肩周囲が洗えない.
● **その他**:右手を伸ばす動作はできない, 包丁を使った調理もできない.

#### ③ ROM:背臥位で評価 (右肩自動/他動)

● **肩甲骨面挙上**:80°/130°
● **屈曲**:75°/125°
● **外転**:60°/70°
● **肩甲骨面挙上30°位外旋**:40°/45°
● **肩甲骨面挙上0°位外旋**:35°/40°

- 挙上30°位内旋：65°/65°

## ④ SpHA

- 座位自動挙上－45°

## ⑤ 上腕骨頭運動

- **肩甲骨面挙上30°位内旋**：自動運動中間域で軽度前方変位，他動運動ではみられない．
- **肩甲骨面挙上30°位外旋**：自動・他動運動の両方で最終域の後方変位がみられない．
- **肩甲骨面挙上**：自動・他動運動の両方で自然外旋はみられる．自動運動の中間域から上方変位みられるが，他動運動ではみられない．

## ⑥ 筋活動

- **肩甲骨面挙上30°位内旋**：中間域から大胸筋，三角筋前部・中部，烏口腕筋が収縮．肩甲下筋は弱収縮．
- **肩甲骨面挙上30°位外旋**：中間域から大胸筋，三角筋後部，烏口腕筋が収縮．棘下筋も収縮．
- **肩甲骨面挙上**：挙上初期から大胸筋，三角筋前部，烏口腕筋が収縮．

## ⑦ 筋力

- 抵抗運動で疼痛誘発されるため未実施．

## ⑧ 肩甲骨運動

- **上肢下垂位**：右肩甲骨下方回旋，外転．
- **肩甲骨面挙上80°位**：右肩甲骨挙上，上方回旋，内転．

## ◆ ここがポイント

- 自動挙上だけが重度に制限されており，SpHAは－45°である．
- 他動挙上可動域および他動・自動回旋可動域の制限は軽度である．
- 自動挙上で上腕骨頭の上方変位がみられており，代償筋群の収縮も生じている．
- 最大挙上位（挙上80°位）では肩甲骨の代償的な過大運動がみられている．

## ◆ どう考えるか？

- 夜間痛は生じているが，日中の自発痛は消失しており，運動時痛の方が強いことからも運動時痛に対するアプローチを中心に考える．自動挙上可動域は大きく制限されており，SpHAが－45°であることから**挙上中間域に生じる痛み**に分類する．
- 自動挙上は大きく制限されているが，それに比べて自動内旋・外旋や他動運動は制限が少ない．したがって，自動挙上制限は関節拘縮よりも**痛みや筋力低下による制限**が考えられる．
- 他動挙上ではみられない上腕骨頭の上方変位が自動挙上時にはみられている．また，上腕骨頭の変位を引き起こす代償筋群の収縮もみられている．加えて，骨頭運動の安定化に働く腱板筋群のうち棘上筋は断裂しており，肩甲下筋の収縮不全もみられていることから，腱板筋群の機能低下も考えられる．これらのことから，**腱板筋群の機能低下**と**代償筋群の収縮**が上腕骨頭を上方に変位させ，結果として自動挙上中間域での痛みと可動域制限を引き起こして

いる可能性がある．
- 肩甲骨運動は健側より過大な運動となっており，肩甲上腕関節の挙上制限を代償していると考えられるため，評価でみられた肩甲上腕関節の機能低下が改善した後に再評価し，そのときの所見に応じたアプローチを考える必要がある．

## 3 実際の治療

### ◆ 治療方針
- 疼痛の生じない関節位置を保持して安静にし，夜間痛や運動時痛の軽減を図る．
- 可動域制限の少ない回旋運動から介入し，代償筋群の抑制と断裂していない腱板筋群の収縮を促すことで，上腕骨頭の変位運動が正常化した自動回旋運動を獲得する．
- 自動回旋時の上腕骨頭運動が改善したら，代償筋群の抑制を図りながら徐々に自動挙上運動を行っていく．

### ◆ 治療経過（図2）
- 週2回の頻度で理学療法を行った．初回はポジショニングと肩甲上腕関節の内旋・外旋運動

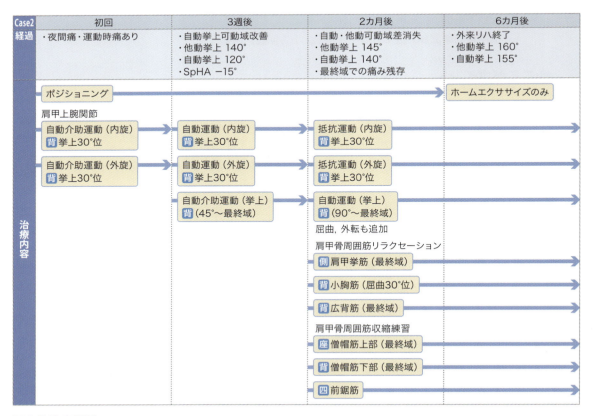

図2 ● 治療経過

から開始した．ポジショニングは夜間痛に対して行い，肩関節が肩甲骨面挙上30°位になるようにした．回旋運動は肩甲骨面挙上30°位の内旋・外旋を自動介助運動から開始した．運動は代償筋が弛緩するようにフィードバックしながら行い，上腕骨頭運動の正常化を図った．

● 開始後3週間で回旋運動時の上腕骨頭運動が正常化してきたため，挙上可動域を確認したところ，他動挙上で140°，自動挙上で120°まで改善し，SpHAも−15°まで改善がみられたため，肩峰下インピンジメントによる負荷が軽減したと判断し，自動介助での挙上運動を開始した．あわせて回旋運動は自動運動に変更した．

● 開始後2カ月の時点で他動挙上は145°，自動挙上は140°まで改善したが，最終域での痛みが残存していた．最大挙上位（140°）で鎖骨挙上，肩甲骨上方回旋・後傾が制限されていたので，肩甲骨周囲筋群のリラクセーション（肩甲挙筋，小胸筋，広背筋）と収縮練習（僧帽筋上部・下部，前鋸筋）を行った．

● 開始6カ月弱で他動挙上160°，自動挙上155°に到達し，最終域の痛みはほぼ消失したところでホームエクササイズのみに移行した．通院での理学療法終了後，主治医のフォローアップは継続しているが，3年間症状増悪はみられていない．

## ◆ 理学療法終了時（6カ月後）

● 軽微な夜間痛・運動時痛のみ（いずれもVAS 10/100）．
● ROM（左/右）：他動屈曲165°/160°，自動屈曲160°/155°，外旋50°/50°，内旋Th8/Th10．
● MMT：挙上5/4，外旋5/5，内旋5/5．
● ADL：下着のホックは前で留めるが，それ以外は制限なし．

第4章 肩関節痛ケーススタディ ～こんな時どうする？～

# Case 3 重度な可動域制限を伴う拘縮完成期の肩関節周囲炎例

村木孝行

## 1 症例の基本情報

**症例**

【処方箋】
- **診断名**：右肩関節周囲炎
- **年 齢**：55歳
- **性 別**：女性
- **医師からの指示**：閉所恐怖症のため，MRI検査は行えていませんが，症状と経過から肩関節周囲炎と診断しました．1カ月前に関節内注射を行い，安静時痛は落ち着いてきました．重度の拘縮が残存していますが，発症から4カ月程度であるため，まずは理学療法を行って経過をみます．肩関節の可動域改善を図ってください．

【現病歴】
- 4カ月前頃から右肩に痛みがあり，寝返りや重いものを持つときに痛みがあった．2カ月前より徐々に疼痛が増悪してきたため近医受診し，物理療法を受けていたが改善せず，1カ月前に当院整形外科受診．

【画像所見】
- 単純X線では上腕骨頭の位置が肩甲骨関節窩の中心に収まっている（図1）．超音波検査では結節間溝に滲出液が観察された以外は明らかな異常所見がみられなかった．

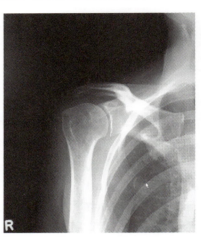

**図1** リハビリテーション開始時の右肩関節の単純X線画像（前額面）

### ◆ここがポイント
- 4カ月前に発症した肩関節周囲炎（凍結肩）である．
- 関節注射後，安静時痛は改善してきている．
- 重度の拘縮が残存している．

### ◆次に考えること
- 痛みはどの程度か？ 肩関節運動による痛みの増減はあるか？
  ▶ 安静時痛は改善してきているが，運動時の痛みがどの程度かは不明である．また，炎症期から拘縮期へ移行している期間は運動後に痛みが増強することもある．
  ▶ 病期に合った運動の種類や負荷量を考えるうえでも，運動時・運動後のどちらにおいても評価が必要である．

- 関節可動域制限において筋機能はどの程度影響しているか？
  - ▶ 重度な拘縮が生じていることは医師の指示から読みとれるが，関節包や靱帯といった結合組織の拘縮が主体であるのか，筋の緊張による可動域制限が主体なのかはわからない．
  - ▶ 筋の緊張が可動域や上腕骨頭運動に影響しているかどうか評価する必要がある．

## 2 検査と評価

### ① 疼痛
- **疼痛部位**：内旋時は肩後方の痛み．外旋時・挙上時は肩外側の痛み．
- **自発痛**：日中の安静時痛なし．夜間痛なし．
- **運動時痛**：自動・他動のどちらも肩関節挙上，内旋，外旋の各方向で最終域に痛み（VAS 30〜50/100）．
- **発症時期**：4カ月前から．
- **受傷機転**：不明．

### ② ADL
- **食事**：痛みなく自立．
- **整容**：洗顔は自立しているが，右側の整髪は頸部を屈曲・右側屈させて行っている．
- **更衣**：シャツなど硬い生地の服を着たり，下着をつけたりするのに難渋する．
- **その他**：洗濯物を干すのに難渋する．

### ③ ROM：背臥位で評価（右肩自動/他動）
- **肩甲骨面挙上**：80°/90°
- **屈曲**：90°/95°
- **外転**：45°/45°
- **肩甲骨面挙上30°位外旋**：15°/15°
- **肩甲骨面挙上0°位外旋**：10°/10°
- **肩甲骨面挙上30°位内旋**：15°/15°
- **結帯動作**：殿部レベル/殿部レベル

### ④ SpHA
- 座位自動挙上 −45°，他動挙上 −40°．

### ⑤ 上腕骨頭運動
- **肩甲骨面挙上30°位内旋**：自動・他動運動の最終域でも変位はみられない．
- **肩甲骨面挙上30°位外旋**：自動・他動運動の最終域でも変位はみられない．
- **肩甲骨面挙上**：自動・他動運動の両方で自然外旋はみられない．自動・他動運動の中間域から健側より大きな上方変位がみられる．

### ⑥ 筋活動
- **肩甲骨面挙上30°位内旋**：開始位から腱板筋群過緊張．大胸筋，上腕二頭筋短頭が収縮．

- **肩甲骨面挙上30°位外旋**：開始位から腱板筋群過緊張．三角筋中部・後部が収縮．
- **肩甲骨面挙上**：挙上初期から腱板筋群過緊張，三角筋中部が収縮．

### ⑦ MMT（右/左）

- belly press変法5/4，外旋5/4，外転90°位外旋は評価不可，full can 5/4．

### ⑧ 肩甲骨運動

- **上肢下垂位**：右肩甲骨下方回旋，外転．
- **屈曲90°位**：右肩甲骨挙上，上方回旋，内転．

## ◆ ここがポイント

- 自発痛は消失しており，痛みは運動最終域のみに生じている．
- 自動・他動可動域が全体的に同程度制限されており，特に外旋，内旋の制限が重度である．
- 代償筋群の過剰収縮あるが，腱板筋群も過緊張状態で，上腕骨頭の変位がみられない．

## ◆ どう考えるか？

- 腱板断裂などの明らかな構造異常がなく，痛みと各方向への可動域制限が主症状であることから，肩関節周囲炎のなかでもいわゆる**凍結肩**の病態に相当すると考えられる．
- 発症当初は強い自発痛があったが，現在では消失しており，運動最終域での痛みになっている．したがって，病期は**拘縮完成期**と判断して，拘縮完成期に対する介入を第一選択として進める．
- 可動域制限に対する介入を行う際には，**筋緊張の影響**を考慮する必要がある．筋以外の関節拘縮が生じている場合は最終域での上腕骨頭の変位（obligate translation，**第1章–2**参照）が健側よりも大きく生じやすい．
  - ▶ しかし，この症例では変位がみられていない．これは腱板筋群が主動作筋と拮抗筋側のどちらも共同収縮した状態になることで上腕骨頭の変位を過剰に抑制していると考えられる．
  - ▶ このような状態は疼痛の強い拘縮進行期にみられる防御的な反応であるが，拘縮完成期では徐々に筋の過剰収縮状態を改善し，可動域の拡大や上腕骨頭運動の正常化を図る必要がある．

## 3 実際の治療

### ◆ 治療方針

- まずは各肩関節運動において拮抗筋となる**腱板筋の弛緩**を図る．主動作筋についても自動運動および抵抗運動を通して収縮と弛緩が随意的に行えるようにし，主動作筋と拮抗筋の収縮状態を改善させる．
- あわせて，大胸筋や上腕二頭筋短頭・三角筋などの**代償筋群の収縮を抑制**し，腱板筋群が同時収縮をしなくても上腕骨頭が過剰に変位することなく運動できるようにする．
- 疼痛や過剰な筋収縮が生じない範囲で伸張を行い，筋以外の**結合組織の伸張性を改善**する．

また，痛みの軽減に合わせて伸張強度を上げていく．

## ◆ 治療経過（図2）

- 週2回の頻度で理学療法を行った．まずは可動域制限が重度な内旋・外旋を改善するために，内旋時には棘下筋，小円筋のリラクセーション，外旋時には肩甲下筋のリラクセーションから開始し，同時にこれらの筋群の収縮・弛緩練習も行った．
- 引き続き，肩甲骨面挙上30°位での自動内旋・外旋を行ったが，可動範囲が少なく運動感覚が得られにくかったため，肩甲骨面挙上30°位での自動水平内転・水平外転を追加した．肩関節挙上運動は疼痛が生じない範囲で代償筋群の収縮を抑制しながら，自動運動を行った．
- 開始当初はVAS 20/100以下で低強度他動伸張を行ったところ，理学療法後に痛みが生じることがあったため愛護的他動運動にとどめ，ホームエクササイズでも伸張運動は行わないようにした．その代わり，リラクセーションを強調するために振り子運動を行った．
- 理学療法開始2カ月後より他動伸張後の痛みが生じることがなくなったため，低強度他動伸張とホームエクササイズでの自己伸張運動を開始した．また，自動運動は抵抗運動に変更した．
- 開始後5カ月の時点で肩関節自動挙上140°，外旋35°，内旋Th12レベルまで改善したが，下着をつけられるようになりたいという本人の強い希望があり，他動伸張は中等度まで強度を上げ，結帯動作練習を追加した．
- 開始9カ月後で下着をつけられるようになったため，ホームエクササイズのみに移行し，同時期に主治医のフォローアップも終了した．

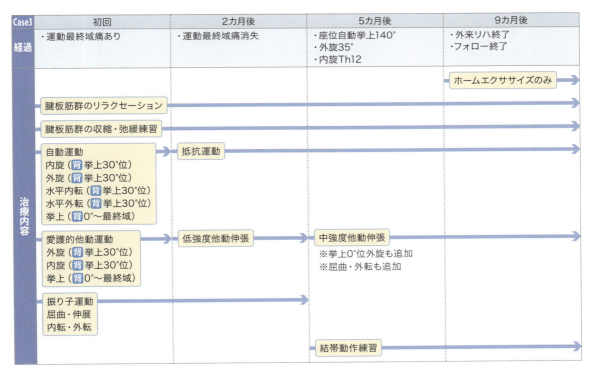

図2● 治療経過

## ◆主治医のフォロー終了時（1年後）

- 肩関節の運動時痛は消失.
- **ROM**：肩甲骨面挙上150°，屈曲150°，外転135°，外旋40°，内旋Th8.
- **MMT**：full can 5/5，外旋5/5，belly press変法5/5.
- **ADL**：不自由なく可.

# 第4章 肩関節痛ケーススタディ ～こんな時どうする?～

## Case 4 拘縮進行期（炎症期）の肩関節周囲炎例

村木孝行

## 1 症例の基本情報

【処方箋】
- 診断名：左肩関節周囲炎
- 年　齢：57歳
- 性　別：女性
- 医師からの指示：関節可動域制限は結帯動作除いて比較的軽度ですが，運動時の痛みが持続しています．肩関節の可動域維持と疼痛の軽減，自宅でできるエクササイズの指導をよろしくお願いします．

【現病歴】
- 5カ月前より誘因なく左肩に痛みを感じるようになった．スポーツジムなどで体を動かしたときなど運動時のみの痛みだったため様子を見ていたが疼痛は軽減しなかった．ここ1カ月で徐々に疼痛が増悪してきたため当院整形外科受診．

【画像所見】
- 単純X線では関節変形の所見はなく，肩甲骨関節窩に対する上腕骨頭の位置は正常に保たれている（図1）．超音波検査では腱板断裂などの異常所見はみられなかった．

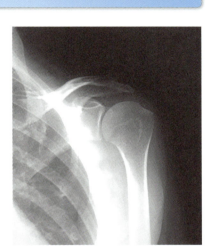

図1 ● リハビリテーション開始時の左肩関節の単純X線画像（前額面）

### ◆ここがポイント

- 発症から5カ月と長期にわたり痛みが続いている．
- ここ1カ月で痛みが増強してきている．
- 可動域制限は結帯動作のみで，スポーツジムで運動を行っている．
- 画像検査では肩関節構造の異常は明らかでなく，目立ったアライメント異常もない．

### ◆次に考えること

- 現在の病態はどの病期の病態に相当するのか？
  ▶ 痛みが長期間持続しているなかで，最近になって痛みが増強している．
  ▶ しかし，安静時痛はなく，重度な拘縮は生じていないようである．肩関節周囲炎であれば，これからさらに痛みが増強するかもしれないし，拘縮が進んでくるかもしれない．痛みと機能の経過を詳細に調べて，病期を判断する必要がある．

- 関節可動域の制限は少ないが，代償動作は生じているのか？
  - ▶関節可動域が比較的保たれているのは肩関節の機能障害が軽度なのか，肩甲骨や体幹の代償運動で可動域を得ているのか，現時点ではわからない．
  - ▶健側肩と比較して，肩甲上腕関節や肩甲胸郭関節にどのような違いがあるのか調べる必要がある．
- 結帯動作時に可動域制限が生じているのはなぜなのか？
  - ▶主治医は他の肩関節運動と比較して，結帯動作に可動域制限が生じていることを指摘している．結帯動作に可動域制限が生じているのは，局所的な痛みのためなのかもしれないし，結帯動作時にのみ肩関節の機能的問題が生じているのかもしれない．
  - ▶結帯動作時の肩甲上腕関節機能や肩甲骨運動について評価する必要がある．

# 2 検査と評価

## ① 疼痛

- **疼痛部位**：肩峰下外側の痛み．
- **自発痛**：日中の安静時痛なし．夜間痛（起床時，特定の姿勢ではない，VAS 70/100）．
- **運動時痛**：自動・他動のどちらも肩関節挙上最終域に痛み（VAS 50/100）あり，内旋や外旋の最終域でも痛みあり．
- **発症時期**：5カ月前から．
- **受傷機転**：不明．

## ② ADL

- **食事**：痛みなく自立．
- **整容**：痛みなく自立．
- **更衣**：シャツに袖を通すとき痛い，下着をつけるとき痛い．
- **その他**：エアロビクスなど全身運動時に痛い．

## ③ ROM：背臥位で評価 (左肩自動/他動)

- **肩甲骨面挙上**：140°/145°
- **屈曲**：140°/145°
- **外転**：140°/140°
- **肩甲骨面挙上30°位外旋**：50°/55°
- **肩甲骨面挙上0°位外旋**：40°/45°
- **肩甲骨面挙上30°位内旋**：60°/60°
- **結帯動作**：L1レベル/L1レベル．

## ④ SpHA

- 座位自動挙上5°，他動挙上5°．

## ⑤ 上腕骨頭運動

- **肩甲骨面挙上30°位内旋**：自動・他動運動ともに最終域で健側よりやや前方変位量が多い．

- **肩甲骨面挙上30°位外旋**：自動・他動運動ともに健側と明らかな差はみられない.
- **肩甲骨面挙上**：自動・他動運動の両方とも自然外旋が生じている. 自動・他動運動ともに健側と明らかな差はみられない.

### ⑥ 筋活動
- **肩甲骨面挙上30°位内旋**：左右差なし.
- **肩甲骨面挙上30°位外旋**：左右差なし.
- **肩甲骨面挙上**：左右差なし.

### ⑦ MMT（左／右）
- belly press変法5/5, 外旋5/5, 外転90°位外旋5/5, full can 5/5.

### ⑧ 肩甲骨運動
- **上肢下垂位**：左肩甲骨下制, 下方回旋, 外転, 前傾.
- **肩甲骨面挙上90°位**：左肩甲骨下制, 下方回旋, 外転, 前傾.

## ◆ ここがポイント

- 安静時痛はないが, 起床時に強い夜間痛があり, 運動時痛は最終域で生じている.
- 可動域制限は比較的軽度で, 他動可動域と自動可動域の差はほとんどない.
- 上腕骨頭運動や筋活動, 筋力など肩甲上腕関節の筋機能は保たれている.
- 患側の肩甲骨運動が下垂位と挙上位ともに少ない.

## ◆ どう考えるか？

- 日中安静時痛はなく, 夜間痛も起床時であることから明らかな自発痛があるとはいえない. しかし, 起床時の痛み自体は強く, 特定の姿勢によるものではなく, ここ1カ月で疼痛が増強してきている現病歴と照らし合わせると疼痛が軽減してくる拘縮完成期であるとは判断しにくい.
- また, 可動域制限も軽度であることから拘縮進行期である可能性が否定できない.
- 自動可動域と他動可動域は差がなく, 軽度の可動域制限以外は肩甲上腕関節の機能低下はみられない.
- 一方, 患側の肩甲骨運動は健側より小さくなっており, 運動最終域の痛みがあることから, 肩甲骨運動の制限が痛みを増強させる原因の1つと考えられる.

## 3 実際の治療

## ◆ 治療方針

- まずは拘縮進行期として介入を開始し, 疼痛の生じない範囲での運動までとし, 他動運動より自動運動を行っていく.
- 運動時痛は最終域で生じているため, 肩甲骨運動の低下に対しては最終域の手前で必要な肩甲骨運動を行う.

● 夜間痛が軽減してきたところで可動域制限が残っている場合は徐々に愛護的な他動運動から伸張運動に進めていき，可動域の改善を図る．

### ◆ 治療経過（図2）

- 開始当初は2週に1回の頻度で理学療法を行った．睡眠時のポジショニングの指導と肩甲骨運動を改善させるリラクセーションや他動や自動介助での肩甲骨運動および，自動鎖骨運動から開始し，日常生活での肩関節運動は疼痛の生じない範囲で行うよう指導した．
- しかし，開始後4週の時点で挙上角度が120°，外旋角度25°まで減少し，拘縮の進行がみられた．夜間痛の増悪はないものの，起床時の痛み自体はまだ持続しているため，依然として拘縮進行期であると判断した．そのため，肩甲上腕関節の他動運動はまだ開始せず，疼痛の生じない範囲での適切な自動肩甲骨運動を患者にフィードバックしながら運動を行った．理学療法の頻度は週1回に増やして痛みの管理を強化した．
- 理学療法開始後6週頃より夜間痛が消失し，患側をもとにした側臥位（左側臥位）でも就寝できるようになった．そのため，愛護的他動運動を追加した．しかし，評価目的で行った低

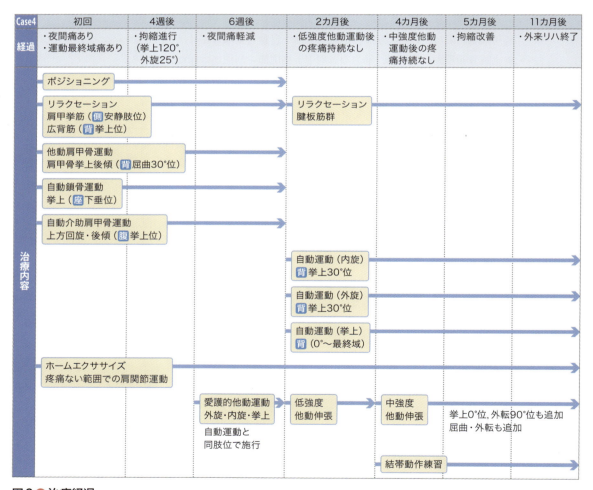

図2● 治療経過

強度他動伸張によって，伸張後の疼痛持続がみられたため，伸張運動は追加しなかった．初回評価で減少していた肩甲骨運動は健側よりも増大してきたため終了とした．

- 開始後2カ月を過ぎた頃より，低強度他動伸張後の疼痛持続はみられなくなってきたため，低強度他動伸張をプログラムとして開始した．この時点では，中等度伸張負荷に対してはまだ伸張後の痛みが持続する状態だった．同時に，患者の仕事の都合で理学療法の頻度が月に1〜2回になったため，低強度での伸張運動をホームエクササイズの1つとして指導した．また，肩関節の自動運動も開始し，ホームエクササイズとして行ってもらった．
- 開始4カ月には評価目的で行った中強度他動伸張後でも痛みが持続しなくなったため，中強度他動伸張を開始した．ホームエクササイズでの伸張運動も中等度まで行うよう指導した．また，結帯動作の練習も追加した．
- 開始後4週後で関節可動域制限が増悪して以来は，さらなる関節可動域の増悪がみられることはなく，開始後5カ月頃より可動域の改善がみられはじめた．そのため，さまざまな肢位での外旋や各方向への挙上（屈曲や外転）の伸張運動も追加した．その後もホームエクササイズ中心に行い，約月1回の頻度で5回介入したところ（11カ月後）で可動域がほぼ正常レベルまで改善し，理学療法終了となった．主治医のフォローもその翌月に終了となった．

## ◆ 主治医のフォロー終了時（1年後）

- 夜間痛，運動時痛ともに消失．
- **ROM**：挙上170°，屈曲170°，外転165°，外旋60°，内旋Th8，外転外旋80°，外転内旋60°．
- **MMT**：full can 5/5 痛みなし，外旋5/5，belly press 変法5/5．
- **ADL**：不自由なく可．

第 4 章 肩関節痛ケーススタディ 〜こんな時どうする？〜

# Case 5 コッキング後期に肩の痛みが生じる投球障害肩例

村木孝行

## 1 症例の基本情報

**【処方箋】**
- 診断名：右投球障害肩
- 年　齢：17歳
- 性　別：男性
- 医師からの指示：右肩の強い痛みは出ていませんが，診察上では外転位での外旋強制にて痛みがあり，肩関節周囲の筋力低下や可動域制限がみられています．肩関節周囲の機能改善と，必要に応じて投球動作へのアプローチも含めて投球時痛の軽減を図ってください．

**【現病歴】**
- 高校硬式野球部投手．7カ月前の春頃から試合での投球後2〜3日間は右肩痛と痛みによる右肩関節挙上困難があった．オフシーズンになって投球頻度や投球強度が下がったのにもかかわらず，投球時の痛みが生じるため，トレーナーに相談．当院整形外科を紹介され受診．

**【画像所見】**
- 単純X線では骨や関節構造に明らかな異常所見はなかった．外転位で撮影した水平面の写真では投球側である右肩の肩甲上腕関節が左肩の肩甲上腕関節より水平外転位にあることがわかる（図1）．超音波検査では肩峰下滑液包の肥厚がみられたが，それ以外の明らかな異常所見は認めなかった．

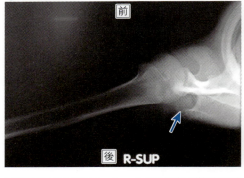 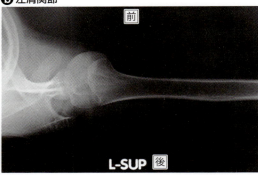

**図1● リハビリテーション開始時の単純X線画像（水平面）**
右肩甲上腕関節が左に比べて水平外転位になっている（→）．

### ◆ ここがポイント
- 高い強度での投球（試合での投球）によって痛みが生じ，長期間続いている．

- 強度や頻度が下がっても，投球を行うことで痛みがある．
- 診察上でも肩関節の外転外旋運動で痛みが出ている．
- 単純X線画像でも機能的な問題がみられている．

## ◆ 次に考えること

- 痛みを引き起こすのは投球時のどのような肩関節の動きか？
  - ▶ 診察上の検査では投球側肩の外転位外旋で痛みが生じているのはわかるが，投球動作時に痛みを生じさせる肩関節の運動と同じかどうかはわからない．投球動作のなかで外転位外旋以外に問題となる動きはないだろうか？
- 野球選手における機能低下といえるものは何か？ また，痛みとの関連は？
  - ▶ 投球障害肩は日常生活では不自由はないが，投球を行うときには問題となる．したがって，日常生活レベルではなく，投球に必要な機能のなかで低下しているものを見つける必要がある．
  - ▶ また，投球を少年期より続けている選手では適応として起きている変化もある．**適応と機能低下の鑑別**が必要である．また，投球時痛を引き起こしている原因に機能低下が結び付くかどうか探っていく必要がある．

## 2 検査と評価

### ① 疼痛

- **疼痛部位**：肩峰下の外側から後方にかけての痛みあり，棘上筋腱に圧痛あり．
- **自発痛**：なし．
- **運動時痛**：5割強度の投球でコッキング後期に出現．外転90°位外旋の最終域（前額面より水平外転位で外旋すると痛み増強，水平内転位で外旋すると痛みなし）．
- **発症時期**：7カ月前から．
- **受傷機転**：投球動作．

> **memo** **投球動作の位相[1]**
> ①ワインドアップ：踏み出し足挙上〜投球側手がグローブから離れる．
> ②コッキング前期：投球側手がグローブから離れる〜踏み出し足接地．
> ③コッキング後期：踏み出し足接地〜投球側肩最大外旋．
> ④加速期：投球側肩最大外旋からボールリリース．
> ⑤減速期：ボールリリース〜投球側肩最大内旋．
> ⑥フォロースルー期：投球側肩最大内旋〜動作終了．

### ② ADL

- すべて痛みなく自立．

### ③ 投球動作（シャドースローにて評価）

- コッキング前期に投球側の肩関節外転は90°位より10°程度低く，前額面より大きく水平外転位になっている．

- コッキング後期の開始時は水平外転位で外旋運動がはじまり，終了時には前額面より大きく水平内転して最大外旋位に到達している．
- コッキング後期の開始から終了までの間で痛みを感じている．

④ ROM：背臥位で評価（右肩他動/左肩他動）
- 肩甲骨面挙上：175°/175°
- 屈曲：170°/175°
- 外転：175°/175°
- 肩甲骨面挙上30°位外旋：65°/60°
- 外転90°位外旋：100°/105°
- 肩甲骨面挙上30°位内旋：75°/80°
- 外転90°位内旋：50°/55°

⑤ SpHA
- 座位自動挙上 20°，他動挙上 25°

⑥ 上腕骨頭運動
- 肩甲骨面挙上30°位内旋：左右差なし．
- 肩甲骨面挙上30°位外旋：自動・他動運動の中間域から前方変位がみられる．
- 外転90°位内旋：自動・他動運動の最終域で健側より大きな前方変位がみられる．
- 外転90°位外旋：自動・他動運動の中間域から大きな前方変位がみられる．

⑦ 筋活動
- 肩甲骨面挙上30°位外旋：中間域から大胸筋，三角筋後部線維が収縮．
- 外転90°位外旋：中間域から大胸筋，三角筋後部線維が収縮．

⑧ MMT（左/右）
- belly press変法5/4，外旋5/5，外転90°位外旋5/5，full can 5/4（痛みの増強あり），僧帽筋下部5/4，前鋸筋下部5/4．

⑨ 肩甲骨運動
- 上肢下垂位：右肩甲骨下方回旋，外転．
- 外転90°位：右肩甲骨下方回旋，外転．

⑩ 肩甲骨運動拮抗筋
- 短縮：右小胸筋，肩甲挙筋．

## ◆ ここがポイント

- 外転90°位外旋で痛みが出ているが，水平面での位置を変えると痛みの増減がある．
- 投球動作ではコッキング期の水平外転が大きい．

## ◆ どう考えるか？

- 痛みは外転位外旋最終域で生じており，外転90°位外旋可動域も100°まで到達していることから関節内でインピンジメントが生じていると考える．ただし，外旋による痛みは水平外転

の角度で変化する．外旋と水平外転が組み合わされた際に痛みが増強する所見と，投球動作の評価を合わせると，投球動作中の水平外転の程度が痛みの原因となっていると考えられる．

● 肩関節外転位での肩甲骨下方回旋や外転が，肩甲上腕関節の水平外転を相対的に増加させている．また，肩甲骨上方回旋や内転に作用する前鋸筋下部や僧帽筋下部の筋力低下がみられること，外旋運動時に大胸筋の収縮がみられていること，そして小胸筋と肩甲挙筋の短縮もみられていることから，**筋機能低下**により肩甲骨下方回旋や外転が起きていると考えられる．

● 可動域には大きな左右差はなく，肩甲上腕関節の拘縮はない．一方，棘上筋や肩甲下筋の筋力低下がみられており，腱板筋群の一部は機能低下が起きているといえる．しかし，棘上筋は痛みが生じているため，筋力低下が先行して痛みが生じたのか，その逆なのかは判断できない．肩甲下筋は大胸筋と同様に外旋や水平外転時に遠心性に作用するが，肩甲下筋の筋力低下が大胸筋の過活動を引き起こす一因の可能性はある．

# 3 実際の治療

## ◆ 治療方針

● 投球動作におけるコッキング前・後期で生じる水平外転を軽減させる．

● 肩関節外転時に肩甲骨上方回旋・内転が大きくなるように主動作筋群の収縮，拮抗筋群や代償筋群の弛緩させた状態で，肩甲骨運動の改善を図る．

● 必要に応じて肩関節の機能改善だけでなく，投球動作を修正することで投球側肩の水平外転の軽減を図る．

## ◆ 治療経過 (図2)

● 1〜2週に1回の頻度で理学療法を行った．シーズンオフであるため，症例本人と相談して，疼痛の生じる強度の投球は行わないようにした．

● 理学療法開始時には肩甲骨下方回旋・外転に作用する筋群のリラクセーションと上方回旋・内転に作用する筋群の収縮練習，および肩甲下筋の収縮練習を行った．また，投球動作時のコッキング前・後期において投球側肩の水平外転が大きいことをフィードバックし，本人の意向もありシャドースローやネットスローでフォームチェックを行った．

● 理学療法4回目（開始後6週）には他動による外転90°位外旋での痛みが消失し，全力投球の5割の強度で肩に痛みなく投球できるようになった．肩甲骨上方回旋・内転や肩関節内旋の自動運動が代償筋群の収縮を抑制して行えるようになってきたため，抵抗運動を開始した．

● 開始後9週には7割の強度で痛みなく投球できるようになり，肩甲骨下方回旋筋群のリラクセーションも徒手介入なく行えるようになったため，セルフエクササイズとして行うのみにした．理学療法の頻度も月1回とした．

● 開始後3カ月後には全力投球を開始し，痛みなく投球できるようになったが，投球後の肩の張りを訴えていた．そのため，肩甲骨上方回旋・内転運動や肩関節内旋運動の回数を増加した．5カ月後には，投球後の張りは生じなくなり，試合で連日投球することも可能となった．

● その後開始8カ月後までフォローし経過観察していたが，投球時・投球後の肩関節痛が生じ

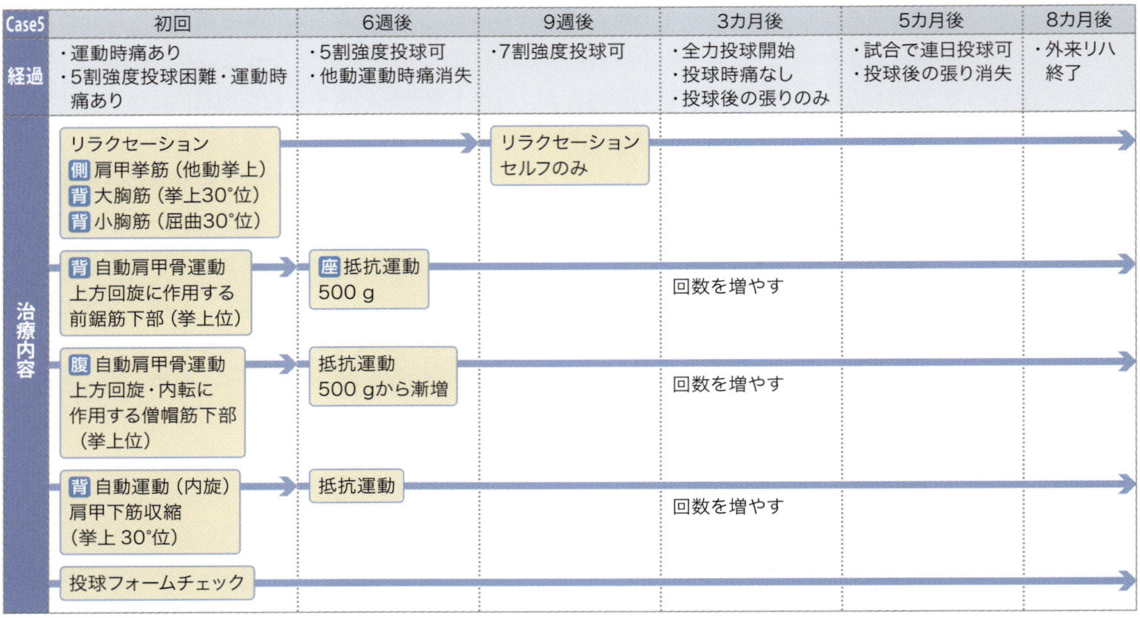

| Case5 | 初回 | 6週後 | 9週後 | 3カ月後 | 5カ月後 | 8カ月後 |
|---|---|---|---|---|---|---|
| 経過 | ・運動時痛あり<br>・5割強度投球困難・運動時痛あり | ・5割強度投球可<br>・他動運動時痛消失 | ・7割強度投球可 | ・全力投球開始<br>・投球時痛なし<br>・投球後の張りのみ | ・試合で連日投球可<br>・投球後の張り消失 | ・外来リハ終了 |
| 治療内容 | リラクセーション<br>側 肩甲挙筋（他動挙上）<br>背 大胸筋（挙上30°位）<br>背 小胸筋（屈曲30°位） | | リラクセーション<br>セルフのみ → | | | |
| | 背 自動肩甲骨運動<br>上方回旋に作用する<br>前鋸筋下部（挙上位） | 座 抵抗運動<br>500 g | | 回数を増やす → | | |
| | 腹 自動肩甲骨運動<br>上方回旋・内転に<br>作用する僧帽筋下部<br>（挙上位） | 抵抗運動<br>500 gから漸増 | | 回数を増やす → | | |
| | 背 自動運動（内旋）<br>肩甲下筋収縮<br>（挙上 30°位） | 抵抗運動 | | 回数を増やす → | | |
| | 投球フォームチェック → | | | | | |

**図2● 治療経過**

ることはなく，高校最後の大会に出場となったため外来リハビリテーションを終了とした．

## ◆ 主治医のフォロー終了時（8カ月後）

- 投球時痛は消失，試合での投球後も症状なし．
- **MMT**：belly press変法5，full can 5（痛みなし），僧帽筋下部5，前鋸筋下部5．
- **肩甲骨運動**：外転90°位での肩甲骨上方回旋，内転に左右差なし．
- **投球動作**：コッキング前期の投球側肩水平外転減少，外転増加，コッキング後期の投球側肩水平内転減少．

### ■ 文献

1）Fleisig GS, et al：Kinematic and kinetic comparison of baseball pitching among various levels of development. J Biomech, 32：1371-1375, 1999

# 頸部

**第5章**
頸部の解剖・バイオメカニクス・疼痛のメカニズム ············ 152

**第6章**
評価と分類 ································· 185

**第7章**
頸部痛への理学療法 〜理論と実践〜 ············ 219

**第8章**
頸部痛ケーススタディ 〜こんな時どうする?〜 ············· 263

第 5 章　頸部の解剖・バイオメカニクス・疼痛のメカニズム

# 1 頸部の解剖

上田泰久

## Point

● 頸部を前頸部・胸鎖乳突筋部・外側頸三角部・後頸部に分けて重要な構造を理解する.

● 前頸部の頸動脈三角には頸動脈分岐部が存在するため，触診時に注意が必要である.

● 外側頸三角部には頸神経叢・腕神経叢が存在するため，触診時に注意が必要である.

● 後頸部には大後頭神経が存在するため，触診時に注意が必要である.

## 1 はじめに

　　頸部には，リスクの高い脊髄神経・動静脈・リンパ節などの重要な構造が体表近くに存在する.　そのため頸椎疾患のリハビリテーションにかかわる理学療法士などの医療従事者は，頸部の解剖について十分理解して，リスクを管理しながら運動療法を実施することが求められる.

　　しかし頸部の解剖は，とても細かく難解な印象を持たれることが多い.　そこで本稿では，頸部に対する運動療法を実施するうえで重要になる**頸部の体表解剖・頸部に対するリスク管理**について解説する.

## 2 頸部の体表解剖

### ◆ 骨ランドマークと筋の位置関係

　　骨ランドマーク（**図1**）と頸部・背部の筋の位置関係について解説する.　**外後頭隆起** [①]の高さで外側に走行する隆起線を**上項線**（**—**）といい，上項線の下方を平行に外側に乳様突起へ向かって走行する弓状の線を**下項線**（**—**）という[1].　上項線には僧帽筋，上項線と下項線の間には頭半棘筋，下項線には後頭下筋群（大後頭直筋・小後頭直筋・上頭斜筋・下頭斜筋）が付着する.

　　**乳様突起** [②]と**下顎角** [③]を結んだ線上に**第1頸椎（環椎）横突起** [⑤]がある.　外後頭隆起から頸椎の棘突起に沿って下方へいくと，**第2頸椎（軸椎）棘突起** [⑥]がある.　第1頸椎には棘突起がないため，最初に触診できる大きな棘突起が第2頸椎になる.

　　**舌骨** [④]は**第3頸椎棘突起** [⑦]の高さに位置し，舌骨のうえには舌骨上筋群，舌骨のもとには舌骨下筋群がある.

　　乳様突起から胸骨柄・**鎖骨** [⑩]へ胸鎖乳突筋が走行し，第1〜4頸椎横突起から**肩甲骨** [⑪]の上部へは肩甲挙筋が走行する.　第2〜7頸椎横突起から**第1・2肋骨** [⑫, ⑬]へは斜角筋群が走行する.　僧帽筋・胸鎖乳突筋，肩甲挙筋・斜角筋群は頸椎を安定させるという役割

152　肩関節痛・頸部痛のリハビリテーション

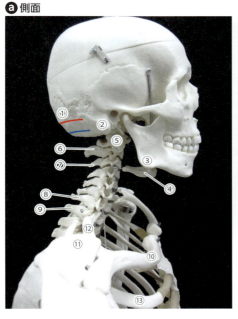 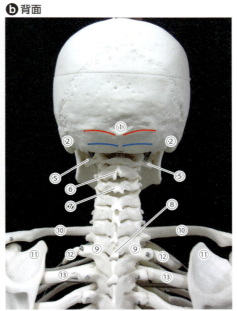

**図1● 頸部の骨ランドマーク**
（―）は上項線，（―）は下項線を示す．
①外後頭隆起，②乳様突起，③下顎角，④舌骨，⑤第1頸椎（環椎）横突起，⑥第2頸椎（軸椎）棘突起，
⑦第3頸椎棘突起，⑧第7頸椎（隆椎）棘突起，⑨C7-T1椎間関節，⑩鎖骨，⑪肩甲骨，⑫第1肋骨，⑬第2肋骨

## 表1● 頸部の筋

| 分類 | 筋名 || 起始 | 停止 |
|---|---|---|---|---|
| 浅頸筋 | 広頸筋 || 胸筋筋膜 | 下顎，口角，咬筋筋膜，笑筋，口角下制筋，下唇下制筋 |
| | 胸鎖乳突筋 || 胸骨柄の上縁および前面，鎖骨内側1/3 | 側頭骨の乳様突起，後頭骨の上項線 |
| | 舌骨上筋群 | 顎二腹筋 | 側頭骨の乳突切痕，下顎骨の二腹筋窩 | 中間腱 |
| | | 茎突舌骨筋 | 茎状突起の上外側部 | 舌骨の体および大角 |
| | | 顎舌骨筋 | 下顎骨の顎舌骨筋線 | 舌骨体，顎舌骨筋縫線 |
| | | オトガイ舌骨筋 | 下顎骨のオトガイ舌骨筋棘 | 舌骨体の前面 |
| | 舌骨下筋群 | 胸骨舌骨筋 | 胸骨柄，胸鎖関節および第1肋軟骨の後面 | 舌骨体 |
| | | 肩甲舌骨筋 | 上肩甲横靱帯，肩甲骨上縁および烏口突起 | 舌骨体の下縁 |
| | | 胸骨甲状筋 | 胸骨柄および第1〜2肋軟骨の後面 | 甲状軟骨斜線 |
| | | 甲状舌骨筋 | 甲状軟骨斜線 | 舌骨体および大角の後面 |
| 深頸筋 | 斜角筋群 | 前斜角筋 | 第3〜7頸椎の横突起前結節 | 第1肋骨の前斜角筋結節 |
| | | 中斜角筋 | 第2〜7頸椎の横突起前結節 | 第1肋骨の鎖骨下動脈溝，後方の隆起 |
| | | 後斜角筋 | 第5〜6頸椎の横突起後結節 | 第2肋骨の外側面 |
| | 椎前筋群 | 頸長筋 | 垂直部：上位3胸椎・下位3頸椎の椎体<br>上斜部：第3〜5頸椎の横突起<br>下斜部：第1〜3胸椎の椎体 | 垂直部：第2〜4頸椎の椎体<br>上斜部：環椎の前結節<br>下斜部：第6・7頸椎の横突起 |
| | | 頭長筋 | 第3〜6頸椎の横突起の前結節 | 後頭骨の底部の下面 |
| | | 前頭直筋 | 環椎の外側塊および横突起 | 後頭骨の底部の下面 |
| | | 外側頭直筋 | 環椎の横突起の前部 | 頸静脈孔の後方外側部と後頭顆の外側部 |

文献1を参考に作成．

も担う[2]．

頸部を屈曲させると最も後方に突出するのが**第7頸椎（隆椎）棘突起**［⑧］である．この棘突起の1〜2横指外側には下関節突起と上関節突起で形成される**C7-Th1椎間関節**［⑨］が位置する．

### ◆ 頸部・背部の筋と触診

頸部の筋は，表層にある**浅頸筋**と深層にあり頸椎の両側あるいは前面に位置する**深頸筋**に分類される（**表1**）[1]．さらに浅頸筋は広頸筋・胸鎖乳突筋・舌骨上筋群・舌骨下筋群，深頸筋は斜角筋群・椎前筋群に分けられる．

背部の筋は，表層にある**浅背筋**と深層にある**深背筋**に分類される（**表2**）[1]．さらに浅背筋は第1層として僧帽筋・広背筋，第2層として菱形筋・肩甲挙筋に分けられる．深背筋は第1層として上後鋸筋・下後鋸筋，第2層として頭板状筋・頸板状筋・脊柱起立筋・横突棘筋・棘間筋・横突間筋・後頭下筋群に分けられる．

表層にある浅頸筋（広頸筋・胸鎖乳突筋・舌骨上筋群・舌骨下筋群）と浅背筋（僧帽筋・広背筋）は体表から容易に触診できる．表層に位置する筋群（浅頸筋・浅背筋）と深層に位置する筋群（深頸筋・深背筋）の起始・停止を理解して，**筋の走行をイメージしながら触診することが**ポイントである．特に筋緊張が亢進しやすい胸鎖乳突筋・斜角筋群・僧帽筋・肩甲挙筋・頭板状筋・頭半棘筋は，臨床において触診することが多い（**図2**）．筋緊張を適切に評価するためには，**筋を適切な部位で触診できることが重要である**．

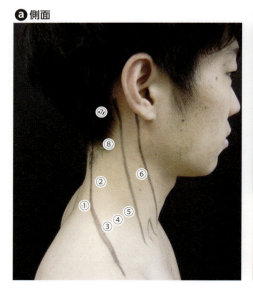
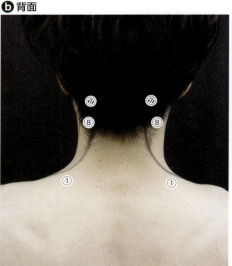

**図2●頸部筋・背部筋の触診部位**
黒線は，胸鎖乳突筋の前縁・後縁，僧帽筋の前縁を示す．
①僧帽筋，②肩甲挙筋，③後斜角筋，④中斜角筋，⑤前斜角筋，⑥胸鎖乳突筋，⑦頭半棘筋，⑧頭板状筋

## ◆ 頸部の注意を要する領域

頸部は，体表から図3のように**前頸部・胸鎖乳突筋部・外側頸三角部（後頸三角）・後頸部**に分けられる[3,4]．この4つの領域に分けて，脊髄神経・動静脈・リンパ節などの重要な構造について整理していく（表3）．

### ① 前頸部

前頸部とは，胸鎖乳突筋前縁・下顎骨下縁・正中線で囲まれた領域を示す．前頸部は，さら

**表2●背部の筋**

| 分類 | | 筋名 | | 起始 | 停止 |
|---|---|---|---|---|---|
| 浅背筋 | 第1層 | 僧帽筋 | | 後頭骨の上項線，外後頭隆起，項靱帯，第7頸椎以下全胸椎の棘突起および棘上靱帯 | 鎖骨外側1/3，肩峰，肩甲棘 |
| | | 広背筋 | | 胸腰筋膜の浅葉，下位4～8胸椎・腰椎・仙椎の棘突起，肩甲骨下角，腸骨稜，下位3～4肋骨 | 上腕骨の小結節稜 |
| | 第2層 | 菱形筋 | | 第6・7頸椎棘突起と項靱帯，第1～4胸椎棘突起および棘間靱帯 | 肩甲骨内側縁の下部2/3 |
| | | 肩甲挙筋 | | 第1～4頸椎横突起の後結節 | 肩甲骨内側縁の上部1/3 |
| 深背筋 | 第1層 | 上後鋸筋 | | 下位2頸椎および上位2胸椎棘突起と項靱帯 | 第2～5肋骨の肋骨角外側 |
| | | 下後鋸筋 | | 下位2胸椎および上位2腰椎部にある胸腰筋膜の浅葉 | 第9～12肋骨の外側部下縁 |
| | 第2層 | 頭板状筋 | | 下位5頸椎の高さにある項靱帯，上位2または3胸椎の棘突起 | 側頭骨の乳様突起，後頭骨上項線の外側部 |
| | | 頸板状筋 | | 第3～6胸椎の棘突起 | 上位2頸椎の横突起の後結節 |
| | | 脊柱起立筋 | 腸肋筋 | 腸骨稜，仙骨前面，第3～12肋骨の肋骨角上縁 | 第1～12肋骨の肋骨角，第4～7頸椎横突起の後結節 |
| | | | 最長筋 | 腸骨稜，胸腰筋膜，仙骨・腰椎の棘突起，第3頸椎～第6胸椎の横突起 | 全腰椎の副突起・肋骨突起，第2頸椎～第12胸椎横突起の後結節，側頭骨の乳様突起，第3～12肋骨の肋骨角 |
| | | | 棘筋 | 第11胸椎～第2腰椎，第6頸椎～第2胸椎の棘突起 | 第2～9胸椎棘突起，第2～4頸椎棘突起 |
| | | 横突棘筋 | 半棘筋 | 第3頸椎～第12胸椎の横突起 | 第2頸椎～第4頸椎棘突起，後頭骨の上項線と下項線の間 |
| | | | 多裂筋 | 仙骨の後面，全腰椎の乳様突起および副突起，全胸椎の横突起，第4～7頸椎の下関節突起 | 第2頸椎以下すべての椎体の棘突起 |
| | | | 回旋筋 | 第2頸椎以下すべての椎体の横突起 | 直上あるいは1つの椎体を隔てた上位椎体の棘突起 |
| | | 棘間筋 | | 隣接する棘突起間を結ぶ（主に頸部と腰部に存在する） | |
| | | 横突間筋 | | 2個の相隣接する横突起間を結ぶ（主に頸部と腰部に存在する） | |
| | | 後頭下筋群 | 大後頭直筋 | 軸椎の棘突起 | 後頭骨下項線の中央1/3 |
| | | | 小後頭直筋 | 環椎の後結節 | 後頭骨下項線の内側1/3 |
| | | | 上頭斜筋 | 環椎の横突起の前部 | 後頭骨の下項線 |
| | | | 下頭斜筋 | 軸椎の棘突起 | 環椎の横突起 |

文献1を参考に作成．

に**顎下三角**（下顎骨下縁と顎二腹筋の前・後腹で囲まれた領域）・**頸動脈三角**（胸鎖乳突筋前縁・肩甲舌骨筋の上腹・顎二腹筋の後腹で囲まれた領域）・**筋三角**（胸鎖乳突筋前縁・肩甲舌骨筋の上腹・正中線で囲まれた領域）・**オトガイ三角**（両側の顎二腹筋の前腹・舌骨・下顎骨下縁で囲まれた領域）の4つに区分される．

顎下三角には顎下リンパ節・顎下腺・舌下神経・耳下腺など，頸動脈三角には頸動脈分岐部・頸動脈小体・舌下神経などが存在する．筋三角には甲状腺・喉頭・気管・食道など，オトガイ三角には，オトガイ下リンパ節などが存在する．

### ②胸鎖乳突筋部

胸鎖乳突筋部とは，胸鎖乳突筋が占める領域を示す．胸鎖乳突筋部には，胸鎖乳突筋・頸動脈・内頸静脈・迷走神経・頸静脈リンパ節などが存在する．

### ③外側頸三角部（後頸三角）

外側頸三角部（後頸三角）とは，僧帽筋前縁・胸鎖乳突筋後縁・鎖骨で囲まれた領域を示す．外側頸三角部（後頸三角）には，外側頸リンパ節・副神経・横隔神経・頸神経叢・腕神経叢などが存在する．

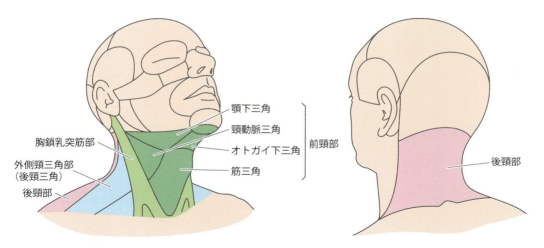

**図3● 頸部の体表解剖**
文献3を改変して転載．

**表3● 頸部に存在する重要な構造**

| 部位 | | 構造 |
|---|---|---|
| 前頸部 | 顎下三角 | 顎下リンパ節・顎下腺・舌下神経・耳下腺など |
| | 頸動脈三角 | 頸動脈分岐部・頸動脈小体・迷走神経・舌下神経など |
| | 筋三角 | 甲状腺・喉頭・気管・食道など |
| | オトガイ三角 | オトガイ下リンパ節など |
| 胸鎖乳突筋部 | | 胸鎖乳突筋・頸動脈・内頸静脈・迷走神経・頸静脈リンパ節など |
| 外側頸三角部 | | 外側頸リンパ節・副神経・横隔神経・頸神経叢・腕神経叢など |
| 後頸部 | | 大後頭神経・椎骨動脈（後頭下三角内）など |

### ④ 後頸部

後頸部とは，上項線より下で第7頸椎より上で僧帽筋が占める領域を示す．後頸部には，第2頸神経後枝である大後頭神経・後頭下三角（大後頭直筋・上頭斜筋・下頭斜筋で囲まれた領域）を走行する椎骨動脈などが深層に存在する[3,5]．また後頸部には，頸神経叢の皮枝である小後頭神経が胸鎖乳突筋後縁から上行して走行し，さらに第3頸神経後枝である第3後頭神経も存在する．

## 3 頸部に対するリスク管理

頸部に対する不適切な触診により，特に有害事象を引き起こすリスクの高い構造が存在する前頸部（頸動脈三角）・外側頸三角部（後頸三角）・後頸部の3つに焦点を当てて整理していく．頸部の注意を要する領域について，矢状面から観察できる領域（図4）と前額面から観察できる領域（図5）に分けて触診することが大切である．頸部の触診では，前頸部（頸動脈三

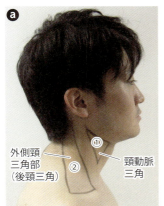 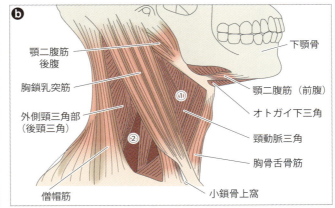

**図4● 頸部の注意を要する領域（矢状面）**

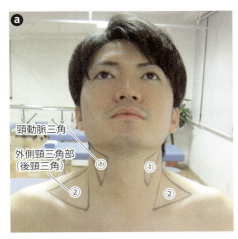 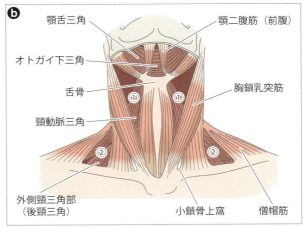

**図5● 頸部の注意を要する領域（前額面）**

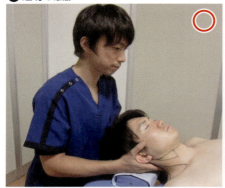
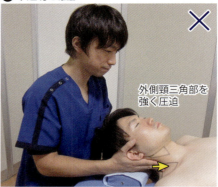

**図6● 頸部の触診**
a）危険な領域に侵害刺激を加えずに頸部の触診を行なっている．
b）示指・中指で危険な領域に侵害刺激を与えている．

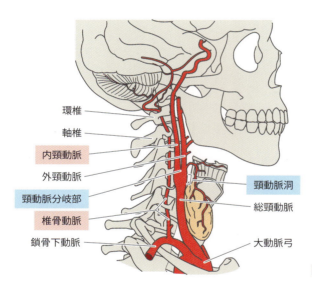

**図7● 頸動脈分岐部**

角）・外側頸三角部（後頸三角）・後頸部に**侵害刺激を与えないように適切に触診すること**が重要になる（図6）．

## ◆ 前頸部（頸動脈三角）を触診する際の注意事項

　頸部には，脳への血液供給で重要な**内頸動脈**と**椎骨動脈**が走行する（図7）．特に前頸部（頸動脈三角）には，非常にリスクの高い**頸動脈分岐部**が存在する．頸動脈分岐部は，頸動脈三角内に存在して甲状軟骨の上縁付近に位置する[6]．

　頸動脈分岐部には膨らんだ**頸動脈洞**があり，そこには圧受容体が分布している．そのため，頸動脈洞に対する圧迫は，圧受容体が分布する頸動脈洞の反応（**頸動脈洞反射**）を引き起こす．この頸動脈洞反射により心血管系の応答が起こり，機械的な圧迫により延髄の孤束核から遠心路を介して**徐脈・血圧低下**が出現する（図8）．これが神経調整性失神のメカニズムであ

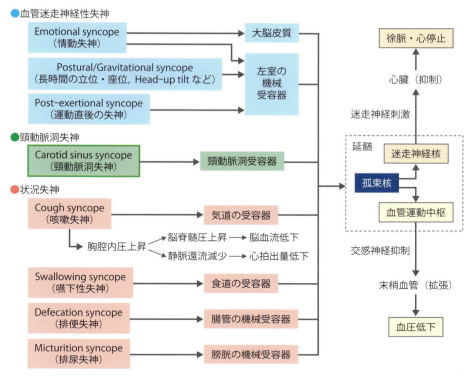

**図8● 反射性失神（神経調節性失神）のメカニズム**
文献6より転載．

り，機械的な圧迫を続けると最終的に意識消失（失神）につながってしまう．意識消失（失神）の前駆症状としては，**嘔気・冷汗・頭痛・頭重感・眼前暗黒感・複視**などを伴うことが多い[6]．特に頸動脈三角を触診する際は**圧迫していないか十分注意する**ことが必要である．

また，深層に存在する椎骨動脈は頸部の**複合運動**（屈曲＋回旋，伸展＋回旋など）により容易に血流障害を引き起こす[7]．そのため，過度な複合運動による頸部のポジショニングを行う際は注意が必要である．

## ◆ 外側頸三角部（後頸三角）を触診する際の注意事項

外側頸三角部（後頸三角）内では，第1～第4頸神経の前枝で形成される**頸神経叢**（図9）や第5頸神経～第1胸神経の前枝で形成される**腕神経叢**（図10）が深層から表層へと出現してくる[8]．特に頸神経叢の皮枝や腕神経叢の神経幹は体表近くに存在しており（図11①，②），これらに対する侵害刺激は神経根や末梢神経の感覚神経の支配領域[8]（図12）に放散痛を引き起こす．そのため触診時は，**神経点**（頸神経叢の皮枝が胸鎖乳突筋より頸筋膜浅葉を貫通する部位）や**斜角筋三角**（前斜角筋と中斜角筋の間）に**侵害刺激を与えないこと**が大切である．さらに，**外側頸三角部**（後頸三角）内には副神経や横隔神経も表層にあるため，同じく触診時に侵害刺激を与えないように注意が必要である．

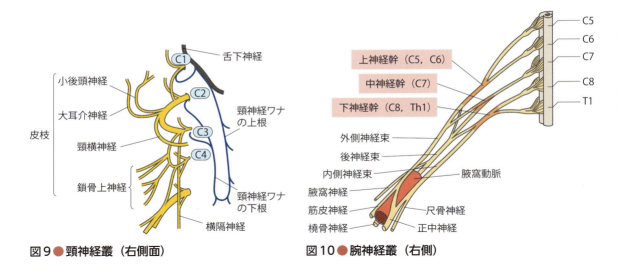

図9 ● 頸神経叢（右側面）

図10 ● 腕神経叢（右側）

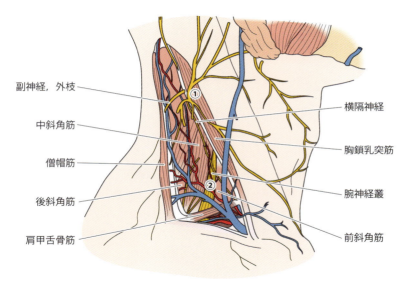

図11 ● 外側頸三角部（後頸三角）
①頸神経叢の皮枝が胸鎖乳突筋後縁から表層へ出現する部位.
②腕神経叢の神経幹が前斜角筋と中斜角筋の間から表層へ出現する部位.

### ◆ 後頸部を触診する際の注意事項

　後頸部には，第2頸神経後枝である**大後頭神経**が深層から表層へと出現してくる．大後頭神経は深層の下頭斜筋を迂回し，頭半棘筋を貫通して，表層の僧帽筋付着部である上項線付近（外後頭隆起の2〜3cm外側）へ出現して後頸部の感覚を支配する．大後頭神経は頭痛と関係が深く，僧帽筋・頭半棘筋・下頭斜筋で絞扼されやすい[9]．大後頭神経への侵害刺激は後頭部の支配領域（図12b）に頭痛を誘発して，感作を起こすと三叉神経領域にも疼痛が拡がる[10]．そのため，触診時は僧帽筋の付着部である上項線付近・頭半棘筋・下項線の下方にある**下頭斜筋などに強い圧迫を与えないこと**が大切である．

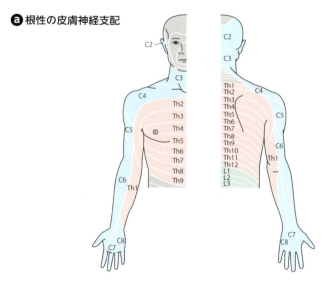

**ⓐ 根性の皮膚神経支配**

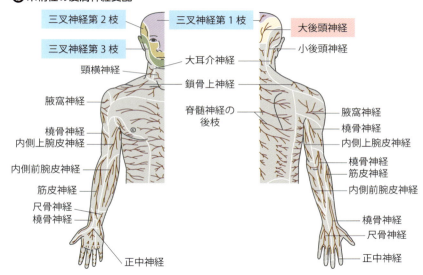

**ⓑ 末梢性の皮膚神経支配**

**図12 ● 頭頸部・上肢の知覚支配**

---

### 文献

1) 「日本人体解剖学 上巻 改訂19版」（金子丑之助/原著，金子勝治，穐田真澄/改訂），南山堂，2010
2) 「Mechanical Neck Pain: Perspectives in Functional Anatomy Hardcover」（Porterfield JA & De Rosa C, ed），1995
3) 天野 修：頸部の領域（三角）．「プロメテウス解剖学アトラス 口腔・頭頸部」（坂井建雄，天野 修/監訳），pp 272，医学書院，2012
4) 「プロメテウス解剖学アトラス 胸部/腹部・骨盤部 第2版」（坂井建雄，大谷 修/監訳），医学書院，2015
5) 「解剖実習の手引き 第11版」（寺田春水，藤田恒夫/著），南山堂，2004
6) 住吉正孝，阿部啓彦：状況失神．「失神の診断と治療」（今泉 勉/監），pp 178，メディカルレビュー社，2006
7) 「基礎・臨床解剖学 脊柱 脊髄 自律神経」（Gregory D. Cramer, Susan A. Darby/著，早川敏之/訳），エンタプライズ，2000
8) 「プロメテウス解剖学アトラス 解剖学総論/運動器系 第3版」（坂井建雄，松村讓兒/監訳），医学書院，2007
9) 上田泰久，小林邦彦：大後頭神経の肉眼解剖 —1例より得られた知見—，The Journal of Clinical Physical Therapy 16：39-41，2014
10) Bogduk N & Govind J：Cervicogenic headache: an assessment of the evidence on clinical diagnosis, invasive tests, and treatment. Lancet Neurol, 8：959-968, 2009

第 5 章　頸部の解剖・バイオメカニクス・疼痛のメカニズム

# 2　頸部のバイオメカニクス

上田泰久

## Point

● 頭頸部の安定性には，環椎後頭関節が大きく関与する．

● 頭頸部の可動性（屈曲・伸展，側屈，回旋）には，頸椎の各分節が関与する．

● 質量中心と頸椎アライメントから力学的負荷が増大しやすい姿勢・動作を推測する．

## 1　はじめに

　　頸部痛を有する症例では，日常生活において頭頸部の**力学的負荷**（モーメント，圧縮ストレス・伸張ストレス・せん断ストレス・捻れストレス）が増大した不適切な姿勢・動作が習慣化していることが多い．このような習慣化した姿勢・動作による力学的負荷の増大は，痛覚受容器を有する組織へ継続的な侵害刺激を与えて，頸部痛を誘発する大きな要因となる．本稿では，頭頸部に対する過剰な力学的負荷が加わりやすい条件について，バイオメカニクスの視点から解説する．

## 2　バイオメカニクスと頸椎

### ◆ 頭頸部の安定性

　　頸椎は，C1（環椎）・C2（軸椎）から構成される**上位頸椎**とC3–C7から構成される**下位頸椎**に分類される（**図1**）．C1は，後頭骨と**環椎後頭関節**を形成する．**環椎後頭関節**の安定性は，「**第1のてこ**」[1,2] で供給されている（**図2a**）．頭部の重心は支点よりも前にあるため，頭頸部には常に屈曲の外的モーメントが生じる．そのため，**頭頸部の伸筋群による伸展の内的モーメントを生じさせて頭頸部の安定性を保つ必要がある**．さらに頭頸部の安定性を保つためには，C1の上関節窩が受け皿のように後頭骨の後頭顆をしっかり支え続ける必要がある．C1の上関節面を**図2b**のように4区画に分けて，後頭骨の後頭顆との適合状態を捉えることが重要である．

　　また頭部の重心が前方へ位置する頭部前方位姿勢（forward head position：FHP，**図3b**）では，中間位（**図3a**）よりもC7–Th1の屈曲の外的モーメントが増大した姿勢になる[4]．そのため，**頭頸部の伸筋群による伸展の内的モーメントを働かせる必要が生じる**．この姿勢は，外的モーメントと内的モーメントの増大を引き起こすため，頭頸部に対する力学的負荷が加わりやすい条件になる．

162　肩関節痛・頸部痛のリハビリテーション

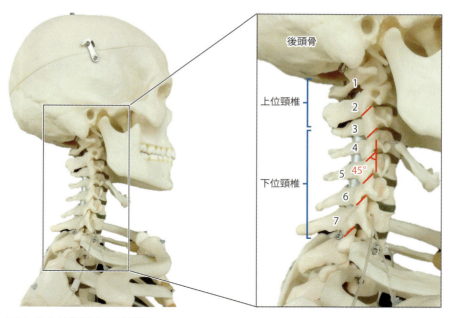

**図1● 上位頸椎と下位頸椎**
上位頸椎はC1・C2，下位頸椎はC3-C7から構成される．下位頸椎の椎間関節は前額面に対して約45°の傾斜を有する．

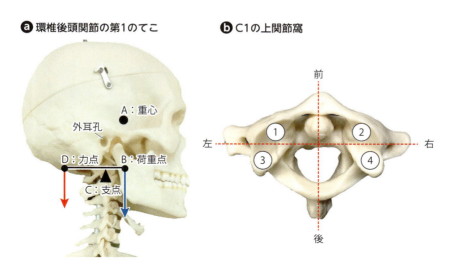

ⓐ 環椎後頭関節の第1のてこ　　ⓑ C1の上関節窩

**図2● 頭頸部の安定性**
a) 頭部の重心（A）は，外耳孔の前上方に位置する．荷重点（B）は頭部の重心（A）から垂直に延長した部分，支点（C）は環椎後頭関節，力点（D）は頸部伸筋群の付着部になる．抗重力位では，頭頸部には常に屈曲の外的モーメント（→）が加わるため，頸部伸筋群の筋活動による伸展の内的モーメント（→）を発生させて頭頸部の安定性を保っている．
b) 関節面を左前方①，右前方②，左後方③，右後方④の4区画に分類した．頭頸部の安定性が高い場合，頭部の重量と筋活動により関節面の4区画に均等な圧縮が加わる．一方，C1のアライメント異常などにより頭頸部の安定性が低い場合，関節面の4区画には不均等な圧縮が加わる．
文献3を改変して転載．

### ◆頭頸部の可動性

頸椎の屈曲・伸展では，上位頸椎・下位頸椎ともに各分節の動きが大きい（図4a）．頸椎の側屈では，下位頸椎の全体の各分節の動きが大きい（図4b）．頸椎の回旋では，環軸（C1-C2）関節の可動域が大きい（図4c）．頸椎の可動域制限を有する場合，この頸椎の各分節と可動域の関係[5]を理解して介入することが重要である．

上位頸椎には椎間板がなく，環椎後頭関節とC1-C2関節（正中C1-C2関節・外側C1-C2関節）がある．関節包内運動は主に滑りと転がり運動である．一方，下位頸椎には椎間板があり，

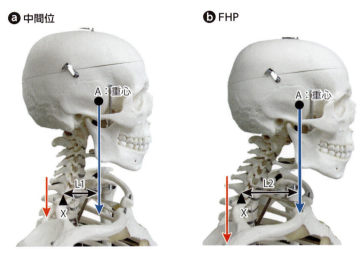

**図3● C7-Th1に加わる力学的負荷**
Aは頭部の重心，XはC7-Th1の椎間関節を示す．aの中間位のモーメントアーム（L1）より，bのFHPのモーメントアーム（L2）の距離が長い．そのため，中間位よりもFHPの方が屈曲の外的モーメント（➡）が増大する．頭部の平衡を保つためには，頭頸部の伸筋群による伸展の内的モーメント（➡）を産生する必要が生じる．

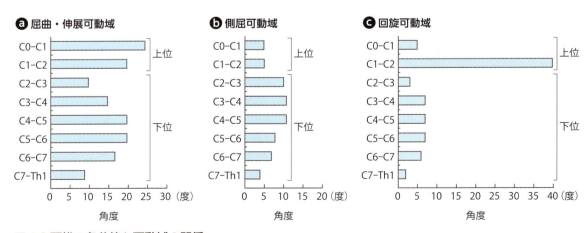

**図4● 頸椎の各分節と可動域の関係**
a）屈曲・伸展では，上位頸椎・下位頸椎ともに各分節の動きが大きい．
b）側屈では，上位頸椎より下位頸椎の各分節の運動が大きい．
c）回旋では，上位頸椎であるC1-C2関節の運動が大きい．
文献5を改変して転載．

表1 ● 下位頸椎の椎間板の動きとストレス

|  | 増大するストレス | メカニズム |
| --- | --- | --- |
| 屈曲 | 後方の線維輪の伸張ストレス | 髄核が後方へ移動する |
| 伸展 | 前方の線維輪の伸張ストレス | 髄核が前方へ移動する |
| 側屈 | 対側の線維輪の伸張ストレス | 髄核が対側へ移動する |
| 回旋 | 椎体間の圧縮ストレス | 髄核上を椎体が回転して線維輪の斜走線維が緊張する |

椎体間関節と椎間関節を有する．関節包内運動は主に滑り運動である．椎間板は，屈曲・伸展，側屈，回旋により**表1**のようなストレスが生じる．

## 3 全身の姿勢・動作と頸椎

### ◆ 質量中心とアライメント

#### ① 立位

立位では，**上半身質量中心**と**下半身質量中心**を観察することが重要になる．身体重心位置の観察は，福井の提唱する臨床的な評価法[7,8]が簡便で用いやすい．上半身質量中心はTh7–Th9高位（椎体前面），下半身質量中心は大腿部の中央と上から2/3の間に位置する．身体重心位置は上半身質量中心と下半身質量中心を結んだ線の中点になる（図5）．

#### ② 座位

座位では，**上半身質量中心**を観察することが重要になる．座位姿勢では，上半身質量中心を座面に投影した点が**座圧中心**となる（図6）．さらに，骨盤に対する上半身質量中心の位置変化

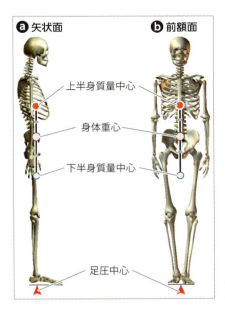

図5 ● 上半身質量中心と下半身質量中心
身体重心を床面に投影させた点が足圧中心になる．

を観察することで，頸椎の土台になる上部体幹（上半身質量中心から頸胸移行部まで）・下部体幹（上半身質量中心から骨盤まで）の形態変化と頸椎アライメントの関係を捉えることができる．

### ③矢状面

矢状面における骨盤位置に対応する体幹のアライメント変化には，上半身質量中心が後方へ偏位する変化と上半身質量中心が前方へ偏位する変化がある（図7）．上半身質量中心が後方へ偏位する変化では，骨盤後傾に伴い腰椎・胸椎が屈曲し，下位頸椎は屈曲，上位頸椎は伸展

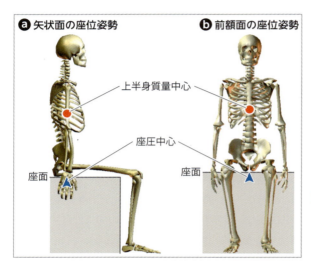

**図6● 上半身質量中心と座圧中心**
上半身質量中心は，矢状面ではTh7-Th9の椎体前面，前額面ではbの剣状突起に位置する．座圧中心は上半身質量中心を座面に投影させた点になる．

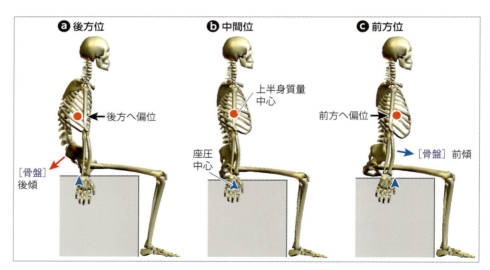

**図7● 矢状面における体幹の対応**
a）上半身質量中心が後方へ偏位する変化（→）では，骨盤後傾に伴い腰椎・胸椎が屈曲し，下位頸椎は屈曲，上位頸椎は伸展アライメントをとる．
c）一方，上半身質量中心が前方へ偏位する変化（→）では，骨盤前傾に伴い腰椎・胸椎が伸展し，下位頸椎は伸展，上位頸椎は屈曲アライメントをとる．
文献3を改変して転載．

アライメントをとることが多い（図7a）．一方，上半身質量中心が前方へ偏位する変化では，骨盤前傾に伴い腰椎・胸椎が伸展し，下位頸椎は伸展，上位頸椎は屈曲アライメントをとることが多い（図7c）．

### ④ 前額面

前額面における骨盤位置に対応する体幹のアライメント変化[8]には，**台形的な変化と平行四辺形的な変化**がある（図8）．台形的な変化では，頸椎の土台となる上部体幹と下部体幹が同側に側屈する（図9）．一方，平行四辺形的な変化では，上部体幹と下部体幹は相互に異なる方向へ側屈する（図10）．台形的な変化と平行四辺形的な変化ともに，頸椎は上部体幹と同方

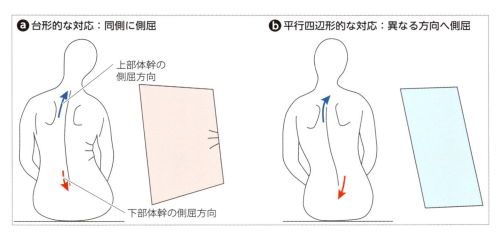

**図8 ● 体幹の台形と平行四辺形的な変化**
前額面における体幹のアライメント変化である台形的な対応（a）と平行四辺形的な対応（b）を示す．
文献7より転載．

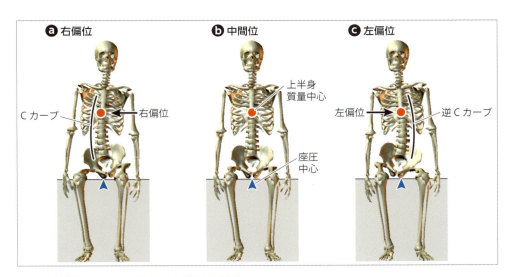

**図9 ● 前額面における体幹の台形的な対応**
a）上半身質量中心の右偏位（→）では，上部体幹と下部体幹は左側屈となり，体幹アライメントはCカーブを呈する．
c）上半身質量中心の左偏位（→）では，上部体幹と下部体幹は右側屈となり，体幹アライメントは逆Cカーブを呈する．

向の側屈アライメントをとることが多い．

### ⑤ 水平面

水平面における骨盤位置に対応する体幹のアライメント変化[8]には，座圧中心の位置によりさまざまなパターンがある．例えば，座圧中心を左前方へ移動すると，下部体幹は伸展・右側屈・左回旋，上部体幹は伸展・右側屈・右回旋することが多い（図11）．座圧中心が左前方の場合，頸椎は上部体幹と同方向の回旋アライメント（右回旋）をとることが多い．

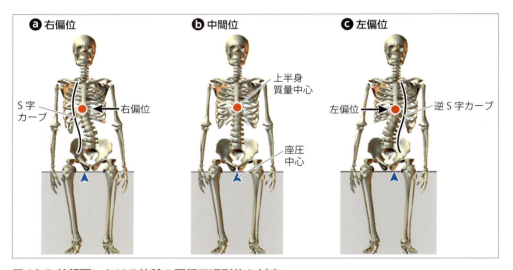

**図10● 前額面における体幹の平行四辺形的な対応**
a) 上半身質量中心の右偏位（→）では，上部体幹は左側屈，下部体幹は右側屈となり，体幹アライメントはS字カーブを呈する．
c) 上半身質量中心の左偏位（→）では，上部体幹は右側屈，下部体幹は左側屈となり，体幹アライメントは逆S字カーブを呈する．

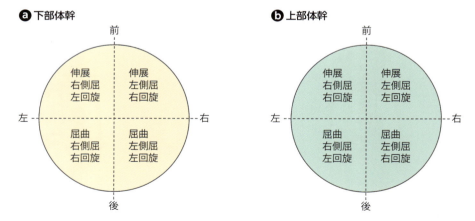

**図11● 下部体幹と上部体幹の関係**
上方より見下ろした座面を示す．上半身質量中心を座面に投影させた点が座圧中心である．座圧中心を左前方へ移動させると，下部体幹では伸展・右側屈・左回旋，上部体幹では伸展・右側屈・右回旋が伴う．

## ◆ 正常運動と病態運動

　頸椎の正常運動とは，頸椎と上位胸椎・上肢帯の連動した運動である．一方，頸椎の病態運動とは，頸椎と上位胸椎・上肢帯の連動した運動が制限されて，上位頸椎・下位頸椎のどちらか一方に過剰な動きを引き起こす運動である．頸椎と上位胸椎・上肢帯の連動した運動は，頸部痛を予防・改善するうえで非常に重要になる．そのため，頸椎と上位胸椎・上肢帯の連動性を観察して，**連動性が破綻した頸椎の病態運動の有無を捉える**必要がある．

### ① 屈曲・伸展

　頸椎の屈曲・伸展では，頸椎が屈曲した際に**上位胸椎も屈曲**し，頸椎が伸展した際に**上位胸椎も伸展**することが重要である（図12）．さらに屈曲時には肩甲骨が挙上・前傾して鎖骨は下方へ軸回旋（図13a），伸展時には肩甲骨が下制・後傾して鎖骨は上方へ軸回旋（図14a）した方が頸椎と上位胸椎の連動した運動が出現しやすい．一方，屈曲時に肩甲骨が下制・後傾して鎖骨が上方へ軸回旋（図13b），伸展時に肩甲骨が挙上・前傾して鎖骨が前方へ軸回旋（図14b）すると，頸椎と上位胸椎の連動した運動が制限されやすい．

　頸部痛を有する症例では，上半身質量中心が後方へ偏位（図15b）して，伸展時に胸椎が屈曲位の状態になり下位頸椎だけで伸展する病態運動が出現していることが多い（図15a）．また屈曲時に上位頸椎が伸展位の状態で下位頸椎だけで屈曲する運動も頸部痛の誘因となる（図15c）．これらの病態運動は頸胸椎移行部の椎間関節に対する圧縮・せん断ストレスの増大を引き起こしやすい．**上位頸椎・下位頸椎の両方の運動が出現して，上位胸椎・上肢帯と連動した運動が出現しているか観察する**ことがポイントである[8,9]．

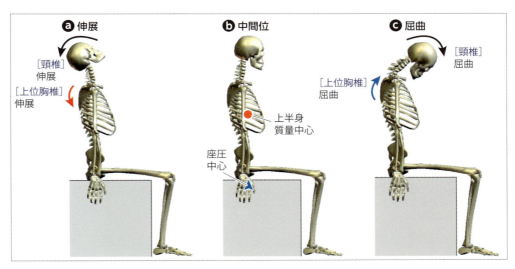

**図12● 正常な頸椎の屈曲・伸展運動**
a）頸椎が伸展した際は上位胸椎も伸展（→）する．
b）頸椎が屈曲した際は上位胸椎も屈曲（→）する．
文献3を改変して転載．

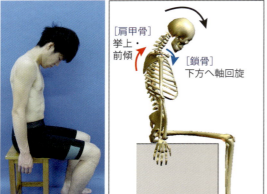
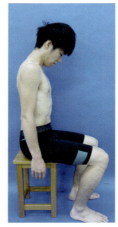
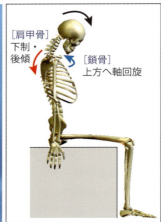

**図13● 屈曲における上肢帯の影響**
a）頸椎の屈曲では，肩甲骨が挙上・前傾し，鎖骨は下方へ軸回旋した方が可動域が大きくなる．
b）一方，肩甲骨が下制・後傾し，鎖骨は上方へ軸回旋すると可動域は制限される．
文献3を改変して転載．

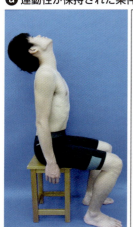
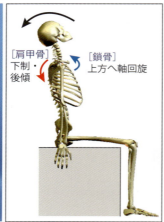
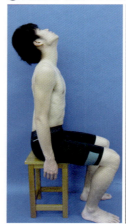
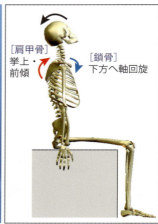

**図14● 伸展における上肢帯の影響**
a）頸椎の伸展では，肩甲骨が下制・後傾し，鎖骨は上方へ軸回旋した方が可動域が大きくなる．
b）一方，肩甲骨が挙上・前傾し，鎖骨は下方へ軸回旋すると可動域は制限される．
文献3を改変して転載．

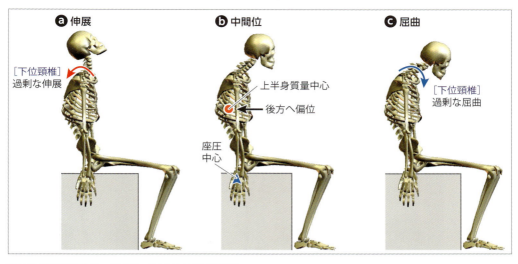

**図15●頸椎屈曲・伸展における病態運動動**
b) 上半身質量中心が後方へ偏位（→）した座位姿勢を示す.
a) 胸椎が屈曲位の状態で伸展（→）すると，下位頸椎の過剰な伸展運動が出現しやすい.
c) また上位頸椎が伸展位の状態で屈曲（→）すると，下位頸椎の過剰な屈曲運動が出現しやすい.
文献3を改変して転載.

## ② 側屈

　頸椎の側屈では，頸椎が側屈した際に**上位胸椎も同側に側屈**することが重要である（図16）. さらに側屈時には，側屈と同側の肩甲骨・鎖骨が下制，側屈と逆側の肩甲骨・鎖骨が挙上した方が頸椎と上位胸椎の連動した運動が出現しやすい（図17a）.

　上半身質量中心が左偏位すると，上位胸椎と下位頸椎は右側屈アライメントをとる傾向がある（図18）. そのため右側屈では下位頸椎が優位に動き，左側屈では代償的に上位頸椎を優位

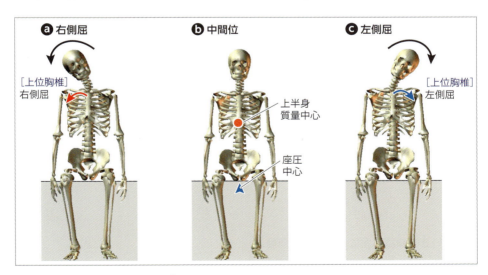

**図16●正常な頸椎の側屈運動**
a) 頸椎が右側屈した際は上位胸椎も右側屈（→）する.
c) 頸椎が左側屈した際は上位胸椎も左側屈（→）する.

に動かしやすい．頸部痛を有する症例では，上半身質量中心が過剰に左偏位（図18b）して，右側屈時に右肩甲帯・鎖骨を挙上させて胸椎の連動した動きが図17bのように制限されて，下

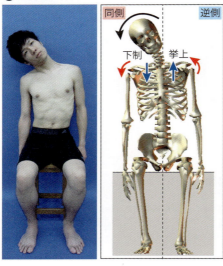
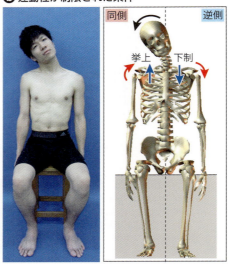

**図17● 側屈における上肢帯の影響**

→：肩甲骨，→：鎖骨．
a) 頸椎の側屈では，側屈と同側の肩甲骨・鎖骨が下制，側屈と逆側の肩甲骨・鎖骨が挙上した方が可動域が大きくなる．
b) 一方，側屈と同側の肩甲骨・鎖骨が挙上，側屈と逆側の肩甲骨・鎖骨が下制すると可動域は制限される．

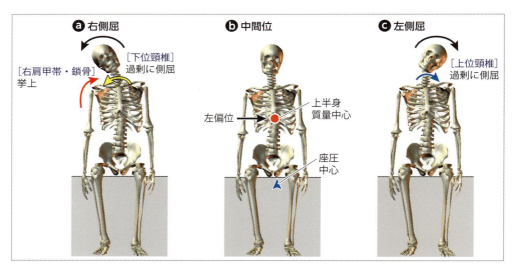

**図18● 頸椎側屈における病態運動**

b) 上半身質量中心が左偏位した座位姿勢を示す．
a) 右側屈時に右肩甲帯・鎖骨が挙上（→）して胸椎の連動した動きが制限されると，下位頸椎の過剰な運動が出現しやすい（→）．
c) また左側屈では下位頸椎が右側偏位で左側屈運動が制限されるため，側屈可動域の少ない上位頸椎で過剰な左側屈運動（→）を行なう傾向がある．

文献3を改変して転載．

位頚椎を過剰に側屈する病態運動が出現していることが多い（図18a）．また左側屈時には可動域の少ない上位頚椎で無理に可動域を補う運動を行う傾向にある（図18c）．この病態運動は上位頚椎の翼状靱帯・関節包に対する伸張ストレスの増大を引き起こしやすい．側屈の可動域の多い下位頚椎の運動が出現して，**上位胸椎・上肢帯と連動した運動が出現しているか観察すること**がポイントである[3,9]．

### ③ 回旋

頚椎の回旋では，頚椎が回旋した際に**上位胸椎も同側に回旋する**ことが重要である（図19）．さらに回旋時には，回旋と同側の肩甲骨が内転して鎖骨が後退，回旋と逆側の肩甲骨が外転して鎖骨が前方突出した方が頚椎と上位胸椎の連動した運動が出現しやすい（図20a）．

上半身質量中心が左偏位すると，上位頚椎と下位頚椎は右側屈アライメントをとるため，下位頚椎は右回旋（頚椎の複合運動）しやすい傾向にある．そのため，右回旋では下位頚椎が優位に動き，左回旋では代償的に上位頚椎を優位に動かしやすい．頚部痛を有する症例では，上半身質量中心が過剰に左偏位（図21b）する．そのため，右回旋時に右肩甲帯を外転・右鎖骨を前方突出させて上位胸椎の連動した動きが図20bのように制限され，下位頚椎を過剰に回旋する病態運動が出現していることが多い（図21a）．また左回旋時には下位頚椎の運動が制限されるため，上位頚椎のC0–C1関節を過剰に動かす傾向にある（図21c）．この病態運動は上位頚椎の翼状靱帯に対する伸張ストレスの増大，C1と後頭骨のアライメント異常を引き起こしやすい．**回旋の可動域の多い上位頚椎の正常な可動域範囲内で運動が出現しているか観察すること**がポイントである[3,9]．

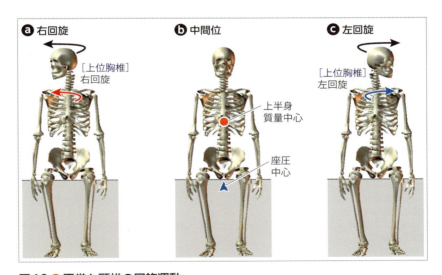

**図19● 正常な頚椎の回旋運動**
a）頚椎が右回旋した際は上位胸椎も右回旋（→）する．
b）頚椎が左回旋した際は上位胸椎も左回旋（→）する．

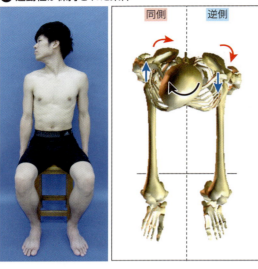
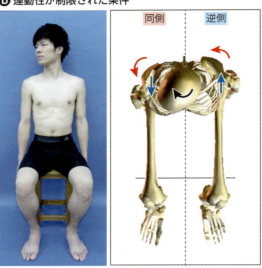

**図20 ● 回旋における上肢帯の影響**
⇒：肩甲骨，→：鎖骨．
a) 頸椎の回旋では，回旋と同側の肩甲骨が内転して鎖骨が後退，回旋と逆側の肩甲骨が外転して鎖骨が前方突出した方が可動域が大きくなる．
b) 一方，回旋と同側の肩甲骨が外転して鎖骨が前方突出，回旋と逆側の肩甲骨が内転して鎖骨が後退すると可動域は制限される．

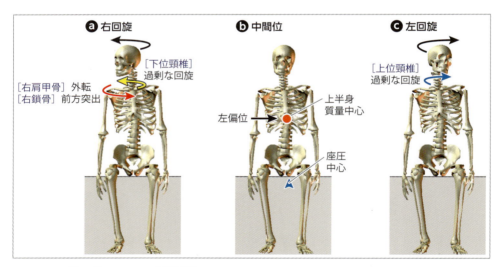

**図21 ● 頸椎回旋における病態運動**
b) 上半身質量中心が左偏位した座位姿勢を示す．
a) 右回旋では右肩甲骨を外転・右鎖骨を前方突出（→）して上位胸椎の連動した動きが制限されると，下位頸椎の過剰な運動（⇒）が出現しやすい．
c) また左回旋では下位頸椎の運動が制限されるため，上位頸椎で過剰に回旋可動域を確保（→）する傾向がある．
文献3を改変して転載．

### ■ 文献

1）「Mechanical Neck Pain: Perspectives in Functional Anatomy」（Porterfield JA & De Rosa C）Saunders, p1-20, 1995
2）「基礎運動学 第6版」（中村隆一, 他/著），医歯薬出版，2003
3）上田泰久：頸部運動療法のバイオメカニクス的解釈.「エキスパート理学療法1 バイオメカニクスと動作分析」，福井　勉，他/編），p120-128，ヒューマンプレス，2016
4）「オーチスのキネシオロジー 身体運動の力学と病態力学 原著第2版」（Carol AO/著，山﨑敦，他/訳），ラウンドフラット，2012
5）「Clinical Biomechanics of the Spine. 2nd ed」（White AA, et al, eds），JB Lippincott, 1990
6）「関節・運動器の機能解剖 上肢・脊柱編」（Castaing J & Santini JJ/著，（井原秀俊，他/訳）. 協同医書出版，1986
7）福井　勉：力学的平衡理論・力学的平衡訓練.「整形外科理学療法の理論と技術」（山嵜　勉/編），p172-201，メジカルビュー，1997
8）福井　勉：体幹からみた動きと理学療法の展開.「結果の出せる整形外科理学療法」（山口光國，他/著），p75-176，メジカルビュー，2009
9）上田泰久：頸部・頭部に対する理学療法技術の検証.「理学療法MOOK17理学療法技術の再検証」（福井　勉，他/編），p84-94，三輪書店，2015

第 5 章　頸部の解剖・バイオメカニクス・疼痛のメカニズム

# 3 頸部痛のメカニズム

阿久澤　弘

## Point

- 筋・筋膜性疼痛は過剰収縮による筋の虚血状態によって起こる.
- 椎間板は変性・損傷によって神経線維が深部にまで分布し，侵害刺激を受容するようになる.
- 椎間関節は関節面の圧迫，関節包靱帯の伸張によって疼痛を引き起こす.
- 神経根障害には，後根神経節・グリア細胞・脊髄後角が関与し，疼痛を起こす.

　頸部痛は非常に多くみられる症状であり，生涯において頸部痛を有する割合は22〜70％とされている[1]．頸部痛にはさまざまな原因があり，その症状は多岐にわたる．本稿では，頸部に発生する疼痛を，**体性感覚性**と**末梢神経性**，**混合性**に分類し，関与する組織ごとにその発生メカニズムを解説していく（**表1**）．

## 1 体性感覚性疼痛

　体性感覚性疼痛は，各組織に分布する**侵害受容器の興奮**によって生じる疼痛である．侵害受容器の興奮は機械的刺激や熱刺激，化学的刺激によって起こる．侵害受容器からの侵害刺激は，有髄線維のAδ線維と無髄線維のC線維によって脊髄後角に伝達され，最終的に大脳に送られた情報から疼痛として認識される．

### ◆ 筋・筋膜性疼痛

#### ① 病態

　疼痛のある筋・筋膜には圧痛点が存在し，その部位を触診すると筋硬結が確認できる[2]．この筋硬結部分は**筋膜性トリガーポイント**（myofascial trigger point：**MTrP**）とよばれ，自発痛を起こす活性型MTrPと，圧迫によって疼痛を起こす潜在型MTrPがある．頸部の筋では，**後頭下筋群・僧帽筋上部線維・肩甲挙筋**に活性型MTrPが多くみられると報告されている[2]．

#### ② 原因

　MTrPは神経筋接合部でのアセチルコリン放出過剰と，組織へのエネルギー供給不足が原因

表1 ● 頸部痛の分類

| 体性感覚性疼痛 | 末梢神経性疼痛 | 混合性疼痛 |
| --- | --- | --- |
| ・筋・筋膜性疼痛<br>・椎間板性疼痛<br>・椎間関節性疼痛 | ・頸椎神経根症 | ・頭痛 |

176　肩関節痛・頸部痛のリハビリテーション

とされている[3,4].低強度・長時間の筋収縮はアセチルコリンの放出増加・筋の虚血状態・低酸素症・ATP産生不足を引き起こし,筋節の拘縮が発生する[3,5](図1).その結果,この拘縮状態は侵害受容器を興奮させ,疼痛を発生させる.

### ③ 運動・姿勢・状態

頸部の筋は,頭部の重量を支えるために姿勢によっては常に活動する必要がある.**頭部前方位姿勢**(forward head posture:FHP)となると,頭部の重量を支えるために頸部後面や背部の筋の筋活動が高まる.また後頭下筋群はFHPによって上位頸椎が伸展位で維持されることで短縮しやすい.このような姿勢が日常化することでMTrPが生じる.

現代生活のなかでは,パソコンやスマートフォンの使用によって,FHPや頸部屈曲位が長時間持続することがある.それにより頭部の重量を支える頸部後面や背部の筋にかかる負荷が増加し,疼痛が誘発されることが多い.またバッグをもつ手・かける肩が一方に決まっている場合や,何らかの繰り返しの動作で頸部周囲の特定の筋の活動頻度が高い場合には,疼痛を誘発することになる.

【アライメント】

FHPは,頸部・頭部のみで起こるものではなく,**胸椎の後彎**が増強されている場合も多く,その場合,**肩甲骨は外転や前傾**することが多い.僧帽筋上部線維と肩甲挙筋は,肩甲骨に起始をもつため,肩甲骨のアライメントによってその活動量はさらに増加する可能性がある.

【肩甲骨の運動パターン】

頸椎・胸椎・肩甲骨の静的アライメントのみではなく,上肢運動に伴う肩甲骨の運動パターンも頸部の筋の活動量に関係する.例えば上肢挙上動作時に肩甲骨を上方回旋させる僧帽筋下部線維や前鋸筋の活動が不十分だと,代償的に僧帽筋上部線維や肩甲挙筋の活動量は増加する.また頸部痛を有する患者では,頭長筋や頸長筋のような頸部深部筋の活動低下や胸鎖乳突筋や斜角筋のような表層の筋の活動増加が報告されている[6].

このように,他の筋との活動割合の変化が筋の過剰収縮を引き起こし,疼痛の原因となりうる.

## ◆ 椎間板性疼痛

### ① 病態

椎間板は本来神経分布に乏しい組織であり,通常では線維輪外側のみ椎骨洞神経(Aβ線維,

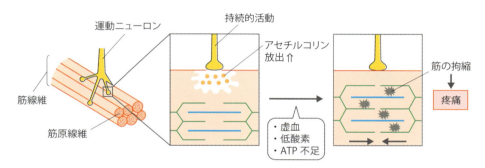

**図1● 筋膜性トリガーポイントと疼痛発生機序**

Aδ・C線維）の神経支配を受ける（図2）．しかし椎間板に退行変性や線維輪の損傷が起こると，炎症促進性のサイトカインが分泌される．さらにサイトカインの分泌は，変性・損傷した椎間板での神経成長因子の放出を促進する．**後根神経節**（図3）は神経成長因子に過敏であるため，その濃度上昇によって反応し，疼痛に関与するサブスタンスPやカルシトニン遺伝子関

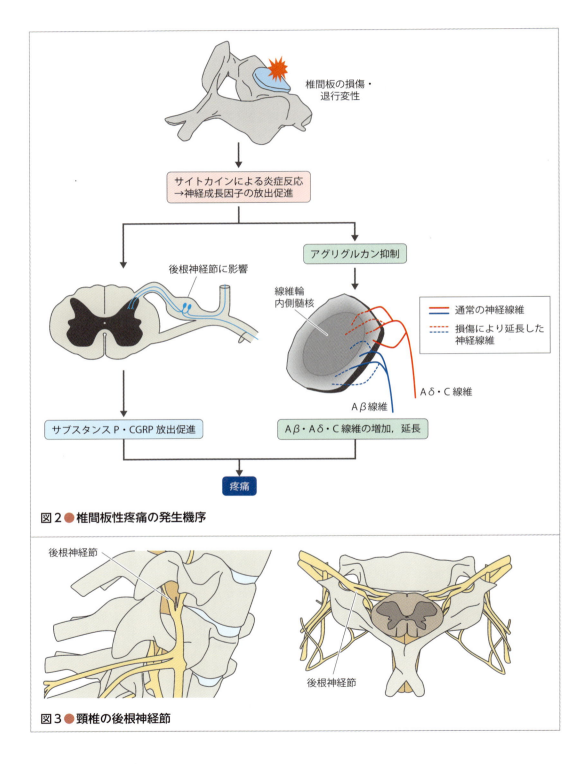

図2● 椎間板性疼痛の発生機序

図3● 頸椎の後根神経節

連ペプチド（CGRP）の放出が後根神経節内で増加する[7,8]．また，神経成長因子濃度の上昇は，神経分布を椎間板外側のみに制限しているプロテオグリカンの一種であるアグリグルカンを抑制する[9]．その結果，侵害刺激を伝達するAδ線維とC線維，触圧覚刺激を伝達するAβ線維の数が増加し，線維輪内側や髄核にまで分布するようになる（図2）[10]．そのため，本来侵害刺激を受容しなかった線維輪内側や髄核からも侵害刺激の信号が送られることになる．

### ② 原因

椎間板の退行変性や線維輪の損傷は，**椎間板にかかるストレスの増加**によって起こる．事故やスポーツ外傷などでは，一度の強い外力によって損傷が起こることもある．しかし多くの場合，慢性的なストレスが加わり続けることで退行変性や損傷が引き起こされ，椎間板性の疼痛につながる．この慢性的なストレスの原因として，FHPによる**頸椎の前彎減少**や椎間板と同椎間の**椎間関節の変性**がある．椎間関節の変性による椎間の不安定性は椎間板にかかるストレスを増加させる[11]．

### ③ 運動・姿勢・状態

椎間板にかかる圧は頸部屈曲位で高くなるため，椎間板性の疼痛では**頸部の屈曲によって疼痛が起こる場合が多い**．また筋・筋膜性疼痛と同様に，胸椎の後彎の程度によって頸椎のアライメントも変化する．そのため胸椎の後彎が増強していると，下位頸椎の前彎は代償的に減少し，疼痛につながる可能性がある．

また矢状面上での運動である屈曲だけでなく，頸椎の回旋動作によって椎間板には捻れが起こり，ストレスが加わる．このとき本来過度な回旋を制限する椎間関節が変性などによって安定性が低下している場合，椎間板にはよりストレスが加わることになる．

## ◆ 椎間関節性疼痛

### ① 病態

頸部痛全体における椎間関節性疼痛の占める割合は，50％以上と高い割合である[12]．椎間関節性疼痛は各椎間の高位によって，疼痛が発生する部位が異なる（図4）[13]．椎間関節は滑膜性関節であるため，外的ストレスにより**変形性関節症**を呈し，疼痛の原因となる[14]．さらに関節面の変化だけでなく，**関節包靭帯の伸張**も，椎間関節性疼痛に大きく寄与する．椎間関節の関節包靭帯に伸張ストレスが加わることで，炎症に関与するプロスタグランジンE2の受容体であるEP2が後根神経節と脊髄神経内で増加するといわれている[15]．このことで，炎症性の疼痛過敏性が上昇し，椎間関節性疼痛が引き起こされ，それが継続すると考えられている[15,16]．

### ② 原因

椎間関節は頸椎の安定性に関与しており，椎間関節を切除すると頸椎にかかる剪断力は増加し，正常のカップリングモーションは障害される[17]．むち打ち損傷のような外傷や，隣接関節の可動性低下によって特定の椎間での運動が増大すると関節包靭帯は伸張される．その結果靭帯による制動が低下した分，不安定性が生じるため関節にかかるストレスは増すことになる[18]．

また肩甲骨の位置異常が存在すると，肩甲骨・鎖骨に付着する僧帽筋上部線維や肩甲挙筋・胸鎖乳突筋などにかかる張力が変化し，頸椎側の付着部周辺の関節運動に影響を与える（図5）．その結果，正常の運動軸での関節運動は起こらず，椎間関節はストレスを受ける．さらに椎間板の退行変性などにより上下の椎間が狭小化すると，椎間関節にかかる圧迫力は増大する[12]．

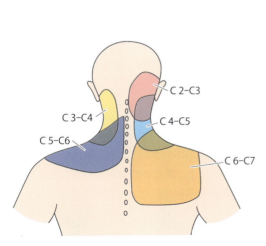

図4●椎間関節各高位の疼痛発生部位

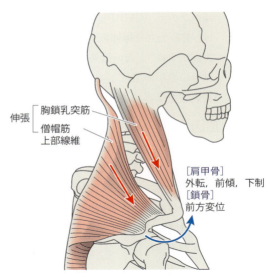

図5●肩甲骨と鎖骨の位置異常による
僧帽筋上部線維と胸鎖乳突筋の伸張

> **memo: カップリングモーションとは**
> C2-C3より下位の頸椎では，回旋や側屈運動に随伴して同側方向への側屈・回旋運動がそれぞれ起こる．一方C1-C2関節・C0-C1関節では，回旋や側屈に随伴して，反対側方向への側屈，回旋運動がそれぞれ起こる（側屈した場合は，同側方向の回旋が起こるという報告もあり）．これらの随伴運動をカップリングモーションという．

③ 運動・姿勢・状態

　頸椎椎間関節は伸展・回旋運動によって回旋側の上下の椎骨の関節面同士にかかる圧迫力が高まる．そのため椎間関節性疼痛は，**伸展や疼痛部位と同側方向への回旋**によって疼痛が増悪することが多い．しかし椎間関節の関節包が伸張される運動でも疼痛が生じることもある．肩甲骨の位置異常によって筋の張力が椎間関節の正常な運動を阻害している場合，**肩甲骨の位置を他動的に修正**することで，伸展や回旋運動時の疼痛が消失，軽減することがある．

# 2 末梢神経性疼痛

　末梢神経性疼痛は神経組織が機械的な圧迫ストレスを受けたり，周囲組織から放出された炎症物質に刺激されたりして発生する疼痛である．神経組織の障害は脊髄後角にも大きく影響を与え，**慢性的な症状**となることも多い．頸部の神経障害で最も多くみられる神経根症について，その発生メカニズムを簡略化して述べていく（図6）．

## ◆ 頸椎神経根症

① 病態

　頸椎神経根，特に後根神経節が機械的な圧迫や化学的な刺激を受けると，上肢や肩甲帯に放

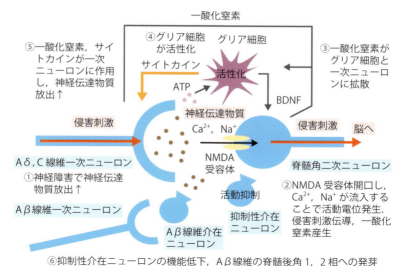

**図6● 神経障害性疼痛に関連する因子**

散する疼痛・しびれ・筋力低下・感覚障害などの症状を起こす．後根神経節は神経根症に深くかかわっており，この後根神経節が障害されないと症状は発現しないとの報告もある[22,23]．

①後根神経節の障害は，炎症反応促進とイオンチャネルの機能変化を引き起こし，後根神経節からのAδ・C線維が自発的発火を起こすようになり，一次ニューロン末端での神経伝達物質放出を促進させる[24,25]．

②神経伝達物質の増加は，脊髄後角の二次ニューロンに存在するN–メチル–D–アスパラギン酸（NMDA）受容体を開口させる[26]．NMDA受容体の開口によって，二次ニューロンへのCa$^{2+}$，Na$^+$流入が増加し，脱分極が起こる．その結果，疼痛の信号が脳に送られるだけでなく，一酸化窒素が合成・拡散される．

③一酸化窒素は一次ニューロンに再び働きかけ，神経伝達物質の放出をさらに促す[27]．

④また一次ニューロンから放出されるATPは，脊髄後角のグリア細胞を活性化させ，インターロイキンやTNF-αなどのサイトカインや脳由来神経栄養因子（BDNF）の放出を促進させる[27]．

⑤ここで放出されたサイトカインやBDNFは，一次ニューロン・二次ニューロンに働きかけ，神経伝達物質の放出・脱分極の促進を起こす．この一連の流れによって侵害刺激なしでも神経活動がループするようになる．

⑥また神経障害によって侵害刺激の伝達を抑制する抑制性介在ニューロンは機能が低下すると同時に，Aβ線維が侵害刺激を司る脊髄後角第1,2相に発芽する．このため触覚刺激が疼痛として認知されるようになる．

これらの変化が複合的に起こることで**神経障害性疼痛**とよばれる，侵害刺激なしでも疼痛を引き起こす状態となる．

## ②原因

神経根の機械的な圧迫の原因として，骨性の椎間孔狭小化・椎間板ヘルニア・靱帯の肥厚などがあげられる[1]．椎間板の変性は，髄核の脱出によって直接神経根を圧迫するだけでなく，

**表2●障害高位ごとの症状**

| 高位 | 疼痛／感覚障害 | 筋力低下 | 腱反射低下 |
|---|---|---|---|
| C5 | 上腕外側 | 三角筋 | 上腕二頭筋 |
| C6 | 前腕橈側，母指，示指 | 上腕二頭筋，手関節伸筋群 | 腕橈骨筋 |
| C7 | 中指 | 上腕三頭筋，手関節屈筋群 | 上腕三頭筋 |
| C8 | 環指，小指 | 手指屈筋群 | ― |
| Th1 | 前腕尺側 | 手内在筋 | ― |

椎間板の高さが減少することによって，ルシュカ関節や椎間関節にかかるストレスを増大させる．そのため関節周囲の骨増殖が起こり椎間孔の狭小化につながる[28]．また損傷した椎間板から放出される炎症物質によって神経根や後根神経節が化学的に刺激されることでも，症状が発現する[22]．

### ③ 運動・姿勢・状態

　頸椎神経根症は一般的に，頸椎の伸展や同側回旋によって症状が出現し，同側肩関節の外転で症状が軽減する[29]．その症状は障害される神経根，後根神経節の高位によって異なる．各障害高位による症状を**表2**にまとめる．神経根症は**C7神経根**（C6–C7間）**が最も障害されやすく**，次いでC6神経根（C5–C6間），C8神経根（C7–Th1間）で障害が起こりやすい[28]．また，神経根を圧迫するような姿勢だけではなく，上肢を走行する正中神経・橈骨神経・尺骨神経を伸張するような姿勢でも，各神経に沿った放散痛やしびれが増悪する．

## 3 頭痛

### ① 病態

　椎間関節・椎間板・筋・靱帯のうちC1–C3に支配される組織は**頸椎性頭痛**の原因となりうる[19]．そのためこれらの組織にストレスが加わることで，関連痛として頭痛が生じることがある．また神経組織である**大後頭神経・小後頭神経・第三後頭神経**が絞扼されることで片頭痛が誘発される[20]（**図7**）．特に大後頭神経は最も太く，広範囲にわたって神経分布をもつため，神経絞扼が片頭痛に大きく関与している．

### ② 原因

　大後頭神経は後頭下の筋・筋膜によって絞扼される可能性がある[21]．その絞扼部位を**表3**に示す．FHPでは上位頸椎は伸展位となるため，**表2**に示す筋は短縮となり，神経絞扼を起こす可能性が高いと考えられる．また，胸鎖乳突筋は**図5**に示す通り頭蓋骨への付着が大きいため，この筋の緊張は頭蓋骨に張力を加えることになり，頭痛の原因となる．

### ③ 運動・姿勢・状態

　長時間のFHP保持は後頭下筋群を短縮させ，大後頭神経を絞扼することで頭痛を誘発する．また一側方向への持続的，もしくは反復的な頸椎回旋も後頭下筋群の過活動を惹起し，大後頭神経に影響を与える可能性がある．さらに肩甲骨が外転・前傾・下制した姿勢では胸鎖乳突筋

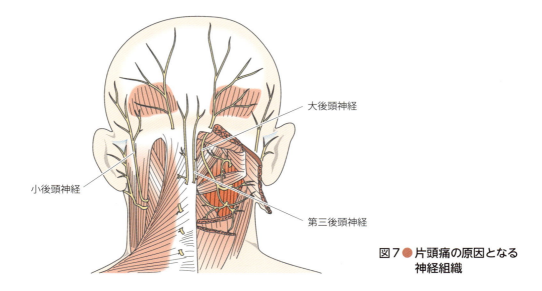

図7 ● 片頭痛の原因となる神経組織

**表3 ● 大後頭神経の絞扼部位**

| 部位 | 絞扼部位 |
| --- | --- |
| 半棘筋と下頭斜筋の筋膜間 | 外後頭隆起の約30 mm下方，正中線の約15 mm外側 |
| 半棘筋の筋・筋膜貫通部 | 外後頭隆起の約35～60 mm下方，正中線の約15～17 mm外側 |
| 僧帽筋の筋・筋膜貫通部 | 外後頭隆起の約4～21 mm下方，正中線の約24～37 mm外側 |

は伸張され，頭蓋骨により張力が加わるため，頭痛の原因となる．

### 文献

1) Childs JD, et al：Neck pain: Clinical practice guidelines linked to the International Classification of Functioning, Disability, and Health from the Orthopedic Section of the American Physical Therapy Association. J Orthop Sports Phys Ther, 38：A1-A34, 2008
2) Chiarotto A, et al：Prevalence of Myofascial Trigger Points in Spinal Disorders: A Systematic Review and Meta-Analysis. Arch Phys Med Rehabil, 97：316-337, 2016
3) Simons DG：Review of enigmatic MTrPs as a common cause of enigmatic musculoskeletal pain and dysfunction. J Electromyogr Kinesiol, 14：95-107, 2004
4) Celik D & Mutlu EK：Clinical implication of latent myofascial trigger point. Curr Pain Headache Rep, 17：353, 2013
5) Shah JP, et al：Myofascial Trigger Points Then and Now: A Historical and Scientific Perspective. PM R, 7：746-761, 2015
6) Jull GA, et al：Clinical assessment of the deep cervical flexor muscles: the craniocervical flexion test. J Manipulative Physiol Ther, 31：525-533, 2008
7) Sainoh T, et al：Efficacy of anti-nerve growth factor therapy for discogenic neck pain in rats. Spine (Phila Pa 1976), 39：E757-E762, 2014
8) Fujimoto K, et al：Sensory and autonomic innervation of the cervical intervertebral disc in rats: the pathomechanics of chronic discogenic neck pain. Spine (Phila Pa 1976), 37：1357-1362, 2012
9) Johnson WE, et al：Human intervertebral disc aggrecan inhibits nerve growth in vitro. Arthritis Rheum, 46：2658-2664, 2002
10) García-Cosamalón J, et al：Intervertebral disc, sensory nerves and neurotrophins: who is who in discogenic pain? J Anat, 217：1-15, 2010
11) Voo LM, et al：Finite element analysis of cervical facetectomy. Spine (Phila Pa 1976), 22：964-969, 1997

12) Dwyer A, et al：Cervical zygapophyseal joint pain patterns. I: A study in normal volunteers. Spine（Phila Pa 1976），15：453-457, 1990

13) Dwyer A, et al：Cervical zygapophyseal joint pain patterns. I: A study in normal volunteers. Spine（Phila Pa 1976），15：453-457, 1990

14) Morishita K, et al：Hypertrophic change of facet joint in the cervical spine. Med Sci Monit, 14：CR62-CR64, 2008

15) Kras JV, et al：The prostaglandin E2 receptor, EP2, is upregulated in the dorsal root ganglion after painful cervical facet joint injury in the rat. Spine（Phila Pa 1976），38：217-222, 2013

16) Manchikanti L, et al：Cervical zygapophysial（facet）joint pain: effectiveness of interventional management strategies. Postgrad Med, 128：54-68, 2016

17) Jaumard NV, et al：Spinal facet joint biomechanics and mechanotransduction in normal, injury and degenerative conditions. J Biomech Eng, 133：071010, 2011

18) Steilen D, et al：Chronic neck pain: making the connection between capsular ligament laxity and cervical instability. Open Orthop J, 8：326-345, 2014

19) van Suijlekom H, et al：6. Cervicogenic headache. Pain Pract, 10：124-130, 2010

20) Peled ZM, et al：Anatomic and Compression Topography of the Lesser Occipital Nerve. Plast Reconstr Surg Glob Open, 4：e639, 2016

21) Janis JE, et al：The anatomy of the greater occipital nerve: Part II. Compression point topography. Plast Reconstr Surg, 126：1563-1572, 2010

22) Carette S, et al：Clinical practice. Cervical radiculopathy, N Engl J Med, 353, 392-399, 2005

23) Corey DL & Comeau D：Cervical radiculopathy. Med Clin North Am, 98：791-9, xii, 2014

24) Liu DL, et al：Upregulation of Ih expressed in IB4-negative A$\delta$ nociceptive DRG neurons contributes to mechanical hypersensitivity associated with cervical radiculopathic pain. Sci Rep, 5：16713, 2015

25) Van Zundert J, et al：The role of the dorsal root ganglion in cervical radicular pain: diagnosis, pathophysiology, and rationale for treatment. Reg Anesth Pain Med, 31：152-167, 2006

26) Basbaum AI, et al：Cellular and molecular mechanisms of pain. Cell, 139：267-284, 2009

27) Gómez-Nicola D, et al：Role of IL-15 in spinal cord and sciatic nerve after chronic constriction injury: regulation of macrophage and T-cell infiltration. J Neurochem, 107：1741-1752, 2008

28) Iyer S & Kim HJ：Cervical radiculopathy. Curr Rev Musculoskelet Med, 9：272-280, 2016

29) Meleger AL & Krivickas LS：Neck and back pain: musculoskeletal disorders. Neurol Clin, 25：419-438, 2007

第 6 章 評価と分類

# 1 問診・構造異常との関連性

三木貴弘

## Point

● 問診は評価のなかでも特に重要である.

● その目的は症状の原因を予測すること,治療方法の決定や予後予測の助けとすることである.

● 画像所見と症状とは一致しないことが多いので注意が必要である.

## 1 主観的評価（問診）

主観的評価とは,英語ではsubjective examinationといい,**問診**を意味する.問診も評価・検査に位置付けられており,それが担う意味は大きいことを改めて認識する必要がある.Maitlandは,「全体の理学療法評価のうち,問診が70％を占め,残り20％が客観的評価で,残り10％が治療効果」と述べている[1].その理由として,一般的には問診を行うことで仮説をたて,それに対して客観的評価で確認・調整を行う.適切な問診を行うことでより多くの仮説をたて,客観的評価で確認・調整を行うことが可能であることがあげられる.言いかえると,仮説がたたない状態で客観的評価を行ったとしても答えを導き出せる可能性は低い.それが問診が70％を占める,といわれている理由の1つである.

問診の目的は**表1**の通りである[2].

問診で重要なことは,「なぜその質問を行うのか」「その質問により何がわかるか（予測できるか）」ということであり,その部分を重点的に解説していく.

頸部痛に対して特有の問診項目というものは多くはないが,むち打ち損傷や,上肢のしびれ・めまい・頭痛などいくつか頸部特有の注意すべき点があるので,それをふまえて問診の項目を大きく4つに分けて紹介する（**表2**）.

### 表1 ● 問診の目的[2]

・症状の原因の探索

・治療方法の決定の手助け

・予後予測

上記に加え,患者との信頼関係の構築も重要な目的である.

### 表2 ● 問診の例のまとめ

| 患者のプロフィール | 症状の部位と詳細 | 現病歴 | 医学的情報 |
| --- | --- | --- | --- |
| ・年齢<br>・性別<br>・人種<br>・職業<br>・趣味活動<br>・家族構成<br>・必要に応じて家屋状況・介護保険使用状況 | ・部位（ボディチャート）<br>・表部か深部か<br>・症状の種類<br>・症状の重症度（数値などを用いて）<br>・症状の頻度<br>・症状の関連性（複数ある場合） | ・発生時期<br>・増悪動作,軽減動作<br>・発症状況,症状の推移<br>・糖尿病の有無<br>・椎骨脳底動脈循環不全の有無<br>・体重の変動 | ・既往歴<br>・治療歴<br>・投薬状況<br>・栄養状況 |

## ◆ 患者のプロフィール

カルテから読みとることが可能だが，問診としても直接聞き出し，情報に誤りがないかを確認することが望ましい．これには年齢・性別・職業・趣味などが含まれる．重要なことは，**なぜそれらの質問（情報）が必要なのか，どのように理学療法に関係してくるのかを理解する**ことである．

### ① 年齢・性別が重要な理由

年齢や性別が予後や再発率に関係することはよくある．高齢になればなるほど悪性腫瘍や骨粗しょう症の可能性が高まったり，機械的刺激由来の頸部痛の予後予測がしづらくなる[3]．年齢のみでそれらを決定することは避けるべきだが，仮説を立てる大きな手助けとなる．

性別によっても予後が変化してくる可能性がある．例えば，女性の方が男性よりもむち打ち損傷の後の症状がより継続する[4]．

### ② 職業や趣味活動が重要な理由

どのような動き・姿勢を多くとるかということが，ゴール設定・予後予測・そして受傷原因の予測にもつながってくる．セルフマネージメントにおいても，デスクワーカーであれば座位姿勢をとることが多いだろうから，座位姿勢の自己管理においてより注意して説明する必要があるし，首を伸展させる動作が多い仕事であれば，より詳細な評価が必要になることが予想される．趣味活動も同様である．

## ◆ 症状の部位，記載（ボディチャート，図1）

症状（主に痛み）を把握することは，問診の最も重要な部分である．症状をどのように質問・記載するのか，なぜその質問を行うのかを解説する（表3）．

### 表3 ● 主な質問項目

- ・どこに症状が出現しているのか
- ・どのような症状か
- ・どの程度の症状か
- ・どのくらいの頻度か
- ・症状の関連性はあるのか

### ① どこに症状が出現しているのか？

症状が出ている部位を尋ねる．そのときに，口頭で説明するのが難しい場合は，指でさしてもらうのがよい．これにより，どの解剖学的構造が症状に関与しているかの仮説立てることにつながる．ボディチャートへの記載のしかたとして，症状を訴えている部位に斜線を入れたり，色を塗ったりするのがわかりやすい（図1）．症状が複数の場合は，異なる斜線や色を使うことで区別しやすくなる．また，問題が生じていない部位は「レ点」を打っておくことで，聞き忘れてしまったのかどうかなど，曖昧になってしまうことを防ぐことができる．

> **memo** なぜ必要か？ ボディチャートの重要性
>
> これらの情報は，患者の症状，疼痛の原因を推測するのに役立つ．また，初回評価時に詳細な情報を残すことによって，理学療法介入によってどの程度の効果が出たのか，という評価判定に使うことできる．さらに，誰にでもわかる記録を残すことで情報共有にも役立つ．

### ② 表面か深部か？

症状が出ている部位を尋ねたときに忘れがちなのが，「表面なのか，深部なのか」という立

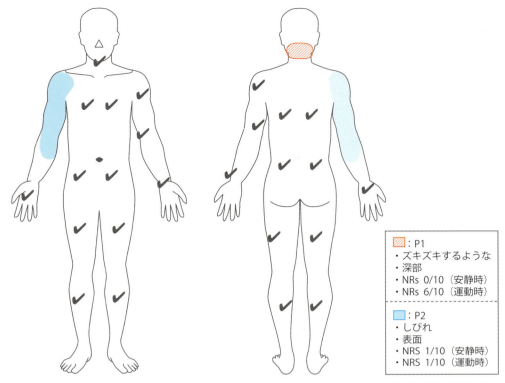

**図1● 実際のボディチャートの記載のしかたの例**
P1 ≠ P2．✓点は症状のない部位を示す．

体的な位置を尋ねることである．これもどの解剖学的構造が症状に関与しているのかの推理に役立つ．

　例えば，表面に症状が出現しているのであれば，皮膚などが症状の原因かもしれないし，深部に症状が出現しているのであれば，靱帯・骨，もしくは内臓などの器官が問題となるかもしれない．また，関連痛はより表面に疼痛を感じる場合が多い[6]．

### ③ どのように痛むのか？

　痛みの部位を特定できたら，どのような種類の痛みなのかを尋ねる．これは「ズキズキするような痛み」「鋭い痛み」「鈍痛」「しびれるような痛み」などさまざまである．痛みの種類を聞くことで，疼痛の種類を推測することに役立つ．

　例えば，ズキズキするような痛みや鋭い痛みであれば，体性感覚性疼痛の可能性が考えられ，しびれるような痛みや電気の走るような痛みであれば，神経性疼痛の可能性が考えられる．それぞれの痛みのメカニズムについては**第5章-3**を参照してほしい．

### ④ どの程度痛むのか？

　数値的評価スケール（numerical rating scale：NRS）を使用して，10段階で表現することが多い．疼痛の程度を数値化することで，症状の深刻さを推測するのに役立ち，また理学療法介入を終えてからの効果判定を行う際の目安にもなる．

### ⑤ どのくらいの頻度で痛むのか？

　1日中痛むのか，それとも時々痛むのか，などを質問し記載する．1日中続く痛みであれば，炎症反応から来ている急性期の疼痛や，または骨折などの可能性があるので，理学療法介入のしかたを考慮する必要がある．時々症状が出現する（痛む）のであれば，それがどのようなときに痛むのか，一定の動作や時間で痛むのか，不規則に発生するのか，ということも合わせて尋ねることでさらなる症状の特定につながる．

### ⑥ 疼痛の関連性は？

　疼痛が複数ある場合，症状それぞれに前述の①～⑤の質問を行い，それぞれ分けて記載する．例えば，症状が3カ所あった場合，PainA，PainB，PainC，と記載して別々であることを記載する．また，それぞれの症状が関連しているのか（例えばAが生じたらBも生じるのか．それともそれぞれ関連なく起こるのか）を記載できるとより情報が整理される．

## ◆ 現病歴

### ① 発生時期～急性期 or 慢性期

　いつ症状が発症したのか，という点は理学療法にとって重要である．症状の発症が3日前と6カ月前とでは理学療法介入に大幅な違いがある．前者は「**急性期**」であり，後者は「**慢性期**」に分類される．急性期と慢性期は単純に「発症からの期間」という考えだけではなく，**疼痛発生のメカニズムも介入方法も変わってくることが多い**．単純な例で考えてみると，アイシングとホットパックの選択では，急性期で炎症反応による疼痛があるときはアイシングをすることが好ましい場合が多いが，慢性期の疼痛であればホットパックを使用することが多い．このように発症時期によって疼痛が出現しているメカニズムが異なりそれに対応する介入方法も変わってくる．

　また，慢性期に移行してしまっている場合，原因が**非器質的要因**にあることも少なくない．「器質的要因」とは筋肉や靭帯・骨などの構造的な問題であり，「非器質的要因」とは中枢性感作・末梢性感作・運動恐怖の増加・間違った考え方などの心理面も含めた構造的問題以外の問題である．よって，慢性期である場合は，器質的要因を評価するだけではなく，前述にあげたようなものを含めて「**社会心理的要素**」を視野に入れた考え方が必要となってくる．それゆえに症状が出現した時期を把握するのは重要である．

　また，症状が一定の間隔で繰り返されたり，不規則に出現したりするときは，「理学療法では対応できない問題（red flags）」である可能性が高くなってくるので注意する必要がある．

> **memo** **red flags**
>
> red flagsとは，脊柱疾患の重篤で理学療法では対応できない疾患の兆候のサインとして使われている．代表的なred flags兆候として，下記の12点があげられる．
> 1. 20歳以下または55歳以上
> 2. 交通事故や高所からの転落などの深刻な外傷
> 3. 永続的な進行性疼痛や非機械的刺激な疼痛
> 4. 胸椎の疼痛
> 5. がんによる疼痛
> 6. 全身性ステロイド薬の服用
> 7. HIV陽性
> 8. 全般的な体調不良

9. 原因不明の体重減少
10. 深刻な腰椎屈曲制限の持続
11. 構造的な身体変形
12. 膀胱直腸障害

これらの症状が問診で確認できた場合は，問診票にred flags兆候がわかるように記載しておき，数が多ければ，医師に再度理学療法の処方が適切かどうか指示を仰ぐことが必要である．

## ② 症状の増悪動作・軽減動作

どのような動作で症状が出現するのかを質問する．例えば，「頸部を反る（伸展させる）時に痛む」のか，などである．これは症状が出現している組織の特定にも重要だが，症状が機械的ストレスによるもので**再現性があるものなのか**，ということを考えるうえで重要である．特定の動作で症状が出現し再現性があるのであれば，運動器理学療法の治療の対象になる可能性が高い．

一方で，増悪動作が不規則であったり，再現性を得られない場合は，中枢神経系の問題，内部疾患または心理的要因など筋骨格系以外の問題点も含んでいる可能性があり，その場合は医師や臨床心理士などの協力が必要になってくることが予想される．

## ③ 発症の状況，推移

症状がどのように発生してきたのかを知ることができれば，それにより原因を特定できる手助けとなる．例えば，転倒したり，強打したり，交通事故にあったりして発症したものであるのか，特定したエピソードはないが，徐々に発生してきたものなのかによっても原因を推測することが可能となる．また，その症状がよくなってきているのか，現在まで変わらないのか，悪化してきているのかを聞き出すことで理学療法の助けとなる．

## ④ 1日の症状の推移

1日のなかで症状がどのように出現するか，推移するかを質問することは症状の原因を探るうえで重要である．夜間時痛があるのか，朝に症状が強いのか，日中に強くなるのかなどである．それにより原因を特定するのに役立つ．例えば，毎回朝起きたときのみに痛みが強くなり，日中になるに従って緩和してくる，という場合，疑うべきは夜間の就寝姿勢であり，枕の高さなどの睡眠時の環境設定をアドバイスすることで，症状が劇的に緩和する場合も少なくない．

## ⑤ 椎骨脳底動脈循環不全[9] の有無

頸部由来の疾患で，椎骨脳底動脈不全がある．これは椎骨動脈の循環不全が原因で，めまい・視覚障害・意識障害などが生じる疾患である．そのため，問診の時点で椎骨脳底動脈循環不全の可能性があるかを確認することは重要である．問診としては「めまいやものが二重に見えること，吐き気，意識が遠くなったりすることがありますか？」と聞くのがよいだろう．もしそのような症状があるようであれば注意深く客観的評価を行う必要がある．場合によっては検査を中止し，医師の意見を聞くことも必要である．

> **memo: むち打ち損傷**
>
> 交通事故により発症した場合は，さらに注意が必要である．むち打ち損傷は一般的な頸部痛とは異なるメカニズムが多く関与していることがさまざまなエビデンスより示唆されており[7]，また特別な介入が必要な場合がある．よって，問診で交通事故による受傷など，むち打ち損傷が疑われる場合は，客観的評価にてより詳細な検査を行う必要がある．

## ◆ 医学的情報（既往歴も含む）

### ① 既往歴

現在治療中の疾患や，潜在的に何らかの疾患をもっていた場合，それは理学療法評価や介入に影響する可能性がある．例えば心疾患や慢性的な呼吸器疾患，糖尿病などを患っている場合，今後の運動療法の強度設定を留意する必要がある．

また，過去の疾患が今の症状と関係している可能性があるか，ということも考えなければならない．過去に交通事故で頸部を痛めたことがある場合は，症状が再び出現してきた可能性も考えられる．

### ② 治療歴

既往歴と同時に治療歴も重要である．過去に今回と同じ疾患・障害だった場合，過去にどのような治療を受けたのかを聞いておくことで，今回の理学療法の治療方針を決定するのに役立てることができる．

### ③ 投薬状況

薬物療法にはさまざまな効果があるが，その反面副作用も生じる．今回の症状が投薬による副作用によるものかもしれないし，また投薬によって症状が変化している場合も考えられるため，投薬状況を正しく情報収集するのは不可欠である．患者自身が覚えていない場合は「おくすり手帳」やカルテ情報などを併用して情報を集めるのがよい．

### ④ 栄養状況

栄養状況において詳しい知識をもつ必要は必ずしもないが，一般的な知識はあった方が望ましい．

以上のことを正しく情報収集することで患者の全体像をつかむことができ，後に続く客観的評価を行う助けとなる（表2）．繰り返すが，問診（主観的評価）だけで結論を出すことはせず，あくまで複数の仮説を導き出し，さらなる検査につなげることが重要である．検査の目的は，表1を再度確認してほしい．

## 2 画像所見と問診の関連性，注意点

### ◆ 構造的変化との関連性

画像所見を扱う際に，後述のポイントに留意して画像を診ることで頸部痛の原因を探る1つのヒントとなりうる．また，問診結果と組合わせることによって，さらに頸部痛の原因の特定

を行うことが可能である．なお，画像所見の詳しい見かたは他書に譲る[10]．

## ◆ 頸部痛でよくみられる構造的変化

### ① 椎間板の変形

椎間板の変化は頸部痛を引き起こす原因となる．疼痛のメカニズムの詳細は**第5章-3**を参照してほしいが，問診にて疼痛の部位が深部であり，侵害受容器性の疼痛，また頸部の動作と関連している場合，椎間板の変化と疼痛は関連している可能性がある．

### ② 椎間関節の変形

椎間関節の変形が画像所見で認められる場合，変形がある高位と疼痛の部位が同一であるか注意深く問診を行う．椎間関節由来の疼痛が出現している場合，動作と関連している場合が多いため，問診や客観的評価でより詳細を探っていく（**第6章-2**参照）．

### ③ ストレートネック（頸椎の前彎の消失）

前彎が消失していることで本来持っている脊柱構造の利点を減らしてしまう．例えば適度な前彎は構造的に頸椎に与える負荷を最適にし，表層筋群の過剰な活動を抑えることができ，矢状面上での頭部の重量による頸部の負担を最小限にする．ストレートネックになることにより結果的に疼痛を引き起こす可能性がある．問診により姿勢による疼痛や重だるさ，僧帽筋上部線維周辺の痛みなどを訴えていた場合，頸椎の前彎の程度を確認することが重要である．

### ④ 脊髄や椎間孔の狭小化

脊髄や椎間板の狭小化により，神経組織に負担をかけている場合がある．それらを画像所見で発見した場合は「椎間孔の狭小化による放散痛」を疑うことができる．この場合，問診や客観的評価にて放散痛の有無や程度を確認し，画像所見との一致度を確認する（**第6章-2**参照）．

## ◆ 頸部痛と構造的変化の留意点

一方で，単純X線画像やMRIで狭窄や変形が認められていたにもかかわらず，症状が出現していない人は数多く存在しており，「画像所見と患者の訴えや症状が一致しないこと」は珍しいことではない．よってセラピストは，画像所見が正常から逸脱しているからといって安易に結論を出さずに，また，画像所見と症状は一致しない場合が多くある事実（エビデンス）を理解し，そのことも含めて患者に正しく説明することが重要である．

> **memo ▶ Canadian cervical spine rule（CCR）：カナダ頸椎ルール**
>
> 画像検査が必要かどうかを判断するのは，日本の場合は医師に決定権があるが，多くの諸外国では理学療法士にダイレクトアクセス権があり，理学療法士が画像検査が必要とするか判断しなければならない場合も多くある．日本でも多くのスポーツ現場では，理学療法士（トレーナー）が判断しなければならない場合があり，どのようなときに画像検査が必要になりそうかを知っておくことは重要である．
>
> 多くの判断基準が報告されているが，そのなかでCanadian cervical spine rule（CCR）が特異性・感度性ともに良好である[11,12]．
>
> Canadian cervial spine ruleとは頸部の画像検査をする必要であるかどうかを判断する指標の1つである．この基準を知っていることで何らかの事情で判断が必要になったときや，医師や海外の理学療法士と議論する際に役に立つはずである．

## ■ 文献

1）「Vertebral Manipulation（5th ed.）」（Maitland, GD, ed）, Butterworths, 1986

2）Edwards I, et al：Clinical reasoning strategies in physical therapy. Phys Ther, 84：312-30; discussion 331-5, 2004

3）Carroll LJ, et al：Course and prognostic factors for neck pain in the general population: results of the Bone and Joint Decade 2000-2010 Task Force on Neck Pain and Its Associated Disorders. Spine（Phila Pa 1976）, 15（33）, S75-82, 2008

4）Walton DM, et al：Risk factors for persistent problems following whiplash injury: results of a systematic review and meta-analysis. J Orthop Sports Phys Ther, 39：334-350, 2009

5）Huijbregts PA, et al：Osteoporosis: Diagnosis and Conservative. J Man Manip Ther, 9（3）, 143-153, 2001

6）Boissonnault WG & Bass C：Pathological Origins of Trunk and Neck Pain: Part III-Diseases of the Musculoskeletal System. J Orthop Sports Phys Ther, 12：216-221, 1990

7）Cusick JF, et al：Whiplash syndrome: kinematic factors influencing pain patterns. Spine（Phila Pa 1976）, 26：1252-1258, 2001

8）Nilsson N & Bove G：Evidence that tension-type headache and cervicogenic headache are distinct disorders. J Manipulative Physiol Ther, 23：288-289, 2000

9）Rushton A, et al：International framework for examination of the cervical region for potential of Cervical Arterial Dysfunction prior to Orthopaedic Manual Therapy intervention. Man Ther, 19：222-228, 2014

10）「リハビリに直結する！ 運動器画像の見かた」（河村廣幸/編）, 羊土社, 2017

11）Stiell IG, et al：The Canadian C-Spine Rule versus the NEXUS Low-Risk Criteria in Patients with Trauma. N Engl J Med, 349（26）, 2510-2518, 2003

12）Stiell IG, et al：The Canadian C-spine rule for radiography in alert and stable trauma patients. JAMA, 286：1841-1848, 2001

# 第6章 評価と分類

## 2 客観的評価

髙田雄一

### Point
- 頸椎の身体的評価では，上肢も含めて評価する．
- 上肢の症状は頸椎由来の場合がある．
- 症状の原因を鑑別するには，末梢関節での外傷の既往歴の確認，上肢に対する検査を行う．

## 1 観察

**姿勢評価**を立位・座位にて行う．身体の一部に異常があると他の部位にも影響するため全身を観察する必要がある．

### ◆ 前額面からの評価

- 立位では前額面からみた評価では後頭隆起・椎骨棘突起・殿裂・両膝関節内側の中心・両内果の中心が一直線上に位置しているかを確認する．
- 座位では①前面からみたときに**鼻の位置は胸骨柄，剣状突起と一直線になっているか**[1] どうか，②後面からみたときに**耳垂の位置は水平か**[2] を確認すると頸椎が側屈しているかの指標となる（図1）．また後面からみたときに一側の顔面がみえる場合は頸椎が回旋している[2] ことがある．頸椎が側屈位にある場合，**胸腰椎の側彎があるか**確認するとよい．
- 肩甲骨は上角がTh2棘突起，下角がTh7棘突起の高さに位置しているか，また肩甲骨は棘

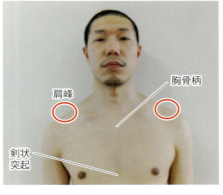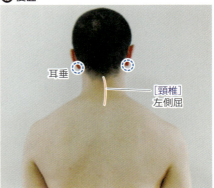

**図1 ● 前額面からみた姿勢評価（座位）**
肩峰（○）の位置は右が左に比べ低く，耳垂（○）は左が右に比べて低い．頸椎は左側屈していることがわかる．

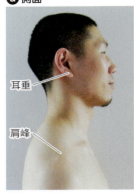 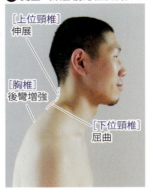

**図2● 矢状面からみた姿勢評価（座位）**
bでは上位頸椎は伸展して下位頸椎は屈曲している．肩甲挙筋のような頸部伸筋群は伸張されて弱化している[2]ことが考えられる．胸椎も後彎が増強していることがわかる．

　突起列より3〜5°上方回旋しているかも確認する．
- 肩甲骨の肩峰の高さは水平か，内側縁と下角の位置を確認して内転・外転・上方回旋・下方回旋の有無を確認する（図1a）．
- 座位・立位で，側彎および肩甲骨の位置が変わる場合，**下肢からの影響**を考慮するとよい．

### ◆ 矢状面からの評価

- 矢状面からみた評価では乳様突起・肩峰が一直線上に位置しているかを確認する．
- 座位では耳垂，肩峰の頂点は一直線になっている[1]かを確認する（図2）．
- 頭部の位置は前方へ変位していないか，胸椎の後彎は増強しているか（図2b），または減少していないか確認する．

## 2 触診・圧痛

　筋の触診を行うことで，筋の状態を確認する．主に確認すべき筋として，**僧帽筋上部線維・斜角筋・胸鎖乳突筋**などがある．これらの筋に圧痛や過敏性等がある場合，治療の対象になっていく．筋の詳しい解剖学は**第5章-1**にて記載しているので参考にしてほしい．

## 3 関節可動域検査

　頸椎は屈曲，伸展，側屈，回旋の可動域を計測する方法があるが，上位頸椎C1-C2と下位頸椎C3-C7までの可動性を分けて確認すると可動域制限がある分節を特定しやすい（図3, 4）．

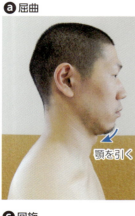
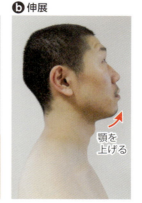
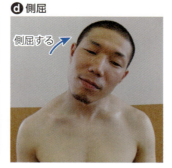

**図3● 上位頸椎の可動域の計測法**
a）顎を引く．頷きの動きにならないように注意する．
b）顎を上げる．
c）頸部を屈曲して，上位頸椎背側部の軟部組織を緩ませる程度上位頸椎を伸展させた後，回旋を行う．
d）頸部を屈曲して，上位頸椎背側部の軟部組織を緩ませる程度上位頸椎を伸展させた後，側屈を行う．

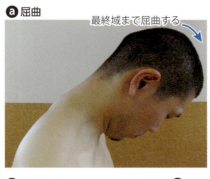
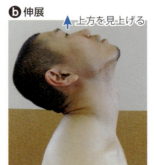
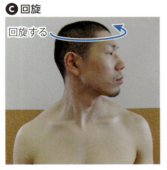
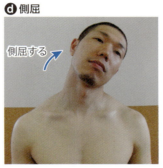

**図4● 下位頸椎の可動域の計測法**
a）頷くようにして，最終域まで屈曲を行う．
b）上方を見上げるようにして伸展を行う．
c）屈曲・伸展・側屈を伴わないようにして回旋を行う．
d）屈曲・伸展・回旋を伴わないようにして側屈を行う．

## 4 疼痛軽減テスト

　自動運動にて疼痛が誘発された場合，姿勢・肩甲骨位置の修正，関節に滑りの力を加えるなどをして疼痛の軽減が認められるか確認する（図5，6）．疼痛軽減する方法の発見は，治療方針の決定に役立つ．

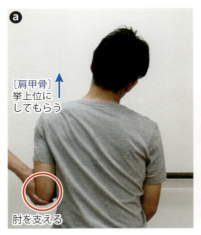
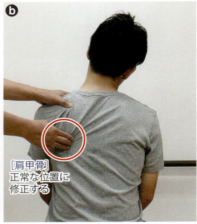

**図5● 頸椎右側屈時に左頸部痛誘発**
a）肘を支え左肩甲骨挙上位にすることで左頸部痛が軽減する場合，左頸部の軟部組織の影響が考えられる．
b）左肩甲骨を正常な位置に修正することで左頸部痛が軽減する場合，左肩甲骨の位置異常の影響が考えられる．

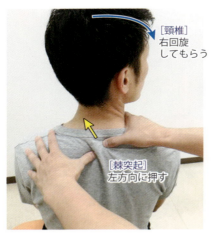

**図6● 頸椎右回旋時に右頸部痛誘発**
棘突起を左方向に押すことで，椎間関節の回旋をサポートする．疼痛が軽減する場合，押した棘突起レベルの分節の可動域制限の影響が考えられる．

# 5 頸椎の徒手検査，治療前に行う検査

## ◆ 椎骨動脈検査（図7）

頸椎治療を行う前に，**椎骨動脈に異常がないか確認を行う**．異常がある場合は，**めまい・眼振など**頸椎由来ではない症状が出現する可能性があるため，検査を行い陽性所見が認められた場合は医師に報告して，治療について指示を仰ぐ．

### 【手順】

①患者は座位または背臥位となり，患者自身または検者により頭頸部を後屈・側屈させる．
②その後，頸椎を同側回旋させ約30秒間保持する．
　▶**陽性所見**：めまい，眼振，意識消失などが生じる．反対側の椎骨動脈の圧迫が示唆される．
　▶**陰性所見**：変化はみられない．

この検査は深刻な症状を誘発する可能性があるため，**検査の最中は細心の注意をする**必要がある．検査の最中に**陽性所見が出た場合は検査を中止**し，すぐ医師に報告し，詳細な検査を行ってもらう．

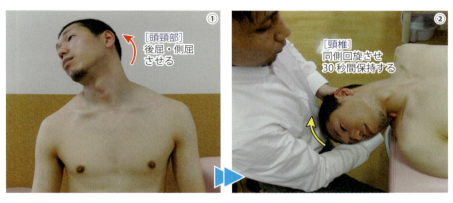

図7 ● 椎骨動脈検査

## ◆ シャープパーサーテスト（図8）

頸椎不安定性検査の1つである．

### 【手順】

①患者は頸部半屈曲位で座位をとる．
②検者は一方の手を患者の前頭部に置き，もう一方の手は母指をC2棘突起に置き固定する．
③患者に頭部を前屈するように指示する．
④検者は患者の頭部を後方に押す．
　▶**陽性所見**：C2に対して頭部が後方へすべる感覚が感じられる．
　▶**陰性所見**：C2に対して頭部が後方へすべる感覚は認めない．

この検査が陽性であった場合，頸椎の関節が不安定であることが示唆されるため，後述する**6の副運動の検査は行わない**．医師に報告し，指示を仰ぐ．

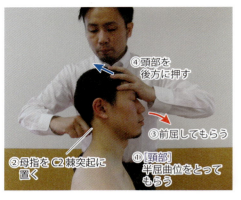

図8●シャープパーサーテスト

## 6 副運動検査[3]

頸椎全体もしくは各分節の動き（他動的椎体間運動）を**副運動**という．副運動検査では，**可動域制限・疼痛・終末感の違い**を評価する．

関節の動きの範囲にはグレードがあり，関節面に対して牽引や滑りを加えて評価を行う．Kaltenbornは関節の動きを3段階に分類している（**表1**）．実際の副運動検査では，筋が弛緩した状態で関節のゆるみの肢位で他動的に関節面に牽引・滑り運動を行いグレードⅡまで動かす．そのとき動きの範囲が正常より少ない場合は過少可動性（hypomobility），正常より多い場合は過度可動性（hypermobility）と判断する（**図9**）．

### 表1●Kaltenbornのグレード分類

| グレードⅠ：弛緩 | グレードⅡ：緊張 | グレードⅢ：伸張 |
|---|---|---|
| 関節の引き離しは起こさない．関節内の圧迫を緩和させる． | 関節周囲組織のたわみ（slack）をとり，周囲組織がピンと張った状態．ジョイントプレイ検査に用いられる． | 関節周囲組織が伸張された状態． |

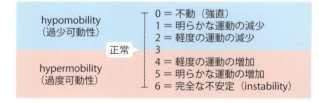

図9●過少可動性と過度可動性

### ◆ Posterior-Anterior glide test（P-A glide検査，図10）

頸椎の副運動検査の1つである．

【手順】
①患者に屈曲・伸展・側屈・回旋の他動運動を行った後に，腹臥位にて頸部正中位をとらせて，背側から腹側へむけて目的とする椎体を滑らせる．
②関節の**異常なエンドフィール・抵抗感・疼痛**が再現されるかを確認する．また，この検査は疼痛誘発テストとしても有効である．

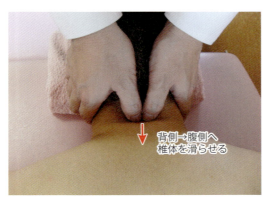

図10 ● P-A glide 検査

## ◆ 下方滑り（C3-C7）の評価（図11）

### 【手順】

①セラピストは患者の頭側に立つ．座って行うことも可能だが，セラピストの肘が屈曲位となり頭部の操作が難しくなることに留意する．
②例えば右側のC4-C5を評価する場合，検者の右示指または中指をC4棘突起のやや右外側，数mm下方（椎間関節）に置く．
③左手で患者の左側頭部を保持して右側屈を起こす．
④正常であれば示指・中指で，組織が厚くなるのを感じる．制限がある場合，組織の動きを感じとれない．

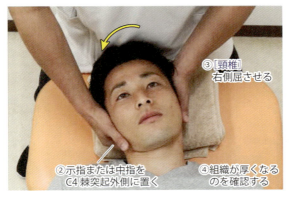

図11 ● 右C4-C5下方滑りの評価
右手はセンサーの役目であり，余分な力が入らないように気をつける．

## ◆ 上方滑り（C3-C7）の評価（図12）

### 【手順】

①セラピストは患者の頭側に立つ．座って行うことも可能だが，セラピストの肘が屈曲位となり頭部の操作が難しくなることに留意する．
②例えば右側のC4-C5を評価する場合，検者の右示指または中指をC4棘突起のやや右外側，数mm下方（椎間関節）に置く．
③左手で患者の左側頭部を保持し左回旋を起こす．
④正常であれば示指・中指で，組織が薄くなるのを感じる．制限がある場合，組織の動きを感じとれない．

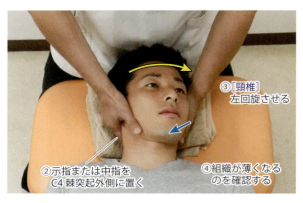

**図12● 右C4-C5上方滑りの評価**
左手を右手（センサーの役目）の方向に押すようにして（→）左回旋させる．

## ◆ 分節での回旋の評価（図13，14）

頸椎回旋時の制限および疼痛がある場合，分節ごとの回旋の動きをサポートして可動域の改善または疼痛軽減が図れるか確認するとよい．ここでは，Th1-Th2の回旋の評価を紹介する．

### 【C6-C7の鑑別（図13）】

①頸椎屈曲してもらい最も突出した棘突起を確認する．
②頸椎伸展を指示する．C6棘突起は動くが，C7棘突起は動かない．

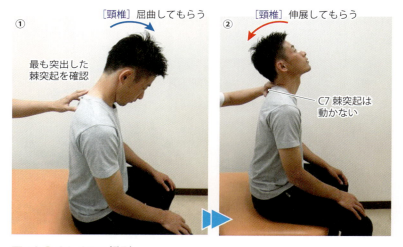

**図13● C6-C7の鑑別**

### 【Th1-Th2の回旋評価（図14）】

①一方の母指をTh1棘突起，もう一方の母指をTh2棘突起に置き，回旋してもらう．
②Th1棘突起の動き方の左右差を確認する．右回旋の場合，正常では棘突起は左へ移動し，最終可動域で上方に移動する．制限がある場合，棘突起はすぐ上方に動くことが多い．
③Th1棘突起を回旋方向に誘導し，可動域の拡大・疼痛の軽減を確認する．

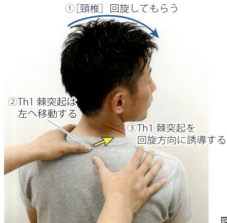

図14 ● Th1-Th2の右回旋評価

### ◆ 屈曲－回旋テスト (flexion-rotation test)[4], 図15)

　これは頸椎由来の頸部痛，頭痛の原因となりうる上位頸椎の可動性をみるために用いられる．頸椎最大屈曲位にて左右に回旋させる．このときに痛みが誘発され，頸椎回旋可動域制限がみられたときに陽性とする．また疼痛が出現しなくとも，左右の可動性を比べることも重要である．

#### 【手順】
①背臥位にて，セラピストは患者の頭側に立つ．
②ベッド端から頭部をだし，患者の後頭部を保持し頸椎最大屈曲位とする．
③頸椎最大屈曲位を保ったまま，左右の回旋を行う．

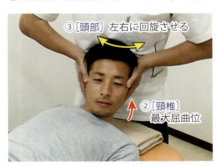

図15 ● flexion-rotation test

### ◆ 第1肋骨内下方滑りの評価（図16）

　第一肋骨は頸部と密接な関係があるため，評価を行うことがが好ましい．

#### 【手順】
● 母指，またはMP関節を第1肋骨に起き，反対側の股関節方向に向かって内下方滑りの力を加える．抵抗感・疼痛を確認する．

#### 【注意点】
● 腕神経叢があるため，圧迫には注意する（**第5章-1**参照）．

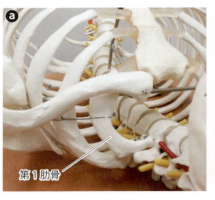
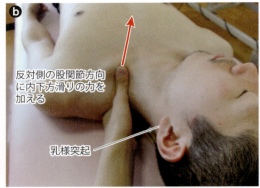

図16 ● 第1肋骨内下方滑り
乳様突起の直下が第1肋骨の目安となる．

## 7 筋伸張性検査

　筋の短縮や伸張性低下は疼痛の原因となるだけでなく，頸部の異常姿勢や異常動作につながりやすく，可動域制限や協調性障害の原因ともなる．検査・評価を行い，どの筋が伸張性低下を生じているか明らかにすることで介入のヒントとなる．
　代表的な筋の検査方法を表2に述べる．

### 表2 ● 筋伸張性検査一覧

| 筋名 | 特徴 | 図 |
|---|---|---|
| 僧帽筋上部線維 | ・起始：後頭骨上項線，外後頭隆起，項靱帯を介するすべての頸椎棘突起<br>・停止：鎖骨外側1/3<br>・検査肢位：背臥位<br>・伸張方法：検者は右手で患者の肩関節上部を把持し，左手で患者の後頭部を支え，頸部を屈曲，対側側屈・回旋してもらう |  |
| 肩甲挙筋 | ・起始：C1–C4頸椎横突起<br>・停止：肩甲骨上角<br>・検査肢位：背臥位<br>・伸張方法：検者は右手で患者の肩関節上部を把持し，左手で患者の後頭部を支え，頸部を屈曲，同側側屈・回旋してもらう |  |

| 筋名 | 特徴 | 図 |
|---|---|---|
| 胸鎖乳突筋 | ・**起始**：胸骨柄，鎖骨内側1/3<br>・**停止**：乳様突起，上項線<br>・**検査肢位**：背臥位<br>・**伸張方法**：検者は右手で患者の肩関節上部を把持し，左手で患者の後頭部を支え，頸部を伸展，対側側屈してもらう | |
| 斜角筋前部線維，斜角筋中部線維 | ・**起始**：C3–C6横突起（前部），C3–C7横突起（中部）<br>・**停止**：第1肋骨前斜角筋結節（前部），第1肋骨前部より後方（中部）<br>・**検査肢位**：背臥位<br>・**伸張方法**：検者は右手で患者の肩関節上部を把持し，左手で患者の後頭部を支え，頸部を軽度伸展，対側側屈してもらう | |
| 斜角筋後部線維 | ・**起始**：C5–C7横突起<br>・**停止**：第2肋骨外側面<br>・**検査肢位**：背臥位<br>・**伸張方法**：検者は右手で患者の肩関節上部を把持し，左手で患者の後頭部を支え，頸部を軽度屈曲，対側側屈してもらう | |
| 大胸筋 | ・**起始**：鎖骨の内側半分（鎖骨部），胸骨と第2–6肋軟骨（胸肋部），腹直筋鞘の前葉（腹部）<br>・**停止**：上腕骨大結節稜<br>・**検査肢位**：背臥位<br>・**伸張方法**：検者は患者の右肘関節を把持し，肩関節外転，外旋位から水平外転させる<br>　　※右図は大胸筋胸肋部の伸張方法である．鎖骨部，腹部は肩関節外転角度を変え伸張する | |
| 小胸筋 | ・**起始**：第3〜5肋骨<br>・**停止**：肩甲骨烏口突起<br>・**検査肢位**：背臥位<br>・**伸張方法**：検者は患者に肘関節屈曲，肩関節30°屈曲にて背側へ上腕骨を押し込む | |

頸

第6章

評価と分類

# 8 筋力検査 (表3)

筋力と頸椎における，神経根から由来する神経性の筋力低下の可能性について調べる．

## 表3 ● 筋力検査

| 髄節 | 運動方向 | 検査肢位 |
|---|---|---|
| 頸椎前屈 (C1-C2) | ・**患者**：座位にて軽度前屈位<br>・**検者**：肩甲骨の間に手を置き，もう一方の手で患者の前頭部へ抵抗を加える | |
| 頸椎側屈 (第11脳神経，C3) | ・**患者**：座位<br>・**検者**：患者の方に手を置き，体幹を固定し，もう一側の手を耳のうえに置き抵抗を加える | |
| 肩挙上 (第11脳神経，C4) | ・**患者**：座位にて全可動域の半分まで肩を挙上して保持してもらう<br>・**検者**：患者の両肩に対して下方へ抵抗を加える．患者は上肢を大腿部に置いて支えないことに注意する | |
| 肩外転 (C5) | ・**患者**：肘関節90°屈曲位，前腕回内もしくは中間位にて肩関節を80°外転してもらう<br>・**検者**：患者の上腕骨に対して下方へ抵抗を加える | |

| 髄節 | 運動方向 | 検査肢位 |
|---|---|---|
| 肘屈曲 (C6) | ・**患者**：肘関節90°屈曲位，前腕中間位にて体側に置いてもらう<br>・**検者**：前腕に対して下方に抵抗を加える | 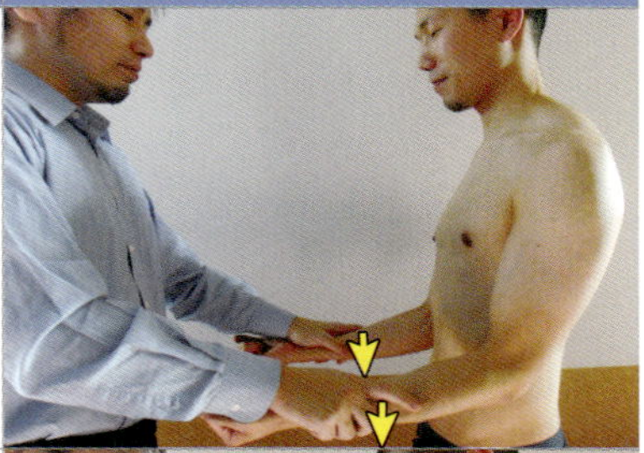 |
| 手背屈 (C6) | ・**患者**：肘関節屈曲位，前腕回内位，手関節中間位<br>・**検者**：手に対して下方に抵抗を加える | 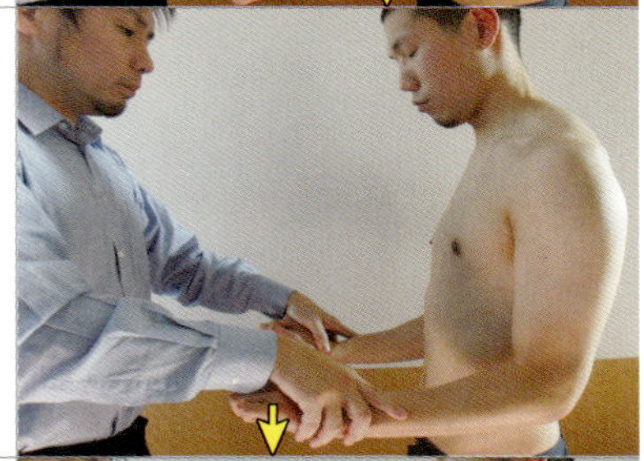 |
| 肘伸展 (C7) | ・**患者**：肘屈曲 (C6) と同じ<br>・**検者**：前腕に対して上方に抵抗を加える | 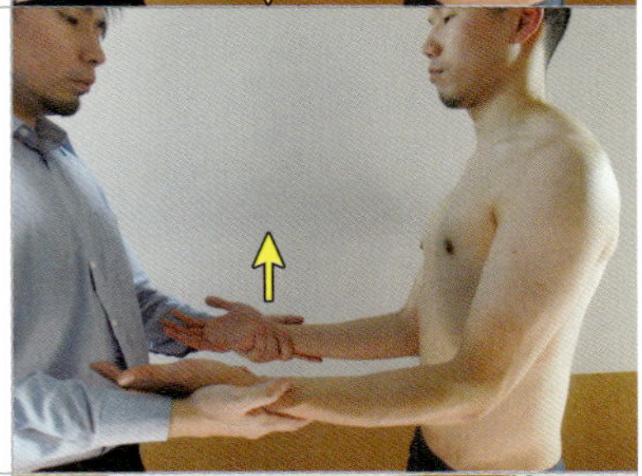 |
| 手掌屈 (C7) | ・**患者**：手背屈 (C6) と同じ<br>・**検者**：手に対して上方に抵抗を加える | 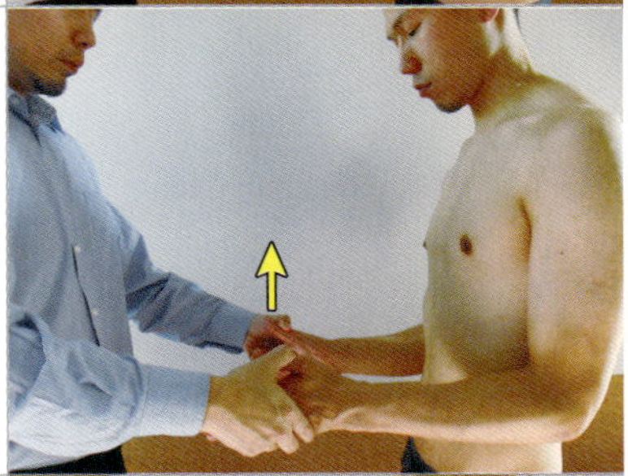 |
| 母指伸展 (C8) | ・**患者**：肘関節屈曲位，前腕中間位，手関節掌屈，背屈中間位にて母指を伸展してもらう<br>・**検者**：母指に対して屈曲方向へ抵抗を加える | 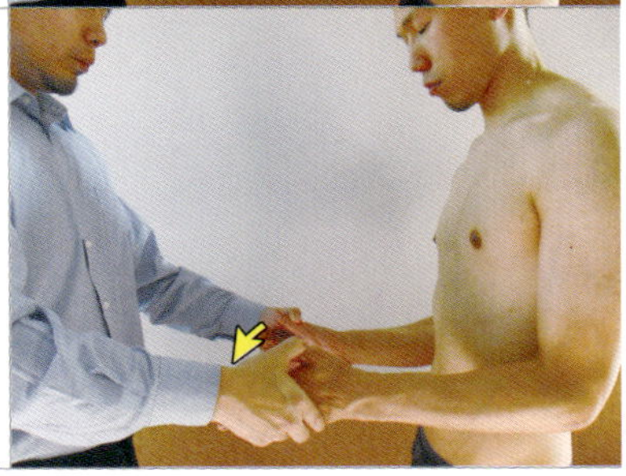 |

頸

第6章

評価と分類

| 髄節 | 運動方向 | 検査肢位 |
|---|---|---|
| 手指内転，外転（Th1） | ・患者：肘関節屈曲位，前腕回内位，手関節掌屈，背屈中間位にて手指を内転もしくは外転してもらう<br>・検者：手指内転に対しては外転，手指外転に対しては内転方向へ抵抗を加える | 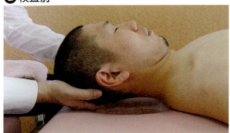 |

> **memo** **頸部深層筋の評価について（図17）**
> 頸部深層筋である頸椎椎前筋の筋力低下の有無を確認する．
>
> **ⓐ 検査前**
>
>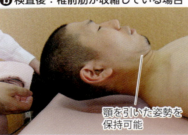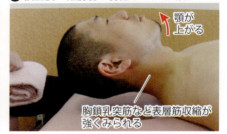
>
> **ⓑ 検査後：椎前筋が収縮している場合**　顎を引いた姿勢を保持可能
>
> **ⓒ 検査後：椎前筋が弱化している場合**　顎が上がる／胸鎖乳突筋など表層筋収縮が強くみられる
>
> **図17● 頸椎椎前筋の筋力の確認**

## 9 神経学的症状に対する検査[1,6]

### ◆スパーリングテスト（図18）

椎間孔圧迫検査である．検査時には神経根症状がなくても病歴のなかで神経根症状の訴えがあった場合は施行する．

【手順】

図18の3段階に分けて行う．
- ▶陽性所見：頭部側屈側の肩や上肢に疼痛が放散する．頸部神経根圧迫の影響を考え，障害された神経根の皮膚分節領域に疼痛がみられるか確認する．
- ▶陰性所見：疼痛はない．もしくは肩や上肢に疼痛が放散することなく頸部のみに疼痛が限局する．

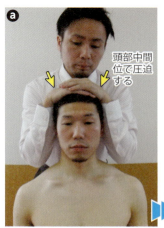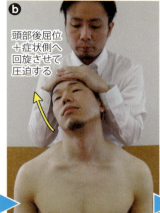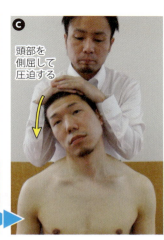

図18●スパーリングテスト

### ◆ジャクソンテスト（図19）

椎間孔圧迫検査である．

【手順】

患者の頭部を回旋させた後，頭部に対して垂直に圧を加える．左右両側に回旋させて検査を行う．
- ▶陽性所見：回旋側の肩や上肢に疼痛が放散する．
- ▶陰性所見：疼痛はない．もしくは肩や上肢に疼痛が放散することなく頸部のみに疼痛が限局する．

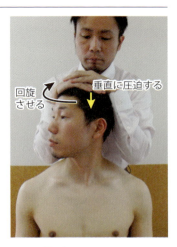

図19●ジャクソンテスト

## ◆ 離開検査 (図20)

検査時に患者が神経根症状を訴えた場合に用いる．

### 【手順】

検者は一方の手を患者の顎，もう一方の手を後頭骨に置き，上方へ軽く牽引する（図20a）．その他に患者の後方から後頭骨を上方へ軽く牽引する方法もある（図20b）．

- ▶ **陽性所見**：牽引時に，症状が消失または軽減する．神経根への圧迫が除去されたことが示される．
- ▶ **陰性所見**：牽引時に，症状に変化はない．

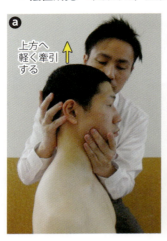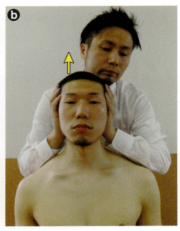

図20 ● 離開検査

## ◆ 上肢神経伸張検査[1,5] (表4, 図21)

上肢の神経伸張テストとしては正中神経・橈骨神経・尺骨神経テストが有用である．それぞれの神経の走行を理解して，神経を伸張させるように上肢の各関節の位置を変える．伸張肢位をとることで，**しびれや疼痛が再現される**，もしくは**増悪すれば陽性**である．

表4 ● 上肢神経伸張検査

| 神経名 | 正中神経1 | 正中神経2 | 橈骨神経 | 尺骨神経 |
|---|---|---|---|---|
| 肩 | 下制と外転（90°〜110°） | 下制と外転（10°） | 下制と外転（10°） | 下制と外転（10°〜90°）手は耳に置く |
| 肘 | 伸展 | 伸展 | 伸展 | 屈曲 |
| 前腕 | 回外 | 回外 | 回内 | 回外 |
| 手関節 | 背屈 | 背屈 | 掌屈と尺屈 | 背屈と橈屈 |
| 手指 | 伸展 | 伸展 | 屈曲 | 伸展 |
| 肩 | — | 外旋 | 内旋 | 外旋 |
| 頸椎 | 反対側へ側屈 | 反対側へ側屈 | 反対側へ側屈 | 反対側へ側屈 |

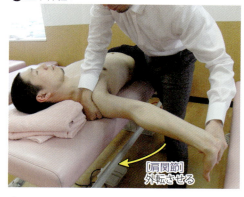
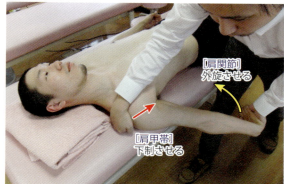
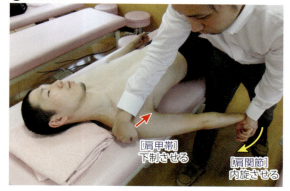
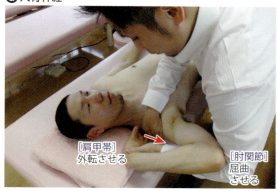

**図21● 神経走行ごとの上肢神経伸張検査**
a) 肩外転を用いたテスト．
b) 肩甲帯を下制して肩関節を外旋させるテスト．
c) 肩甲帯を下制して肩関節を内旋させるテスト．
d) 肩甲帯を外転して肘関節を屈曲させるテスト．

## ◆ 肩外転検査 （図22）[6]

検査時に患者が神経根症状を訴えた場合に用いる疼痛軽減テストである．

### 【手順】

他動的もしくは自動的に上肢を外転して前腕を頭の上に置く．症状が軽減すればC4-C5，C5-C6領域の神経根圧迫，椎間板ヘルニアを示唆する．疼痛が増悪する場合は，斜角筋三角部位の圧増加を考える．これは肩関節を外転することにより，神経経路の長さを短くすることで下位神経根への圧が減少するためである．

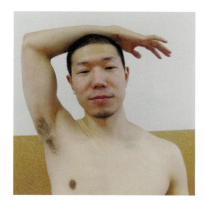

**図22● 肩外転検査**

# 10 皮膚分節と神経支配筋（表5）

前述の上肢神経伸張検査に加えて，表在感覚と腱反射を用いて総合的に判断する．上肢神経伸張検査と加えて，皮膚分節を支配する筋を知ることで，どの分節の神経障害であるかを総合的に判断することが可能となる．

**表5 ● 各神経根が支配する筋・反射・皮膚分節**

| 分節 | 筋 | 反射 | 皮膚分節 |
|---|---|---|---|
| C1-C2 | 胸鎖乳突筋 | — | |
| C3 | 頸長筋，僧帽筋 | — | |
| C4 | 肩甲挙筋，僧帽筋 | — | |
| C5 | 三角筋<br>上腕二頭筋 | 上腕二頭筋 | |
| C6 | 腕橈骨筋<br>手関節伸筋群 | 腕橈骨筋 | |
| C7 | 上腕三頭筋<br>手関節屈筋群 | 上腕三頭筋 | |
| C8 | 手指屈筋 | — | |
| Th1 | 骨間筋 | — | |

210　肩関節痛・頸部痛のリハビリテーション

### 文献

1）「Orthopedic Physical Assessment 4th edition」（David JM, eds），Elsevier, 2002
2）「セラピストのためのハンズオンガイド 姿勢アセスメント」（Jane J/著，武田　功，他/監訳），医歯薬出版，2014
3）「整形徒手理学療法 Kaltenborn-Evjenth Cocept」（富　雅男/監），医歯薬出版，2011
4）Hall TM, et al：Intertester reliability and diagnostic validity of the cervical flexion-rotation test. J Manipulative Physiol Ther, 31：293-300, 2008
5）「Clinical Neurodynamics」（Michael S eds），Butterworth-Heinemann, 2005
6）Joshua Cleland：頸椎.「エビデンスに基づく整形外科徒手検査法」（柳澤　健，他/監訳），エルゼビア・ジャパン，2007

第6章 評価と分類

# 3 分類 (classification) の紹介

三木貴弘

## Point

● 分類 (classification) という概念は適切な理学療法を行うために重要である.

● 介入の方向性に基づいて頸部障害を分類することでより高い治療成績を収めることができる.

主観的評価（問診），客観的評価（検査・測定）を終えたら，患者を評価する情報がほぼ揃う．ここから対象者の問題点を整理し，治療方法・マネージメントの方針を決めていくわけだが，その際に従来の考え方である「どの組織」が疼痛や機能障害の原因かということにこだわってしまうと問題が生じることがある．病態解剖学に基づいた原因を探そうとすると，脊柱の病態・疼痛発生部位は非常に複雑であるために，経験年数が浅いセラピストは特に誤った「答え」を導いてしまう可能性が生じる[1].

そこで**分類（classification）**という考え方を紹介する．この考え方を知ることで，頸部痛や頸部障害といった広範囲の病態や因子を含む表現に対して，どのような状態か想像しやすくする．またそうすることによって，介入方法をシンプルにすることが可能となる.

## 1 classification とは何か?

classification（クラシフィケーション）とは，日本語で「分類」と訳することができる．何か大きな集団に関して特定の判断基準をもとに一定の特徴を持つグループに分類することを指す.

classificationの種類は「病態解剖学・構造に基づく分類」「介入方法に基づく分類」などがある．医師が使用する"どの組織（構造）が疼痛の原因か"，という考え方は「病態解剖・構造に基づく分類」であるが，その考えをもとにセラピストが進めていくと構造的原因と治療方針がうまく結びつかないことがある.

## 2 なぜclassification を用いるのか?

腰痛や頸部痛などの脊柱に由来する問題において，従来の「疼痛（障害）がどの組織が原因か」という生物医学モデルに対して，「複数の因子が痛みの原因であるために多面的に考える必要がある」という考え方をベースにした生物心理社会モデルが存在する.

頸部痛は腰痛と同じように，症状や疼痛の原因となっている正確な因子を導き出すのが非常に難しい．症状や疼痛の原因は1つの組織だけではなく中枢神経系因子や心理的要因も組合わ

212 肩関節痛・頸部痛のリハビリテーション

さり，非常に複雑であり，頸部痛においても画像所見上では異常が見当たらず，どの組織が疼痛の原因が断言することができない，ということが多い[3]．よってそのような構造的な話のみに主眼を置いた生物医学モデルに頼るのではなく，主観的評価と客観的評価から得られた患者の症状（徴候や症候）やその他の情報に基づいてより多角的に評価結果を捉え，疼痛はさまざまな因子によって影響を受ける現象だと捉える生物心理社会モデルの考え方が必要である[4]．ある患者では痛みはそこまで強くないが，機能的問題が目立っている場合もあるし，他の患者では痛みが強く検査を充分に行えない場合もある．それぞれの場合で介入の方向性が異なる．その手助けとなるのがclassificationの考え方である．

## 3 classificationの目標

分類の目標は，疾患をより細分化することにより介入の方向性を示し，個々の患者に対してより効果が高いことが期待できる最適な理学療法プログラムを提供することである．

## 4 classificationの実際

さまざまな研究者・臨床家がさまざまなclassificationを発表している．そのなかで今回はChildsとFritzらが考案した介入方法に基づく分類を紹介する[2]．理学療法の対象となる頸部障害患者に対して，主観的評価・客観的評価に基づき，「可動域制限を伴う場合」「神経症状（放散痛）を伴う場合」「協調性障害を伴う場合」「疼痛が強い場合」「頭痛を伴う場合」と分類することで，介入の方向性が決まりやすくなり，介入の効果が高まる[4]．

各分類の患者の特徴を表1に示した．将来的により研究が進み，明確な基準やアウトカムの点数によって分類を行える日が来る可能性があるが，現在明確な分類基準は存在しておらず，主観的評価と客観的評価の結果，全体的な印象として最も近いカテゴリーへの分類が限界である．よって介入方法も具体的なものではなく，あくまで介入の方向づけを行うことが目的となっている．しかしながら介入の方向性を示すことにより，目指すゴールがはっきりし，治療の目的がはっきりとするために，より確実な理学療法効果を生み出すことができるだろう．

### ◆ 可動域制限を伴う頸部痛

#### ① このグループに分類される患者の特徴
- 症状が最近（1カ月以内）発生した
- 神経症状，上肢への放散痛がない
- 頸部の可動域制限が認められる

#### ② 目指すゴール
このグループに分類された頸部痛に対してのゴールは**可動域の向上**と，**それによる疼痛軽減**である．

**表1 ● 頸部障害の分類と介入例**

| 分類 | 患者の特徴 | 介入例 | 疼痛のメカニズム |
|---|---|---|---|
| 可動域制限を伴う頸部痛（第7章-1参照） | ・症状が最近（1カ月以内）発生した<br>・神経症状・上肢への放散痛がない<br>・頸部の可動域制限が認められる | ・関節可動域エクササイズ<br>・関節モビライゼーション<br>・姿勢指導 | ・体性感覚性疼痛 |
| 放散痛を伴う頸部痛（第7章-2参照） | ・上肢や頭部などへの放散痛が認められる<br>・神経所見が陽性である（深部腱反射，感覚障害など）<br>・頸椎症性神経根症と診断名がついている | ・徒手療法による牽引 | ・末梢神経性疼痛 |
| 協調性障害を伴う頸部痛（第7章-3参照） | ・症状が長期間（1カ月以上）続いている<br>・疼痛や機能障害のスコアが重篤ではない<br>・神経症状や中枢性感作がない<br>・目立った可動域制限がない | ・頸部深部筋のトレーニング<br>・頸部のモーターコントロールトレーニング<br>・姿勢指導<br>・日常生活指導 | ・体性感覚性疼痛 |
| 疼痛が強い頸部痛（第7章-4参照） | ・疼痛や機能障害のスコアが高い<br>・外傷，頸性頭痛，関連痛などによる症状や疼痛が48時間以内に発生した<br>・疼痛や疲労により，評価や治療が困難である | ・早い時期からの愛護的な自動運動エクササイズ<br>・物理療法<br>・投薬での疼痛コントロール<br>・他職種との協力を含めた包括的な介入 | ・混合 |
| 頭痛を伴う頸部痛（第7章-5参照） | ・頸部の動きによって症状が増悪する片側性または両側性の頭痛がある<br>・頸部の疼痛と連動して頭痛が生じる<br>・頸椎（特に上部頸椎）への刺激によって頭痛が生じる | ・頸椎・胸椎のモビライゼーション，マニュピレーション<br>・上部頸椎機能不全へのアプローチ<br>・頸部筋の緊張緩和（ストレッチ，リラクセーション等）<br>・姿勢指導 | ・頸性頭痛のメカニズム |

### ③ 介入方法

　　可動域制限を伴う頸部痛に対する治療は関節可動域エクササイズや関節モビライゼーションなどが代表的である[5]．頸部に対して行うのはもちろん，頸胸移行部や上部胸椎へのアプローチも含まれる．高齢者によくみられるような退行性変化による可動域制限に対しては，複数の頸椎や胸椎に対してアプローチすることも有効である．詳細や具体的な介入の一例は**第7章-1**で述べる．

### ④ 疼痛のメカニズム

　　可動域制限により何らかの組織が刺激を受け，**体性感受性疼痛**が発生している可能性が高い．そのなかで疼痛の原因組織によって「筋・筋膜性疼痛」「椎間関節性疼痛」「椎間板性疼痛」に分類されるが，どの組織が疼痛の原因となっているかは鑑別できないことが多いのが実情である．

## ◆ 放散痛を伴う頸部痛

### ① このグループに分類される患者の特徴

- 上肢や頭部などへの放散痛が認められる
- 神経所見が陽性である（深部腱反射，感覚障害など）
- 頸椎症性神経根症と診断名がついている

### ② 目指すゴール

　　このグループに分類された場合，ゴールは可動域の拡大ではなく**上肢への放散痛の症状の消**

失，または**中枢化**となる．症状の中枢化とは放散痛などの神経症状がより体の中央側（近位側）に現れることをいう．例えば最初は症状が手指や前腕遠位に生じていたとして，それがより身体の近位，上腕の近位や肩関節などに変化してくることを指す．症状の中枢化のメカニズムはいまだに解明されていないが，この現象が起こった場合，症状が改善または消失する可能性が高い[6]．放散痛の中枢化または消失は客観的評価や評価尺度によって評価することが可能である．

### ③ 介入方法

徒手による牽引が効果的とされている[7]．詳細は**第7章-2**を参照してほしいが，Constan-toyannisらによると，上肢への放散痛の症状が出ている患者4人に対して徒手療法による牽引の介入を行った結果，3週間以内に症状が軽減または消失した[8]と報告されている．

### ④ 疼痛のメカニズム

このグループは神経症状が出現しているため，**末梢神経性疼痛**に分類される．

## ◆ 協調性障害を伴う頸部痛

### ① このグループに分類される患者の特徴

- 症状が長期間（1カ月以上）続いている[4]
- 疼痛や機能障害のスコアが重篤ではない
- 神経症状や中枢性感作がない
- 目立った可動域制限がない

明らかな可動域制限や上肢への放散痛などの症状はみられないが，耐久性が低く同姿勢を持続することで痛みが出現したり，頸部周辺の筋の協調性の低下により反復性の動作により疼痛が出現する場合はこのグループに分類する．

### ② 目指すゴール

めざすゴールは同姿勢を維持しても疼痛が出現しないこと，疼痛が出現しない反復動作の獲得などである．

### ③ 介入方法

この分類の頸部痛に対しては，協調性や筋の持久性を高めるエクササイズを中心に介入していく．これは頸部の深部筋を鍛えるようなエクササイズやモーターコントロールを向上させるエクササイズが含まれる．特に深部筋をターゲットとした低負荷または等尺性収縮を用いた頸部の自動運動エクササイズや，日常生活での運動指導が推奨される[9〜11]．

### ④ 疼痛のメカニズム

このグループも可動域制限による頸部痛と同様に**体性感覚性疼痛**である．

## ◆ 疼痛が強い頸部痛

### ① このグループに分類される患者の特徴

- 疼痛や機能障害のレベルが高い．
- 外傷，頸性頭痛，関連痛などによる症状や疼痛が48時間以内に発生した．

● 疼痛や疲労により，評価や治療が困難である．

　　この分類の患者は，疼痛などにより検査や治療を行えないことがよくみられる．被刺激性が高い患者，例えば交通事故で急性むち打ち損傷が出現している患者などはよくこの分類となる．疼痛レベルが高く，十分な客観的評価を行えない患者などもこちらに分類するとよい．

### ② 目指すゴール

　　ここに分類した患者のゴールは**疼痛レベルを下げる**ことである．疼痛レベルが下がりコントロールされた状態になったら改めて分類し，それに対応した介入を行うとよい．

### ③ 介入方法

　　疼痛や症状をコントロールするためには，投薬や適度な安静・心理的な介入など，理学療法士だけでは対応できないこともあり，医師・薬剤師・臨床心理士などと協力する**包括的な介入**が必要となる．理学療法としては愛護的な**自動運動エクササイズ**が急性期の疼痛コントロールに効果的である[12,13]．

### ④ 疼痛のメカニズム

　　このグループの疼痛は疼痛が強い場合，炎症による痛みも含め，**さまざまなメカニズムが混在**していることが多い．

## ◆ 頭痛を伴う頸部痛

### ① このグループに分類される患者の特徴

● 頸部の動きによって症状が増悪する片側性または両側性の頭痛がある
● 頸部の疼痛と連動して頭痛が生じる
● 頸椎（特に上部頸椎）への刺激によって，頭痛が生じる

　　頸部痛や頸部障害をもっている患者で頭痛を訴える患者は少なくない．その理由として，頸部と頭部は構造的に連続しており，頭部につながる多くの筋や血管・神経などの組織が頸部を介している．そのことからも頸部に関する組織が何らかの障害をもつと頭痛を生じる可能性がある．

### ② 目指すゴール

　　頭痛の原因が頸部から生じている場合，軽減させることが1つのゴールとなる．

### ③ 介入方法

　　上部頸椎・胸椎へのモビライゼーションは頭痛の頻度や期間を減らすのに有効であり，上部頸椎の機能不全へのマリガンアプローチも頭痛を改善させる効果的な手技である[14,15]．
　　また，姿勢指導と頸部筋へのストレッチングは緊張型頭痛の頻度を減少させる効果があり[16]，頸部への介入によって頸部由来の頭痛を改善させることは可能である．
　　具体的な介入方法の一例は，**第7章-5**で紹介する．

### ④ 疼痛のメカニズム

　　このグループは**頸椎性頭痛**のメカニズムが当てはまる．詳細は**第5章-3**にて解説している．

# 5 classificationのコツと留意点

頸部痛や頸部障害という大きなものを細分化し，分類することで，**介入の方向性**を決めることができる．頸部痛を生じている人すべてにやみくもにエクササイズを行うのではなく，分類により，適応となりそうな患者にのみ介入することで，高い効果が認められる．

第7章ではこの分類をもとにした具体的な介入方法を一例として紹介しているが，頸部痛に対しての具体的な介入方法は多種存在するため，各自の手技や知識も合わせて考えてほしい．

なお分類は，患者の状態とともに変化していくものである．例えば介入当初は痛みが強く，「疼痛が強い頸部痛」に分類され，それに沿った介入を行った結果疼痛が軽減し，主な問題点が「可動域制限」に移った場合はそれに対応した介入を行っていく．最終的には，協調性障害を伴う頸部痛に移行していくのが理想とされている[17]．頸部痛や頸部障害は，再発する頻度も高いが[18]，それを防ぐためには，深部筋に代表される持久性や姿勢安定性に寄与する筋群のトレーニング，負担が少ないような姿勢の指導で，適度な可動性を保つ必要があり，そのためにエクササイズを行うことがよいとされている．

患者の状態を正しく把握するためには，主観的評価・客観的評価を含む正しい評価が必要である．正しい評価を行うからこそ患者の正しい状態がわかり，現在の問題点がわかってくる．主観的・客観的評価の重要性をもう一度認識し，さらに今回紹介した「分類（classification）」という概念を組合わせることで，症状が改善する確率を高めることができるだろう．

---

■ 文献

1）Buchbinder R, et al：Classification systems of soft tissue disorders of the neck and upper limb: do they satisfy methodological guidelines? J Clin Epidemiol, 49：141-149, 1996

2）Childs JD, et al：Proposal of a classification system for patients with neck pain. J Orthop Sports Phys Ther. 34：686-700, 2004

3）Jarvik JG：Imaging of adults with low back pain in the primary care setting. Neuroimaging Clin N Am, 13：293-305, 2003

4）Fritz JM & Brennan GP：Preliminary examination of a proposed treatment-based classification system for patients receiving physical therapy interventions for neck pain. Phys Ther, 87：513-524, 2007

5）Hoving JL, et al：Manual therapy, physical therapy, or continued care by the general practitioner for patients with neck pain: long-term results from a pragmatic randomized clinical trial. Clin J Pain, 22：370-377, 2006

6）Korthals-de Bos IB, et al：Cost effectiveness of physiotherapy, manual therapy, and general practitioner care for neck pain: economic evaluation alongside a randomised controlled trial. BMJ, 326：911, 2003

7）Werneke M, et al：Centralization phenomenon as a prognostic factor for chronic low back pain and disability. Spine（Phila Pa 1976), 26：758-764, 2001

8）Constantoyannis C, et al：Intermittent cervical traction for cervical radiculopathy caused by large-volume herniated disks. J Manipulative Physiol Ther, 25：188-192, 2002

9）Evans R, et al：Two-year follow-up of a randomized clinical trial of spinal manipulation and two types of exercise for patients with chronic neck pain. Spine（Phila Pa 1976), 27：2383-2389, 2002

10）Jordan A, et al：Intensive training, physiotherapy, or manipulation for patients with chronic neck pain. A prospective, single-blinded, randomized clinical trial. Spine（Phila Pa 1976), 23：311-8; discussion 319, 1998

11）Ylinen J , et al：Active neck muscle training in the treatment of chronic neck pain in women: a randomized controlled trial. JAMA, 289：2509-2516, 2003

12）McKinney LA：Early mobilisation and outcome in acute sprains of the neck. BMJ, 299：1006-1008, 1989

13）Rosenfeld M, et al：Early intervention in whiplash-associated disorders: a comparison of two treatment protocols. Spine（Phila Pa 1976), 25：1782-1787, 2000

14）Jull G, et al：A randomized controlled trial of exercise and manipulative therapy for cervicogenic headache. Spine（Phila Pa 1976), 27：1835-43; discussion 1843, 2002

15) Hall T, et al：Efficacy of a C1-C2 self-sustained natural apophyseal glide（SNAG）in the management of cervicogenic headache. J Orthop Sports Phys Ther, 37：100-107, 2007

16) Hammill JM, et al：Effectiveness of a physical therapy regimen in the treatment of tension-type headache. Headache, 36：149-153, 1996

17) Childs JD, et al：Neck pain: Clinical practice guidelines linked to the International Classification of Functioning, Disability, and Health from the Orthopedic Section of the American Physical Therapy Association. J Orthop Sports Phys Ther, 38：A1-A34, 2008

18) Borghouts JA, et al：The clinical course and prognostic factors of non-specific neck pain: a systematic review. Pain, 77：1-13, 1998

第 7 章　頸部痛への理学療法　～理論と実践～

# 1 可動域制限を伴う頸部痛

中村幸之進，三木貴弘

## Point

● 過少可動性となっている分節に対して，関節モビライゼーションを実施する．

● 関節モビライゼーションにはさまざまな考え方・方法があり，ここで紹介する方法を必ず実践しなければいけないわけではない．患者に合った方法を実施するとよい．

● 徒手療法と運動療法を併用することでよりよい治療効果が得られる．関節だけを局所的に治療するのではなく，筋機能・運動制御，不適切な運動パターンの改善，不良姿勢や習慣などを考慮したアプローチが必要である．

## 1 介入方略

　頸椎の可動域制限を伴う疼痛は，椎間関節の可動域制限だけでなく，頭部前方位姿勢（forward head posture：FHP）や胸椎後彎・骨盤後傾位（slumped sitting）などの不良姿勢による，頸椎周囲の軟部組織の過緊張・短縮，筋機能・運動制御の問題，不適切な運動パターンの繰り返しによって起こる．

　可動域制限を伴う頸部痛のマネージメントでは，徒手療法と運動療法を併用することでより効果が高まる[1,2]．可動域制限だけにアプローチするのでなく，**筋機能・運動制御に対しても同時に介入していく**ことで，より効果が期待される．

　理学療法の基本方針は，下記の4点を中心とする．

①頸椎周囲の軟部組織の過緊張・筋スパズムの改善
②C2–C7関節可動域制限の改善
③不良姿勢や不適切な習慣，作業習慣の改善
④筋機能・運動制御の問題，不適切な運動パターンの改善

　炎症期を過ぎても残存する防御性収縮，不良姿勢や不適切な運動パターンなどによる頸椎周囲の軟部組織の過緊張や筋スパズムに対して，マッサージや軟部組織モビライゼーションなどを必要に応じて実施するが，**主原因を改善すること**が求められる．本稿では，下記3点を紹介する．

①頸椎から上位胸椎（C2–Th4）の関節モビライゼーション
②座位姿勢の修正・改善方法
③中位胸椎の可動域制限の改善方法

　筋機能・運動制御，運動パターン改善のためのエクササイズについては**第7章–3**で紹介する．

> **memo** **FHP・slumped sittingとは**
>
> 頸部痛患者のFHPとslumped sittingは関連しており，臨床で多く観察される座位姿勢である（図1）.
> FHPは，可動域制限，筋の過緊張・短縮，筋力低下を引き起こし（表1），関節への圧迫力増大，椎間板への剪断力を増大させる[5]．また，頸椎伸展時に上位頸椎伸展動作が優位な運動パターンになる傾向にある．slumped sitting は，FHP，胸椎後彎，肩甲骨外転位，骨盤後傾位のアライメントとなる傾向にあり，肩甲帯周囲筋の筋力低下，胸椎の回旋・伸展制限，骨盤前傾機能低下などを生じさせる[6]．頸部痛患者は，頭部の位置を適切な位置に戻せない，正しい姿勢を認識できない関節位置覚の異常が起こることが多い[7]．FHPとslumped sitting の改善には，身体的構造・機能の改善と，座位姿勢に対する認識を修正・改善することが必要である．
>
> ⓐ FHP・slumped sitting　　ⓑ 正常
>
>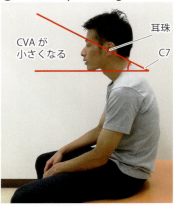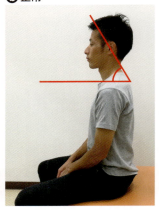
>
> **図1 ● 姿勢によるCVAの違い**
> FHPの評価の1つに頭蓋脊椎骨角（craniovertebral angle：CVA）がある[3,4]．C7棘突起と耳珠を結んだ線とC7の水平線の交わる角度を計測する．FHPの頸部痛患者は，角度が小さくなる．
>
> **表1 ● FHPで起こる可動域制限と筋力低下の傾向**
>
> | 部位 | | 肢位 | 可動域制限 | 過緊張・短縮が生じる筋 | 筋力低下 |
> |---|---|---|---|---|---|
> | 頸椎 | 上位頸椎 | 伸展位 | 屈曲 | 後頭下筋群 | 頸椎椎前筋群 |
> | | 下位頸椎 | 屈曲位 | 伸展 | | |
> | 胸椎 | 上位胸椎 | 屈曲位 | 伸展 | 斜角筋・胸鎖乳突筋・僧帽筋上部・肩甲挙筋・大胸筋・小胸筋 | 僧帽筋中部・下部 |
> | | 第1肋骨 | 挙上 | 下制 | | |
> | | 中位胸椎 | 屈曲位 | 伸展 | | |

## 2 頸部・上位胸椎に対する関節モビライゼーション

椎間関節の可動域制限に対して，**関節モビライゼーション**を実施する．関節モビライゼーションは疼痛軽減，筋スパズム軽減，関節包内運動の改善，位置異常の改善のために用いられる[8,9]．関節モビライゼーションを実施する時期は発症時期，疼痛の強さ・程度，患者の反応を考慮して決める[10]．関節モビライゼーションをはじめて実施する場合，**あとで痛みや不快感が出現する可能性があること，違和感や疼痛が出た場合，次回調節すること**を必ず説明すべきである．

| 項目 | 内容 |
|---|---|
| 目的 | ①頸部の過少可動性の椎間関節の可動域改善．<br>②疼痛軽減．<br>③筋スパズム軽減．<br>④関節包内運動の改善，位置異常の改善． |
| 適応 | ・可動域制限を伴う側屈時痛・回旋時痛・伸展時痛・屈曲時痛． |
| 禁忌 | ・発赤・腫脹などの炎症所見がある急性期．<br>・過度可動性が認められる場合．<br>・治療により疼痛増悪する場合．<br>・他動運動検査時に抵抗を感じる前に疼痛出現する場合． |
| 進め方（図2） | ・自動運動・複合運動で問題となっている側の椎間関節を推測し，他動生理的運動検査や疼痛誘発テストなどを用いて分節レベルを確認し，制限のある関節に対して関節モビライゼーションを実施する． |
| 方法 | ・関節モビライゼーションには振動法と持続伸張法がある．どちらも関節包内運動の制限を改善するために有効である．対象者の反応を確認し，最適な方法を選ぶとよい．<br>・例えば振動法で疼痛・不快感が出現する場合，持続伸張法を行い，反応を確認する． |
| 力の強さ | ・目的に応じて加える力の強さ（グレード）を段階的に変える．関節包内運動に制限がある場合，正常な最終可動域の前に"抵抗感"を感じる．<br>・疼痛軽減を目的にする場合，抵抗感を感じる前まで力を加え振動法を行う．<br>・可動域改善を目的にする場合は，抵抗感を感じるところまで力を加え，振動法または伸張法を行う（図3）．<br>・可動域改善を目的とする場合，加えた力の強さを開始位置まで戻らないように気をつける．<br>・ただし，加える力の強さ（グレード）は各方法論によって異なる（詳細は**第6章-2**を参照）． |

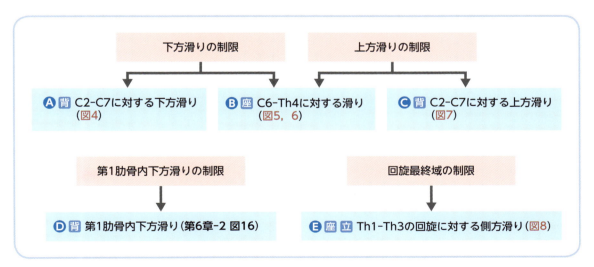

図2 ● 治療の進め方

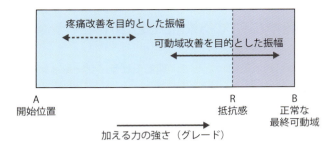

**図3● 関節包内運動の抵抗感と加える振幅**

## Ⓐ 背臥位 C2-C7に対する下方滑り（図4）

### 【手順】

①患者に背臥位・頸椎中間位をとらせ，顔のラインを水平にさせる．セラピストは患者の頭側に立つ．

②上下の関節突起が連なる部位を関節柱（articular pillar）といい，棘突起から約2.5 cm外側に位置する（→）．治療する椎間関節の上位レベルの関節柱に一方の手の示指MP関節付近を当てる．

③両手で右側屈と左回旋を同時に行い（→，→），非生理学的肢位とする．治療する分節に置いた右示指にわずかに動きを感じたところで止める．非生理学的肢位で疼痛が出現する場合，中間位ではじめる．

④反対側の肩に向かって，下方滑りの力を加えると同時に（→），もう一方の手で側屈を行う（→）．前腕の向きは，反対側の肩に向かう方向になっていると力をうまく伝えられる．

### 【回数・時間の目安】

- 振動法：1秒間に2回の規則的な振幅を15〜60秒間，1〜5回行う．
- 持続伸張法：最低6秒間の伸張力を1〜5回加える．

> **memo 非生理学的肢位とは[11]**
> 通常，頸椎は右側屈に伴い右回旋が起こる．右側屈時に左回旋を同時に行うことを非生理的運動といい，この組合わせた動作で静止した肢位を非生理学的肢位という．非生理的運動を行うことで，対象部位よりも上位レベルの椎間関節の動きを制限することができ，治療する椎間関節に集中してモビライゼーションを行える．

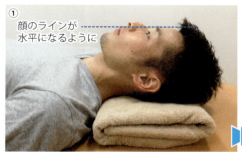
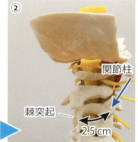
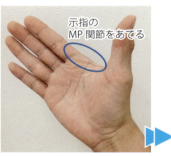
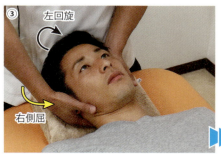
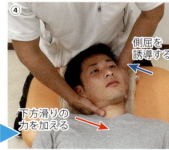
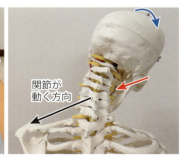

**図4●C2-C7に対する下方滑り**
①背臥位で顎が上がった状態になる場合，胸椎の可動性が低下していることが多い．枕を高くする・両膝を曲げるといった工夫が必要である．

## B 座位 C6-Th4に対する滑り（図5, 6）

　　この関節モビライゼーションの方法は座位で行う方法であり，C6-Th4の側屈・回旋・伸展，また屈曲制限と疼痛に対して用いることができる．FHPによって頸椎下部・上部胸椎が屈曲位にあり伸展制限が生じている場合，不良姿勢を改善するための治療手技の1つとしても有効である[12]．

### 【患者の後頭部を保持する方法（図5）】
①患者に座位をとらせ，セラピストは患者の斜め前に立ち，腹部で肩を固定する．
②左手で後頭部・上位の棘突起を保持する．背もたれがある椅子，昇降式ベッドを利用すると座位の安定性が高まる．

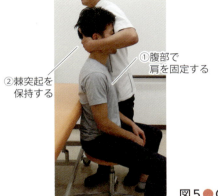

**図5●C6-Th4に対する滑り①**

## 【患者の前頭部をセラピストの前腕に乗せる方法（図6）】

この方法は頸椎前彎が大きい場合や，頭部のコントロールが難しい場合に有効である．

① セラピストの手を患者の肩に置き，患者の前頭部をセラピストの前腕で保持し頸椎軽度屈曲位にする．

② 治療する関節レベルのやや下方から右母指と示指を当て，皮膚を上方にずらして緊張をとり除き，右母指・示指を治療する関節の下位レベルの横突起に当てる．

胸椎に当てる場合，右母指と示指の間を少し離し，左右の横突起に当てる．

③ 椎間関節面の形状（頸椎45°，胸椎60°）を考慮し前上方に向かって中間〜最終域で滑りの力を加える（⇨）．胸椎の場合，やや前方（腹側）に軽く押してから前上方に押すとよい．

④ 疼痛が誘発された場合，加える力の強さ，方向を調整する．調整しても疼痛が誘発される場合，この手技は適応ではない．

## 【回数・時間の目安】

- 振動法：1秒間に2回の規則的な振幅を10秒間行い，これを3〜5回くり返す．
- 持続伸張法：なし．

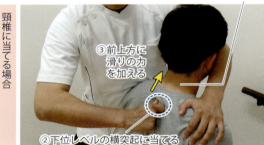
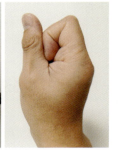
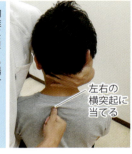
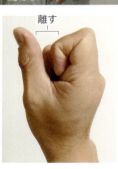

**図6● C6-Th4 に対する滑り②**
片側の椎間関節にアプローチしたい，また，手が小さく母指・示指で行えない場合，母指先端を用いて片側ずつ行う．

## ⓒ 背臥位 C2-C7に対する上方滑り（図7）

### 【手順】

① 患者に背臥位・頸椎中間位をとらせ，セラピストは患者の頭側に位置し，制限がある椎間関節の上位レベルの関節柱に一方の手の示指MP関節付近を当てる（図4②参照）．

② 中間位または非生理学的肢位（側屈・反対側回旋）の状態から，反対側の目に向かって力を加える（⇨）．

③ 左手を右手の方向に押し込むようにして，頸椎の左回旋を行ってもよい（➡）．制限と反対側に疼痛が出現する場合（例：左側屈・右頸部痛），客観的評価にて右側の軟部組織の短

縮・筋スパズムの可能性を除外する．

### 【回数・時間の目安】
- 振動法：1秒間に2回の規則的な振幅を15〜60秒間，1〜5回行う．
- 持続伸張法：最低6秒間の伸張力を1〜5回加える．

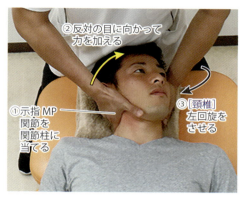

図7 ● C2-C7に対する上方滑り

## D 背臥位 第1肋骨内下方滑り

### 【手順】
①患者に背臥位をとらせセラピストは患者の頭側に位置する．
②触診については**第6章-2 図16**を参照．

### 【回数・時間の目安】
- 振動法：1秒間に2回の規則的な振幅を15秒〜60秒間行う．
- 持続伸張法：呼気にあわせて第一肋骨を下方に押し，吸気時はその状態を保持する．これを3〜5回行う．

## E 座位 立位 Th1-Th3の回旋に対する側方滑り（図8）

この方法は，Th1-Th2，Th2-Th3に対して有効である．

### 【手順】
①患者に座位または立位をとらせ，セラピストは患者の後方に立つ．左母指をTh1棘突起の左側に置き，右母指をTh2棘突起の右側に置く．
②患者の頸椎を左回旋してもらう．セラピストは最終域にTh1棘突起に対して右側方滑りの力を加える．
③Th1-Th2左回旋時に母指で棘突起を押すことによる圧痛がある場合，母指先端ではなく指腹で押す，または，軟部組織を棘突起方向に寄せてから力を加えるとよい．頸椎回旋最終域で，上肢挙上をすることで上位胸椎の回旋・側屈エクササイズ（左回旋＋左上肢挙上＝Th1-Th2，Th2-Th3の左回旋）になる．

### 【回数・時間の目安】
- 自動運動に合わせて，最終域で滑りの力を加える．3〜6回繰り返す．
- この方法は振動法や持続伸張法を用いない方がよい．

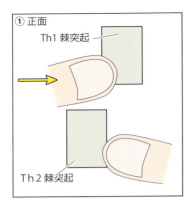 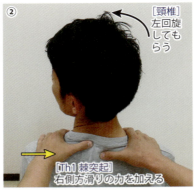 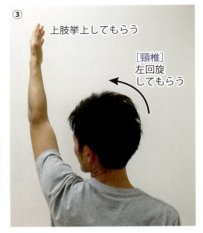

**図8** ● 座位でのTh1-Th3の回旋に対する側方滑り
疼痛が出現する場合，加える力・方向を調整する．

## 3 中位胸椎に対するストレッチ

　持続的なFHPやslumped sittingは，中位胸椎の可動域制限を引き起こす．制限因子は軟部組織性，関節性の可動域制限が混在しており，双方に介入することが必要である．可動域改善の方法には，関節モビライゼーション，マッスルエナジーテクニック，筋膜リリースなどさまざまな方法があるが，ここではセラピストが行いやすいストレッチを紹介する．中位胸椎の可動域改善・維持のためのエクササイズは**4 ホームエクササイズ**で紹介する．

| 項目 | 内容 |
| --- | --- |
| 目的 | ・中位胸椎回旋可動域の改善． |
| 適応 | ・筋の短縮による可動域制限など． |
| 禁忌 | ・急性期・炎症症状がある場合．<br>・治療により疼痛増悪する場合． |

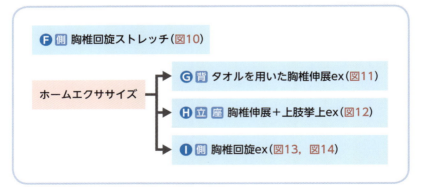

**図9** ● 治療の進め方

### F 側臥位 胸椎回旋ストレッチ（図10）

**【手順】**
①患者に側臥位・両膝軽度屈曲位をとらせ，上側の肘を体側よりも後方に置く．
②セラピストは一方の前腕で腰椎部分を固定する．
③もう一方の手で鎖骨を押し（⇨）胸椎の回旋を行う（→）．

**【回数・時間の目安】**
- 15～30秒間，最終域で保持する．

**【注意点】**
- 高齢者で胸椎全体の過少可動性がある場合，腰椎に力が加わりやすいため，慎重に行う．
- 回旋を誘導しながら，腰椎を固定している前腕で回旋とは反対方向のカウンターの力を加える．前腕の位置を調整し，どのレベルまで回旋させるか調整する．患者とセラピストの距離が遠いと，セラピストの腰部に負担がかかるため注意する．

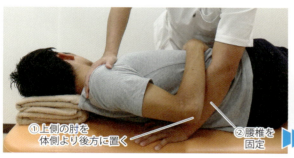 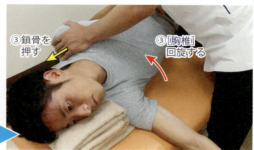

図10 ● 側臥位での胸椎回旋ストレッチ

## 4 ホームエクササイズ

　　関節可動域制限が改善されたら，筋力低下・不適切な運動パターンの改善，そして不良姿勢や不適切な習慣を修正・調整していく必要がある．ここでは，座位姿勢の改善，中位胸椎の可動域改善のためのホームエクササイズを紹介する．

　　座位姿勢の改善方法として，写真・ホームエクササイズ用紙の活用，口頭指示だけでなく，徒手による肢位の促通が必要である[13]（表2）．実際の方法として，まず，よい座位姿勢に対する認識を確認するために，患者自身が考えているよい座位姿勢を行ってもらう．座位姿勢がよくない患者は，骨盤前傾の前に胸椎伸展が起こる，または胸椎伸展のみの動作が臨床では多く観察される．骨盤前傾から動作が開始されるのが理想である．座位姿勢の修正が正しく行えない場合は，対象者の問題に対して口頭指示，徒手にて修正していく．「口頭指示」は対象者に合わせて変える．一例として，胸椎伸展が優位で骨盤前傾が起きない場合，「まず骨盤から動き出しましょう」「まず骨盤を立てましょう」といった口頭指示が有効である．口頭指示での修正が難しい場合，徒手誘導を用いる．骨盤前傾が過度に起きてしまう場合は，「骨盤を目一杯立てたら10％くらい力を抜きましょう」と口頭指示を与える．

表2● 座位姿勢改善の手順

| 手順 | 内容 |
| --- | --- |
| 1. 座位姿勢の確認 | FHP，slumped sittingなど |
| 2. 口頭指示 | 「良い姿勢をとってみて下さい」 |
| 3. 評価 | ① 不適切な姿勢とよい姿勢を認識しているか<br>② 動作開始は骨盤前傾か<br>③ 胸腰部の筋はリラックスしているか<br>④ 頭・肩甲骨位置は適正か |
| 4. 修正 | 口頭指示＆徒手誘導 |
| 5. ホームエクササイズ | ホームエクササイズ用紙の活用 |

　骨盤・胸腰椎の位置を修正してもFHPの場合がある．頸椎椎前筋群の筋力低下があれば筋力向上するためのエクササイズ（**第7章-3**参照），関節位置覚の問題があれば頭部後退エクササイズ（**第7章-4**参照）などを実施するとよい．

　以下に中位胸椎可動域の改善を示す．

## G 背臥位 タオルを用いた胸椎伸展ex（図11）

### 【手順】

①患者に背臥位・両膝軽度屈曲位をとらせ，伸展を誘導したい部位に丸めたタオルなどを置き，両肩関節屈曲90°にする．胸椎伸展制限がある場合，タオルを入れることで頸椎伸展位になりやすい．枕を高くして調整する．

②下部体幹に力を入れながら，ゆっくり両肩関節を屈曲してもらい，両肩関節屈曲に伴う胸椎伸展動作をしてもらう．肩関節の内外旋の向き・屈曲角度を調整する．疼痛が誘発される場合，タオルの位置・高さを調整する．

### 【回数・時間の目安】

- 10〜20回を1日2回行う．

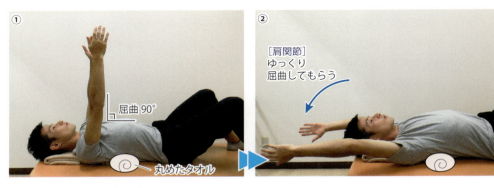

図11● 背臥位での胸椎伸展ex

## H 立位 座位 胸椎伸展 ＋ 上肢挙上 ex（図12）

①患者に立位または座位をとらせ，両手を組んだ状態で，両肩関節を最終屈曲させる．

②胸椎伸展が不十分な場合，両手を上方にもち上げる（→）．

### 【回数・時間の目安】
- 10〜20回を1日2回行う．

### 【注意点】
- 腰椎の伸展が起きないように注意する．肩関節の屈曲制限・胸椎伸展制限が著しい場合，この方法は適さない．腹臥位での胸椎伸展を指導する．

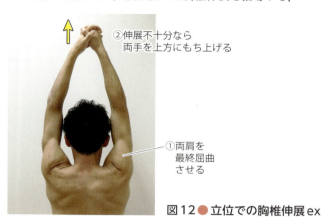

図12● 立位での胸椎伸展 ex

## 側臥位 胸椎回旋 ex（図13，図14）

### 【手順】
① 側臥位にて上側の下肢をクロスし，クッションに乗せ，一方の手を後頭部に置く．
② クッションを床方向に押さえつけながら（→），胸椎回旋自動運動を行う（→）．
　肩関節可動域制限がある場合，手を腹部に置くとよい（図14）．肩甲骨の可動性も改善したい場合，胸椎回旋動作と肩甲骨内転動作を同時に行う．目的に応じて，どの部分を動かすか判断するとよい．

### 【回数・時間の目安】
- 10〜20回を1日2回行う．

### 【注意点】
- 動きだしに肘を水平外転方向に開くと肩甲骨の内転が主動作になりやすいので注意する．一度，肘を見てから回旋すると肩甲骨内転ではなく，胸椎回旋が行いやすい．

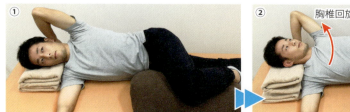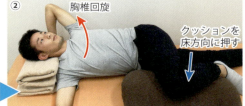

図13● 側臥位での胸椎回旋 ex

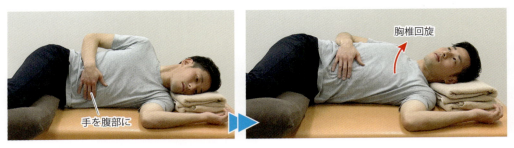

図14 ● 肩関節可動域制限がある場合の胸椎回旋ex

## 5 コツとピットフォール

　椎間関節の可動域制限に対して，関節モビライゼーションは有効な治療方法の1つである．制限のある分節をそのままにすると，隣接する椎間関節に**過度可動性**が生じるため椎間関節の**過少可動性**を見過ごさないようにしたい．

　座位姿勢の修正を正しく行えない患者に対して，構造・身体機能面の原因を探る前に，1度自分自身の口頭指示のしかたに問題がないか考えてみるとよい．患者が理解できない言葉や表現を用いてないか，口頭指示が多すぎないかなど見直してみよう．

　患者にホームエクササイズを実施してもらう場合，患者の性格・能力・生活スタイルを考慮したエクササイズの立案，また，動機付けが必要である．ホームエクササイズをすることで治療効果を維持できる，自分自身で症状・疼痛を改善・コントロールすることが可能である旨を説明し，また，実際に体験してもらうことが大切である．

### 文献

1) Gross AR, et al：Exercises for mechanical neck disorders：A Cochrane review update. Man Ther, 24：25-45, 2016
2) Walker MJ, et al：The effectiveness of manual physical therapy and exercise for mechanical neck pain：a randomized clinical trial. Spine（Phila Pa 1976），33：2371-2378, 2008
3) Salahzadeh Z, et al：Assessment of forward head posture in females：observational and photogrammetry methods. J Back Musculoskelet Rehabil, 27：131-139, 2014
4) Cheung Lau HM, et al：Clinical measurement of craniovertebral angle by electronic head posture instrument：a test of reliability and validity. Man Ther, 14：363-368, 2009
5) 「Physical Therapy of the Shoulder, 5th edition」（Donatelli RA & Donatelli R, et al, eds）Elsevier Health Sciences, London, 2011
6) 「Assessment and treatment of muscle imbalance：the Janda approach」（Page P, et al, eds），Human Kinetics, Champaign, IL, 2010
7) de Vries J, et al：Joint position sense error in people with neck pain：A systematic review. Man Ther, 20：736-744, 2015
8) 「Orthopedic manual therapy 1st edition」（Cook, C, et al, eds），Pearson Prentice Hall：Upper Saddle River, NJ, 2007
9) 「Mobilisation with movement」（Vicenzino B, et al, eds），the art and the science, Elsevier Australia, Chatswood, N.S.W, 2011
10) 「徒手的理学療法 — Manual Physical Therapy」（藤縄　理/著），三輪書店，2009
11) Dewitte V, et al：Articular dysfunction patterns in patients with mechanical neck pain：a clinical algorithm to guide specific mobilization and manipulation techniques. Man Ther, 19：2-9, 2014
12) 「Manual therapy：nags, snags, mwms etc 6th edition」（Brian M, et al, eds），Wellington, NZ, Plane View Services Ltd, 2010
13) Claus AP, et al：Is 'ideal' sitting posture real? Measurement of spinal curves in four sitting postures. Man Ther, 14：404-408, 2009

第7章 頸部痛への理学療法 〜理論と実践〜

# 2 放散痛を伴う頸部痛

中村幸之進，三木貴弘

## Point

● 神経根症状がある場合，椎間孔を拡大する関節モビライゼーションを実施する．椎間孔を拡大するために「**Ｂ**両母指を用いた前上方滑り」を用いた場合は，セット数（最大〜5回）を行う必要がある．

● 不良姿勢，不適切な習慣に対しては早期から介入が可能である．神経根症状に対する介入と合わせて実施していきたい．

● 筋力・感覚低下・痺れなどが徐々に増悪または急性増悪する場合は，すみやかに医師に相談する．

## 1 介入方略

　神経根症状・神経根性疼痛は加齢に伴う椎間板・椎間関節の変性，骨棘などの構造上の問題と，不良姿勢・不適切な運動パターンの繰り返しなどの機能的な問題によって，椎間孔・脊柱管が狭小化し，神経根の圧迫や炎症が生じることで引き起こされる[1]．神経根症状として，筋分節に応じた**筋力低下**，デルマトームに応じた**知覚障害**（感覚低下・痺れ），**深部腱反射の異常**，そして肩から上肢に**放散する疼痛**（神経根性疼痛）がある．知覚障害はデルマトームに関連している一方，疼痛分布はデルマトームに一致しないことがある[1]．

　椎間孔の狭小化に対しては，椎間孔を拡大する**関節モビライゼーション**と**筋機能・運動制御を改善するエクササイズ**が有効である[2〜4]．関節モビライゼーションでは**治療する分節の決定**が重要である．治療する分節は神経学的テスト（筋力・感覚・反射）から判断する．例えば手関節背屈筋の低下・右母指のしびれ・腕橈骨筋の腱反射低下が認められた場合，C6神経根の圧迫を疑いC5-C6にアプローチする．椎間孔は頸椎屈曲・反対側側屈・反対側回旋の複合動作によって最大に拡大する（**表1**）ことから，この肢位と動作を基本に分節に対して関節モビライゼーションを実施する．

　頸椎の伸展・側屈などの動作時に症状が誘発される場合，神経根症状の原因となっている分節以外の関節に過少可動性が認められることが多い．その場合，過少可動性の関節の可動性を改善するエクササイズが必要となる（**第7章-1**参照）．また，頭部前方位姿勢（forward head posture：FHP）などの不良姿勢が下位頸椎の伸展制限の1つの原因となっている場合，不良姿勢に対しても介入が必要となる．

### 表1● 複合動作と椎間孔の関係

| 頸椎屈曲位 | 左側屈・左回旋 | 右側屈・右回旋 |
| --- | --- | --- |
| 椎間孔 | 右椎間孔が拡大 | 左椎間孔が拡大 |

急性期のマネージメントは，**疼痛コントロール，患者教育，神経根症状を悪化させないこと**が基本方針となる．頸椎伸展動作によって疼痛が誘発されることが多いため，急性期では日常生活動作指導が重要となる．例えばうがい，美容院での洗髪，ペッドボトル・グラスなどで飲むときなど注意するようアドバイスする．疼痛が強い時期は，投薬・物理療法などを併用することはもちろん，疼痛を軽減させる方法をアドバイスすると良い．

理学療法の基本方針は，下記の4点である．

①椎間孔を拡大させ神経根の圧迫を軽減する（**2 徒手牽引と関節モビライゼーション**）．
②筋機能・運動制御を改善するためのエクササイズを実施する（**第7章-3 参照**）．
③隣接する椎間関節の過少可動性がある場合，関節モビライゼーションを実施する（**第7章-1 参照**）．
④不良姿勢や不適切な習慣を修正・調整する（**第7章-1 参照**）．

## 2 椎間孔を拡大するための関節モビライゼーション

疼痛が強い場合は**徒手牽引**を行い（図1Ⓐ），次に神経根の圧迫を軽減させるために椎間孔を拡大させるための**関節モビライゼーション**を実施（図1ⒷⒸ），**ホームエクササイズ**を指導する（**3 参照**）．また筋機能・運動制御の問題がある場合は，エクササイズを同時に実施する．

| 項目 | 内容 |
|---|---|
| 目的 | ・椎間孔の拡大．<br>・神経根の圧迫の軽減． |
| 適応 | ・神経根圧迫による疼痛・感覚低下・筋力低下． |
| 禁忌 | ・急性期・炎症症状がある場合．<br>・治療により疼痛増悪する場合． |
| 進め方（図1） | ・自動運動，神経学的テスト，他動生理学的運動で問題となる患側の椎間関節に対して，椎間孔を拡大するための関節モビライゼーションを実施する． |
| 方法 | ・方法に応じて，持続伸張法と振動法を使い分ける． |
| 力の強さ | ・第7章-1 参照 |

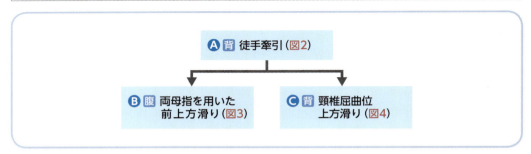

図1 ● 治療の進め方

## A 背臥位 徒手牽引（図2）

疼痛が強い場合，疼痛軽減を目的に最初に行われる方法である．

### 【手順】

①背臥位，枕を高くし頸椎屈曲位をとらせる．セラピストは患者の頭側に立つ．治療用ベルトを肩甲骨上から回し，両中指を少し離して置く．
②治療する分節の上位レベルの棘突起を両中指で挟む．
③治療用ベルトに向かって身体を後方に傾けることで，手の力を使わずに牽引を行える．
④頸椎を側屈・同側回旋位から徒手牽引を行い，反対側の椎間孔を拡大する．牽引する方向は垂直ではなく，患者の目の方向に向かって行う．この方法は純粋な牽引ではなく，頸椎椎間

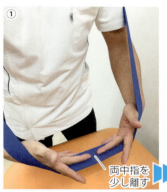
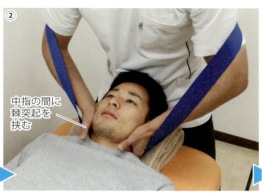
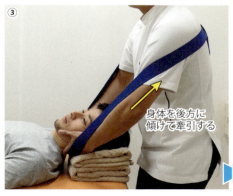
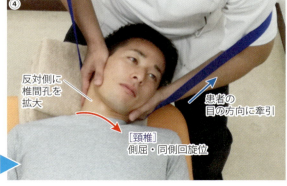
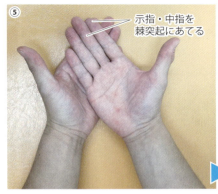
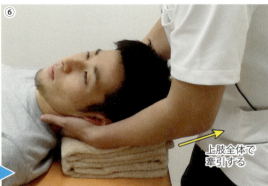

図2● 徒手牽引

関節の屈曲方向への牽引となる．
⑤下位頸椎（C6-Th1）を牽引する場合，ベルトが使えない場合もある．その場合，中指の角度を変えるか，または両手を合わせて手前の示指・中指を直接棘突起に当て，牽引を試みる．
⑥示指で引っ張るのではなく，上肢全体で引っ張るとよい．**棘突起の圧痛がある場合この方法は適さない．**

### 【回数・時間の目安】
- 30秒〜1分を5回行う．

## B 腹臥位 両母指を用いた前上方滑り（図3）

### 【手順】
①腹臥位にて，頸椎伸展によって神経根性疼痛が誘発されるため，胸の下にチェストマットまたはクッションを入れ，頸椎屈曲位とする．腹臥位で疼痛が誘発される場合，頸椎が伸展位になっている可能性がある．頸椎屈曲位になるように，胸の下にタオルを重ねる，枕を使用しない，などの対応をする．鼻が当たっていないか，呼吸ができているか確認する．
②セラピストは患者の後方に立つ．頸椎を側屈・同側回旋位にして，治療する分節の上位レベルの棘突起に両母指先端を置き，頸椎を左側屈・左回旋位にして目の方向に向かって両母指先端を用いてゆっくりと前上方滑りの力を加える（→）．
③上位の椎体が前上方に滑り右椎間孔が拡大される．棘突起を押すことによる圧痛がある場合，母指を重ねて力を加える．

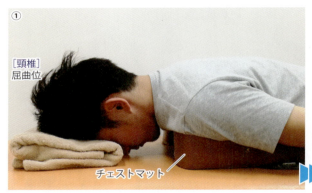
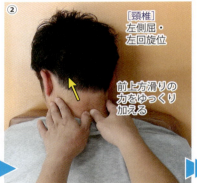
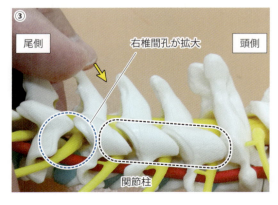

図3●両母指を用いた前上方滑り

【回数・時間の目安】
- 振動法：1秒間に2回の規則的な振幅を30秒〜1分，5回行う．
- 持続伸張法：なし．

## C 背臥位 頸椎屈曲位上方滑り（図4）

【手順】

①頸椎屈曲位になるよう枕を高めに調整，回旋・側屈位とする．セラピストは患者の頭側に立つ．

②治療する分節の上位レベルの関節柱（図3③）に一方の手の示指MP関節付近を当て（**第7章-1 図4参照**），反対側の目に向かって力を加える．回旋・側屈とは反対側の椎間孔が拡大され，神経根の圧迫が軽減される．

【回数・時間の目安】
- 振動法：1秒間に2回の規則的な振幅を30秒間，5回行う．
- 持続伸張法：最低6秒間の伸張力を複数回加える．

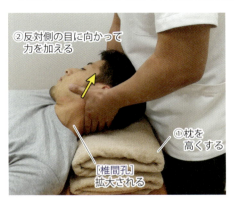

図4● 背臥位・頸椎屈曲・右回旋・右側屈位での上方滑り．

## 3 ホームエクササイズ

| 項目 | 内容 |
| --- | --- |
| 目的 | ・椎間孔の拡大． |
| 禁忌 | ・エクササイズにより疼痛・症状増悪する場合． |
| 注意点 | ・頸椎屈曲位になるように枕を高くする． |
| 進め方 | ・徒手牽引，関節モビライゼーションを実施し，疼痛軽減，感覚・筋力の改善が認められたら，ホームエクササイズを指導する． |

## D 背臥位 頸椎回旋・側屈位自動運動（図5）

【手順】

①枕を高くし，頸椎屈曲位，回旋・側屈位をとらせる．

②回旋自動運動をゆっくり行う．

【回数・時間の目安】
- 30秒を5回，1日に3回行う．

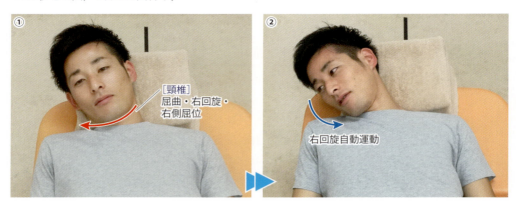

図5● 左側の椎間孔拡大を例とした頸椎自動運動

## 4 コツとピットフォール

　神経根症状に対する関節モビライゼーションは即時効果があるため，治療後は**神経学的テスト**で再評価することで効果判定が可能である．

　神経根性疼痛・神経根症状を繰り返している場合，不良姿勢や不適切な習慣を継続していることが多い．身体機能・構造だけに着目せず，**個人因子・環境因子**をより考える必要がある．

　また，筋力検査・感覚検査・反射の検査結果がすべて一致しない，また1つの検査が陰性のこともある．1度アプローチして効果がなかったとしても，分節を変えてアプローチする．

---

■ 文献

1) Abbed KM, et al：Cervical radiculopathy: Pathophysiology, presentation, and clinical evaluation. Neurosurgery, 60（1 SUPPL.），28-34, 2007
2) Ragonese J：A randomized trial comparing manual physical therapy to therapeutic exercises, to a combination of therapies, for the treatment of cervical radiculopathy. Orthop Phys Ther Prac, 21, 71-76, 2009
3) Langevin P, et al：Comparison of 2 manual therapy and exercise protocols for cervical radiculopathy: a randomized clinical trial evaluating short-term effects. J Orthop Sports Phys Ther, 45：4-17, 2015
4) Thoomes EJ：Effectiveness of manual therapy for cervical radiculopathy, a review. Chiropr Man Therap, 24：45, 2016

第 **7** 章　頸部痛への理学療法　〜理論と実践〜

# 3 協調性障害を伴う頸部痛

中村幸之進，三木貴弘

## Point

- 表層筋群の過活動，代償動作に気をつける．口頭指示・徒手誘導・介助を用いて，エクササイズを行っていく．
- 頸部と肩甲帯の協調性を改善するために，頸椎中間位，また動作に応じた肩甲骨の適切な位置を維持した状態で課題を行っていく．
- 患者が1人で正しく実施できると判断した場合のみ，ホームエクササイズとする．
- ホームエクササイズとして行う場合，エクササイズの導入時は"回数は少なく負荷は軽め"にして，徐々に回数・負荷を上げていく．

## 1 介入方略

　　頸部痛患者の協調性障害には，**筋機能・運動制御**の障害と，関節位置覚の異常・眼球運動障害・バランス障害などの**感覚運動制御**の障害がある[1]．

### ◆ 筋機能・運動制御の障害

　　頸部痛患者の筋機能・運動制御の障害として，**表1 2**が挙げられる[2,3]．頸椎前方の筋群では，表層に位置する胸鎖乳突筋や前斜角筋の活動性が増加し，深層の頭長筋・頸長筋の活動性低下が起こる．また，頸椎後方の筋群では，表層の頭板状筋の活動性が増加し，深層の頸半棘筋の活動性低下が起こる[4]．頸椎椎前筋群の活動性低下・不均衡は，頸椎前彎角度の減少，頭部前方位，分節の不安定を引き起こし，頸部痛を誘発・助長する[1]．これらの頸椎椎前筋群の活動性低下，頸椎表層筋群の活動性増加がある場合，まずは**頸椎椎前筋群のエクササイズ**を行う．

　　頸部痛患者の多くは**筋力・筋持久力低下**が起こる．さまざまな課題に対して頭部を安定，動かすためには，椎前筋群・表層筋群を含めた頸椎屈筋・伸筋群の筋力・筋持久力向上が必要となる．表層筋群の過活動がなく頸椎の正常動作が行えるようになったら，表層・椎前筋群を含む頸椎屈筋・伸筋群の筋力および筋持久力を改善していく．

　　上肢を用いた活動中（自転車走行，運転，パソコンなど）に頸部痛が誘発される場合，頸部と肩甲帯機能の協調性に対しても介入が必要である．

### ◆ 感覚運動制御の障害

　　また，感覚・運動制御の障害として，**表1 3**が挙げられる．関節位置覚・眼球運動の問題に対するアプローチは運動負荷が低いことから比較的，理学療法開始当初から行いやすい．頭頸

**表1 ● 協調性障害の要因とそのアプローチ**

| | ② 筋機能・運動制御の障害 | ③ 感覚運動制御の障害 |
|---|---|---|
| 障害により生じる現象 | ・筋力低下<br>・低負荷での持久力低下<br>・上肢活動に先行した筋活動の遅延<br>・運動時の筋収縮様式の変化 | ・関節位置覚の異常（頸部を正しい位置に戻せない，等）<br>・眼球運動障害（目標を注視・追視できない，等）<br>・バランス障害 |
| 要因 | ・肩甲骨の位置異常<br>・頸部と肩甲骨の協調性低下<br>・僧帽筋・前鋸筋の活動性低下<br>・肩甲挙筋の活動性増加 | ・頸部周囲の固有感覚の低下<br>・眼球運動の機能低下 |
| アプローチ | ・頸椎椎前筋群の活動性増加と正常動作の再学習<br>・筋力・持久力の向上<br>・頸部と肩甲骨の協調性改善[5〜8] | ・関節位置覚，感覚運動制御に対する頭部位置修正エクササイズ<br>・眼球運動エクササイズ[9] |

部位置の再学習，眼球運動の改善，バランスの改善を対象者に合わせて行っていく．頭部位置修正のエクササイズについては**第7章-4 B**を参照とする．本稿では，道具を使わずに行うことができる眼球運動の改善に用いられる基本的なエクササイズを紹介する．

　以上のことから筋機能・運動制御の問題から発生する協調性障害に伴う頸部痛に対する理学療法の基本方針は**表1**のアプローチの通りである[1〜3]．

## 2　筋機能・運動制御の問題に対するアプローチ

| 項目 | 内容 |
|---|---|
| 目的 | ・筋機能・運動制御の改善． |
| 禁忌 | ・エクササイズにより疼痛増悪，症状増悪する場合． |
| 注意点 | ・頸椎表層筋群（胸鎖乳突筋・前斜角筋）が過活動していないか触診しながら，口頭指示・徒手誘導を用いて，患者に合わせて正常動作を行うとよい．<br>・負荷，回数，セット数は状況に応じて変えていく． |
| 進め方（図1） | ・頸椎椎前筋群の活動性増加と正常動作の再学習を行う（第1段階）．<br>・次に，表層筋を含めた筋力・持久力向上（第2段階）を行う．<br>・最後に頸部と肩甲帯の協調性改善を図っていく（第3段階）． |

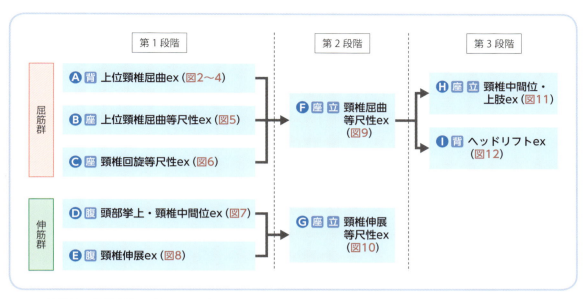

**図1 ● 筋機能・運動制御に対するアプローチ**
段階を進める目安：エクササイズは，①頸椎のみの運動，②頸椎と肩甲帯を含めた運動，③荷重下で頭部を適切な位置に保持した状態での運動で構成されている．表層筋の過活動や代償動作がないエクササイズを選択するとよい．

## Ⓐ 背臥位 上位頸椎屈曲 ex（図2〜4）

### 【方法1：セラピストが行う方法（図2）】

①背臥位にて頸椎中間位としたうえで，両膝屈曲位とする．
②セラピストの両示指をC1横突起（乳様突起と下顎の間）に置き，同部位を軸にして頭部のうなずき動作（上位頸椎の屈曲）を指示する（→）．この時，眼球運動を先行させることで筋活動を促通させる．
③動作が正しく行えたら，次に表層筋群が過活動しないか確認しながら頭部のうなずき運動を行う．徒手誘導をする際は，両示指をC1横突起の部分に軽く触れ，運動軸を意識させつつ両手の尺屈動作で誘導すると良い．
　口頭指示の例：「耳たぶの下を軸にして，頭を胸の方向に転がしてください．」

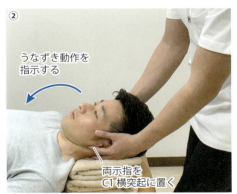
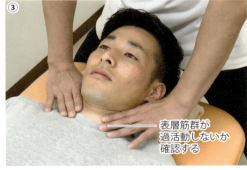

**図2 ● セラピストが行う上位頸椎の屈曲 ex**

「まず両膝の上あたりを目で見てから，次に，顎を軽く引いてください．」
- 運動量の目安
  - 10回×2〜3セットを行う．

### 【方法2：患者自身が行う方法（図3）】

①右手を頸部前面に置き，表層筋群が過活動しないか確認しながら，まず眼球を下方に動かす．
②次に頭部のうなずき動作（上位頸椎の屈曲）を行い5秒間保持する．
- 運動量の目安
  - 10回×2セットを1日に2回行う．
- 注意点
  - 頭頸部の後退動作にならないよう注意する．

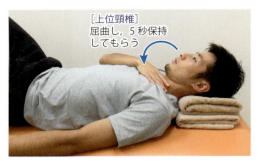

図3● 患者自身が行う上位頸椎の屈曲ex

### 【方法3：スタビライザーを用いる方法（図4）】

スタビライザーは，頸椎・腰椎のエクササイズの評価・治療に用いられる器具である．椎前筋群が活動しエクササイズが正しく行えているか，目盛りの数値で視覚的に確認が可能となる．
①患者に背臥位にて頸椎中間位，両膝屈曲位をとらせ，スタビライザーを上位頸椎の下部に置く．スタビライザーを置くスペース確保のために，状況に応じて頭部の下にタオルを置く．
②スタビライザーの圧を20 mmHgに設定し，「この目盛りを見てから，顎を軽く引いて22 mmHgまで上げてください．10秒間保持してください」と指示する．
- 運動量の目安
  - 10秒×10回ができるようになったら24，26 mmHgと上げていく．最終的に30 mmHgまで行えるようにする．

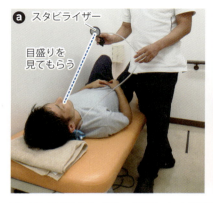
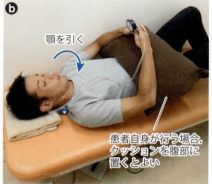

図4● スタビライザーを用いた上位頸椎の屈曲ex

▶目標とするメモリを10秒間維持できない，または疲労感が出現したところで終了とする．

## B 座位 上位頸椎屈曲等尺性ex（図5）

### 【手順】(図5a)
①座位にて頸椎中間位をとらせ，顎の下に拳を置く．
②上位頸椎を屈曲し，等尺性運動を行う．

### 【運動量の目安】
- 10〜50％の力で5〜10秒間，10〜20回×2〜3セットを1日に2回行う．

### 【注意点】
- ホームエクササイズとして行う場合，鏡を見ながら頸部前面の表層屈筋群が過活動していないことを確認するとよい．
- 頸椎側屈位にならないように注意する．頸椎側屈位になる場合，片手だと上肢に疲労感が出現する場合，両手の拳を顎の形に合わせて置き，両手で行うとよい（図5b）．

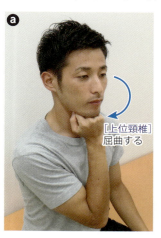
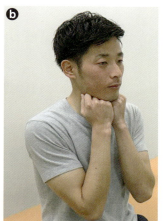

図5 ● 手を使用した上位頸椎屈曲等尺性ex

## C 座位 頸椎回旋等尺性ex（図6）

### 【手順】
①座位にて頸椎中間位をとらせ，頬の横に一方の手を置く．
②ゆっくり手で力を加え頭部が動かないように保持する（等尺性収縮）．

### 【運動量の目安】
- 10〜50％の力で5〜10秒間，10〜20回×3セットを1日に2回行う．

### 【注意点】
- 頸椎側屈・回旋位にならないよう注意する．
- 鏡を見ながら「両目を結んだ線が水平を保ったまま，力を入れてください」と指示すると中間位を維持しやすい．

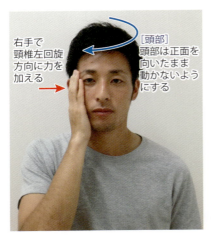

図6●手を使用した頸椎回旋等尺性ex

### D 腹臥位 頭部挙上・頸椎中間位ex（図7）

【手順】
①腹臥位にて額に両手を置く．
②頸椎中間位のまま頭部を天井方向にもち上げ，保持する．

【運動量の目安】
● 5〜10秒間，10〜20回×2〜3セットを1日2回行う．

【注意点】
● 上位頸椎伸展位（顎を上げた状態）にならないよう注意する．
● 頸椎中間位が保持できない場合，頭部を手から離すことからはじめるよい．

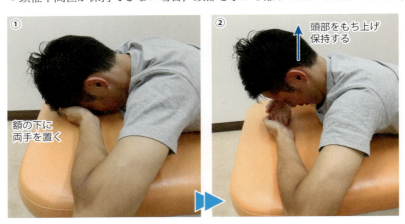

図7●頭部挙上・頸椎中間位ex

### E 腹臥位 頸椎伸展ex（図8）

【手順】
①腹臥位にて腹部のもとにクッションを置き，肩の真下に肘をつく．
②肘をついたまま頭部と中位胸椎を天井方向にもち上げ（肩甲骨外転運動），頸椎中間位を保

持する.

口頭指示の例:「目線が両手の間になるようにして下さい.」

### 【運動量の目安】
- 5〜10秒間,10〜20回×3セットを1日に2回行う.

### 【注意点】
- 上位頸椎伸展位(顎を上げた状態)にならないよう注意する.
- 体幹も含めたエクササイズをする場合,クッションを置かなくてもよい.

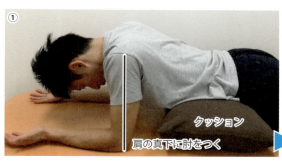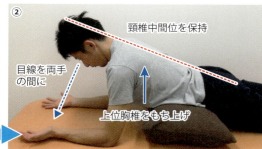

図8● 頸椎伸展ex

## F 座位 立位 頸椎屈曲等尺性ex (図9)

上位・下位頸椎の屈筋群に対する運動を行う.

### 【手順】
① 座位または立位にて頸椎中間位をとらせる.
② 額の部分に手またはタオル・ボールを置き,頸椎中間位を保持した状態で後頭部の方向に向かって抵抗を加え(→)等尺性運動を行う.

### 【運動量の目安】
- 10〜50%の力で5〜10秒間,10〜20回×2〜3セットを1日に2回行う.

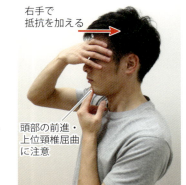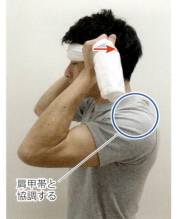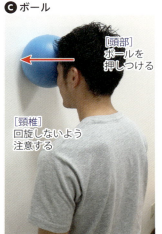

図9● 徒手抵抗・タオル・ボールを用いた頸椎屈曲ex

【注意点】
- 頭部の前進（顎が前方に動く）や上位頸椎屈曲動作が起こらないように注意する．

## Ⓖ 座位 立位 頸椎伸展等尺性ex（図10）

【手順】
① 座位または立位にて，頸椎中間位をとる．
② 後頭部にタオルまたはボールを置き，頸椎中間位を保持した状態で，額の方向に向かって抵抗を加え（→），等尺性収縮を行う．

【運動量の目安】
- 10〜50%の力で5〜10秒間，10〜20回×2〜3セットを1日に2回行う．

【注意点】
- **めまい，疼痛**が誘発される場合，抵抗を与える位置を変えて再度エクササイズを行う．**変わらない場合はエクササイズを中止**する．

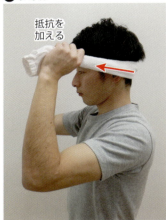
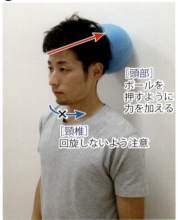

図10 ● タオル・ボールを用いた頸椎伸展等尺性ex

## Ⓗ 座位 立位 頸椎中間位・上肢ex（図11）

【手順】
① まずは上肢を机・ベッドに置いた状態から，頸椎中間位・肩甲骨を適切な位置に保持するエクササイズを実施する．
② 次に頸椎中間位・肩甲骨を適切な位置に保持した状態で，上肢動作を行ってもらう．ボールなどを用いてもよい．
③ 上肢動作が安定して行えるようになったら，日常生活で疼痛が誘発される動作（例：車の運転時，自転車走行時，パソコン操作時，荷物運搬時など）を想定した肢位で実際の動作を行ってもらう．頸椎中間位・肩甲骨位置を保てているか徒手誘導を用いてフィードバックをするとよい．

**【運動量の目安】**

- 10〜20回×2〜3セットを1日に2回行う．

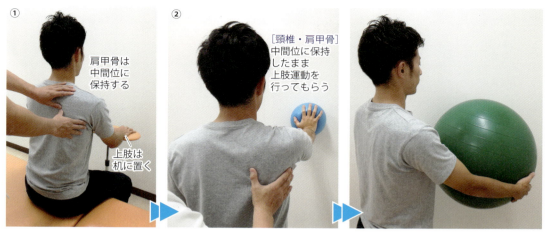

図11 ● 頸椎中間位・上肢ex

## ❶ 背臥位 ヘッドリフトex（図12）

上位・下位頸椎の屈筋群（椎前筋群・表層筋群）に対する運動を行う．

**【手順】**

①背臥位にて頸椎中間位をとる．
②上位頸椎を軽度屈曲した状態で，頭部を天井方向にもち上げる．

**【運動量の目安】**

- 1回あたり5〜30秒保持する．5〜10回×2〜3セットを1日に2回行う．
- 運動強度が高いエクササイズのため，導入時は秒数，回数を少なく行う．

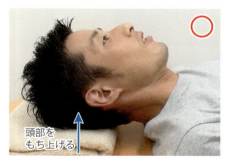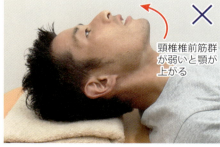

図12 ● ヘッドリフトex

## 3 感覚運動制御の問題に対するアプローチ

| 項目 | 内容 |
|---|---|
| 目的 | ・感覚運動制御の改善. |
| 禁忌 | ・エクササイズにより症状増悪する場合. |
| 注意点 | ・追視エクササイズでは，頭部が動かないように気をつける.<br>・注視エクササイズでは，手が動かないように気をつける. |
| 進め方 | ・ここで紹介する2つのエクササイズは，導入として用いることが可能である. |

### J 座位 頭部固定位：追視 ex（図13）

【手順】
　①座位にて頸椎中間位をとる．
　②頭部を固定したままゆっくり右手を左右または上下に動かし，目で目標を追う．手を動かす速さは最初はゆっくり行い，徐々にスピードを上げる．

【運動量の目安】
　●5～10回×2～3セットを1日に2回行う．

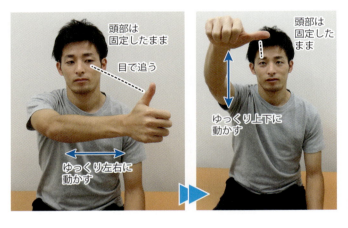

図13 ● 追視ex

### K 座位 手を固定：注視 ex（図14）

【手順】
　①座位にて頸椎中間位をとる．
　②前方の目標物を見たまま頸椎を回旋，または屈曲・伸展する．左右に動かすときは頸椎回旋30°程度までで行う．頸椎を動かす速さは最初はゆっくり行い，徐々にスピードを上げる．

【運動量の目安】
　●5～10回×2～3セットを1日に2回行う．

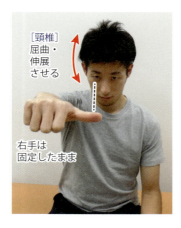 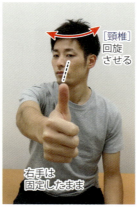

図14 ● 注視ex

## 4 コツとピットフォール（注意点）

- 代償動作が起きた場合，まず口頭指示にて修正可能か確認する．口頭指示で修正できない場合，セラピストの**徒手誘導**または**介助**を用いる．
- セラピストの徒手誘導・介助を用いてもエクササイズが正しく行えない場合，エクササイズの内容を変更する．
- リハビリテーション実施中に正しくエクササイズを行えない場合，ホームエクササイズとして実施すべきではない．

---

### 文献

1) 「Whiplash, Headache, and Neck pain 1st edition」（Jull GA, et al, eds), Elsevier, 2008
2) O'Leary S, et al：Cranio-cervical flexor muscle impairment at maximal, moderate, and low loads is a feature of neck pain. Man Ther, 12：34-39, 2007
3) Lindstrøm R, et al：Association between neck muscle coactivation, pain, and strength in women with neck pain. Man Ther, 16：80-86, 2011
4) Schomacher J, et al：Chronic trauma-induced neck pain impairs the neural control of the deep semispinalis cervicis muscle. Clin Neurophysiol, 123：1403-1408, 2012
5) Gross AR, et al：Exercises for mechanical neck disorders: A Cochrane review update. Man Ther, 24：25-45, 2016
6) Falla D, et al：The change in deep cervical flexor activity after training is associated with the degree of pain reduction in patients with chronic neck pain. Clin J Pain, 28：628-634, 2012
7) Lluch E, et al：Immediate effects of active cranio-cervical flexion exercise versus passive mobilisation of the upper cervical spine on pain and performance on the cranio-cervical flexion test. Man Ther, 19：25-31, 2014
8) O'Leary S, et al：Specificity in retraining craniocervical flexor muscle performance. J Orthop Sports Phys Ther, 37：3-9, 2007
9) Jull G, et al：Retraining cervical joint position sense: the effect of two exercise regimes. J Orthop Res, 25：404-412, 2007

第 7 章　頸部痛への理学療法　〜理論と実践〜

## 4 疼痛が強い頸部痛

中村幸之進，三木貴弘

### Point

● 急性期の疼痛回避姿勢は損傷部位に負担をかけず治癒を促進するために必要であるため，無理に動かすことは控える．

● 疼痛管理が主目的の時期は，投薬・物理療法・日常生活指導が大切である．

● 疼痛が改善されてきたら再評価し，その時点での最も適した classification（分類）に再び分け，介入方向を決定するとよい．

## 1 介入方略

### ① WADとは

　疼痛管理が重要となる疼痛が強い頸部痛の代表例として，**外傷性頸部症候群**（whiplash associsated disorders：WAD）がある．わが国では**むち打ち損傷**として知られている．WAD は何らかの外力が頸椎に加わり，頸部痛などの症状が起きた状態をいい，疼痛が強いケースが多い．受傷後数日は疼痛回避のために頸部を固定していることが多く，頸椎回旋動作を体幹回旋・眼球運動で代償している．WAD の臨床症状は，**頸部痛，筋スパズム，めまい，頭痛，上肢の感覚異常・疼痛**など多岐にわたる[1]．

### ② 受傷機転

　WAD の受傷機転はさまざまであるが，交通事故とりわけ追突事故によるものが多い．車を運転中に前方に追突または後方から追突された場合，まず胸郭が前方に押し出される．胸郭が前方に移動し頭部が後方に位置した結果，上位頸椎は屈曲，下位頸椎は伸展が強制される．次に頭頸部全体の伸展が起き，最後に反動で屈曲が起こる[2]．追突の衝撃を予測できる状況であれば筋などの予備反応により損傷リスクは下げられるが，後方から追突された場合はそれができないため，重症度が高くなってしまう可能性が高くなる[2]．2014 年に発表されたオーストラリアのクリニカルガイドラインでは，Quebec Task Force 分類（表1）に応じて，治療指針を示している[3]．

### ③ 評価方法

　初回評価では，visual analogue scale（VAS）と neck disability index（NDI）の評価が重要である．VAS が 5/10 以上，NDI が 15/50 以上の場合，予後不良と関連づけられている．

　ガイドラインでは，最初の 7 日間では，Quebec Task Force 分類のグレード I 〜 III は通常の生活を続けることとエクササイズが勧められている．グレードIVでは医師による外科的治療が適応される．7 日後に再評価し，VAS と NDI のスコアが最低 10 ％の改善があれば改善傾向とし治療継続とする．3 週目・6 週目・12 週目で再評価し，改善傾向であれば治療継続とする．

**表1 ● Quebec Task Force 分類と治療指針**

| グレード | 分類 |
|---|---|
| 0 | 頸部の愁訴なし，理学所見なし |
| I | 頸部痛，頸部こわばり・または圧痛のみ，理学所見なし |
| II | 頸部の愁訴，筋骨格系の理学所見：可動域制限，圧痛など |
| III | 頸部の愁訴，神経学的所見：腱反射低下，筋力低下，感覚低下 |
| IV | 頸部の愁訴と骨折または脱臼 |

Quebec Task Force 分類は国際的に広く使われている分類である．この分類では，患者の症状と理学所見に基づいて5つに分類している．いずれのグレードも，難聴，めまい，耳鳴り，頭痛，記憶喪失，嚥下障害，顎関節障害を含む可能性があるが，これらの合併症の有無はグレードの重症度に影響しない．

治療終了は，受傷前と同様の状態に改善すること，愁訴が消失することなどを目安にするが，客観的指標だけではなく，患者の個々の目標に合わせて対応することが望ましい．

### ④ アプローチ

以上のことをふまえ，疼痛が強い頸部痛に対するアプローチの基本手段は，下記6点である．

①投薬
②物理療法
③疼痛コントロールを行うための患者教育・日常生活指導
④通常の生活をするようアドバイス
⑤姿勢修正エクササイズ（**2** エクササイズ）
⑥頸部・肩甲帯エクササイズ（**2** エクササイズ）

## **2** エクササイズ

疼痛管理を主目的とする時期のポイントは，**セラピストが無理に動かさない**ことである．急性期では疼痛を避けるために，頸部を固定していることが多い．この疼痛回避姿勢は損傷部位に負担をかけず治癒を促進するために必要である．セラピストが無理に動かすことは避け，自動運動を行っていく．しかし患部に問題がなくなっても疼痛回避姿勢や動作を避けている場合，機能低下・二次的な障害を誘発するため介入していかなくてはいけない．疼痛が強い時期を脱したら，再び評価をし，個々の問題点に応じて分類を行い，それに対して介入を行う．例えば関節可動域が残存している場合，疼痛に注意しながら関節モビライゼーションを行う．本稿では，疼痛が強い場合に行えるエクササイズを紹介する．

| 項目 | 内容 |
|---|---|
| 目的 | ・可動域制限・協調性障害・不良姿勢・不適切な運動パターンの改善. |
| 禁忌 | 以下の症状が出現した場合，エクササイズを中止する.<br>・めまい，頭部のふらつき感，かすみ，失神，見当識障害<br>・突然の上肢の疼痛・しびれ・筋力低下<br>・予期せぬ頸部痛の急性増悪<br>・頭痛 |
| 進め方（図1） | ・頸部を動かすことによる恐怖心や強い疼痛が誘発される場合，頸部以外のエクササイズを実施する.<br>　例えば座位での姿勢修正エクササイズ，背臥位での腹式呼吸，側臥位での肩甲帯エクササイズなどは<br>　初期から行えるエクササイズである.<br>・頸椎の自動運動を実施する場合，まず非荷重下の背臥位で行い，次に四つ這い位，最後に荷重下で<br>　の座位で行う. |

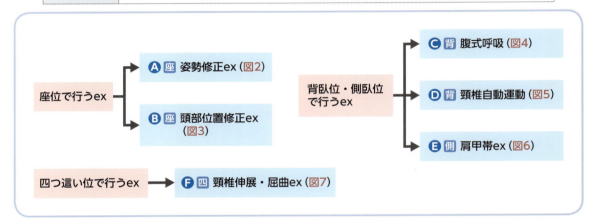

図1 ● 治療の進め方

## Ⓐ 座位 姿勢修正ex（図2）

### 【手順】
①骨盤を前傾する．
②肩甲骨を内転する．肩関節伸展動作にならないよう気をつける．顎を軽く引き（頭部の後退・上位頸椎屈曲），10秒間保持する．

### 【回数・時間の目安】
- 1時間に1回以上行う．
- 1時間ごとに行うことが難しい場合，"不良姿勢に気づいたら行ってください"と指示を変えるとよい．

### 【注意点】
- 上位頸椎の可動域制限がある場合，過度な頭部の後退は下位頸椎の伸展を増強し，疼痛を誘発するため注意が必要である．
- 顎を引く動作をコントロールしたい場合，Ⓑを行うとよい．

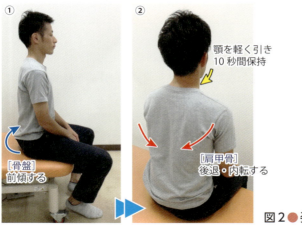

図2 ● 姿勢修正ex

## B 座位 頭部位置修正ex（図3）

FHPで頭部位置を修正する場合にも有効なエクササイズである．

### 【手順】
①座位にて顎の先端に指を置く．
②指から顎を遠ざける（頭部後退・上位頸椎屈曲）
　口頭指示の例：「指から顎を1cm離してください．指は動かさないようにしてください．」

### 【回数・時間の目安】
- 1時間に1回以上行う．
- 1時間ごとに行うことが難しい場合，"不良姿勢に気づいたら行ってください"と指示を変えるとよい．

### 【注意点】
- 過度な頭部後退運動による疼痛増悪に注意する．

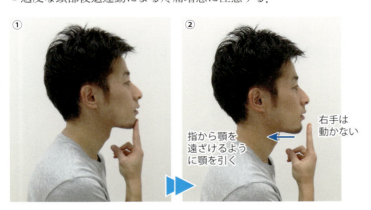

図3 ● 頭部位置修正ex

### ◉ 背臥位 腹式呼吸（図4）

**【手順】**
①背臥位にて，疼痛が誘発されない枕の高さを調整し，両膝を屈曲位にする．疼痛が強い時期では，枕の高さ調整が重要である．頸椎の可動性が改善し，疼痛が軽減してきたら，枕の高さを調整し頸椎中間位がとれるようにする．
②吸気：鼻からゆっくり吸気を行う．腹部に両手を当て，腹部が膨らむのを確認する．
③呼気：口からゆっくり呼気を行う．吸気よりも長く行う．

**【回数・時間の目安】**
- 10回×2セットを1日に2回行う．

**【注意点】**
- 胸鎖乳突筋・斜角筋が優位の呼吸にならないように気をつける．

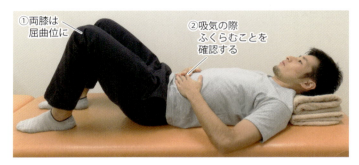

図4 ● 腹式呼吸

### ◉ 背臥位 頸椎自動運動（図5）

**【手順】**
①背臥位にて両膝屈曲位とする．
②屈曲：右手を頸部前面に起き，表層筋群が過活動しないか確認しながら，眼球を下方に動かし，次に上位頸椎を屈曲し5秒間保持する．
③回旋・側屈：眼球運動を先に行い筋活動を促通させ，頸椎を回旋する．回旋に伴い，側屈は自動的に起こる．

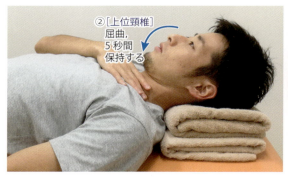
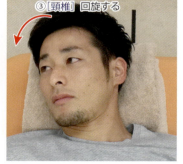

図5 ● 頸椎自動運動

### 【回数・時間の目安】
- 10回×2セットを1日に2回行う．

### 【注意点】
- 外傷による頸部痛の場合，回旋動作は慎重に行う．
- 翼状頸椎の靱帯不安定性テスト，椎骨動脈テストが陽性の場合，回旋動作は行わない．

## E 側臥位 肩甲帯ex（図6）

### 【手順】
① 高めの枕を使用し，側臥位になる．
② 肩甲帯の内転運動を行う．

### 【回数・時間の目安】
- 10回×2セットを1日に2回行う．

### 【注意点】
- 枕は高めに設定する．頸椎側屈により疼痛が誘発されないよう注意する．

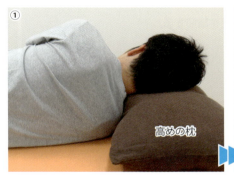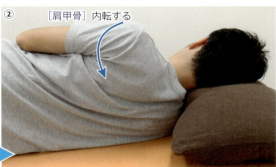

図6 ● 肩甲帯ex

## F 四つ這い位 頸椎伸展・屈曲ex（図7）

### 【手順】
① 四つ這い位にて，頸椎中間位・肩甲骨中間位とする．
② 伸展：眼球を上方に動かし，頸椎伸展する．
③ 屈曲：眼球を下方に動かし，頸椎屈曲する．

### 【回数・時間の目安】
- 10回×2セットを1日に2回行う．

### 【注意点】
- 上位頸椎優位の動作にならないよう注意する．

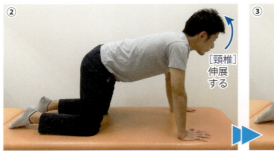 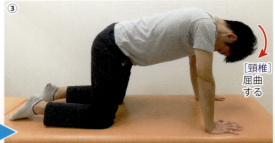

図7 ● 頸椎伸展・屈曲ex

## 3 コツとピットフォール（注意点）

- 急性期や疼痛が強い時期の疼痛回避姿勢・疼痛回避動作は，無理に修正する必要はない．
- エクササイズは，疼痛誘発・症状増悪しないよう慎重に進める．
- リハビリテーション実施中に疼痛誘発がなくても，後で疼痛が出現する可能性があることを説明し，**疼痛が出現した場合は運動強度を調節する**．

### 文献

1) Sterling M：Physiotherapy management of whiplash-associated disorders（WAD）. J Physiother, 60：5-12, 2014
2) Ritchie C, et al：Derivation of a clinical prediction rule to identify both chronic moderate/severe disability and full recovery following whiplash injury. Pain, 154：2198-2206, 2013
3) 「Guidelines for the management of acute whiplash associated disorders for health professionals 3rd edition 2014」（Motor Accidents Authority, eds）, 2014

第 **7** 章　頸部痛への理学療法　〜理論と実践〜

# 5 頭痛を伴う頸部痛

中村幸之進，三木貴弘

## Point

● 頭痛を伴う頸部痛の場合，red flags を考慮することが必要である．

● 上位頸椎の関節可動域制限や筋スパズムによって頸椎性頭痛が誘発されている場合，制限のある関節に対して関節モビライゼーションを実施する．

● 上位頸椎の不安定性が疑われる場合，上位頸椎の関節モビライゼーションは実施しない．事前に不安定性テスト，椎骨動脈テストなどを必要に応じて実施する．

## 1 介入方略

　　頭痛は頭痛そのものが問題の**一次性頭痛**と，原因がある**二次性頭痛**に大別される[1]（**表1**）．頭痛を伴う頸部痛患者を担当した場合，red flags の除外は不可欠である（**第6章-1参照**）．**めまい・吐き気，はじめての頭痛，急性の激しい頭痛，眼振・瞳孔縮小**などの眼の異常を起こす疾患には，椎骨脳底動脈循環不全症（veterbrobasilar insufficiency：VBI），動脈解離，くも膜下出血，上位頸椎の不安定性などがあり，前述の症状が現れた場合，すぐに医師に指示を仰ぐ．

### ◆ 理学療法の対象となる頭痛

　　頭痛のなかでも**頸椎周囲組織が原因となる頭痛**が理学療法の対象となる．頸椎性頭痛は，頸椎周囲筋群の筋スパズム，C0–C3 の関節・椎間板からの関連痛，末梢神経感作によって起こると考えられている[2,3]．また片頭痛・緊張性頭痛に対しても頸椎周囲組織に問題があれば，理学療法の対象となりえる．頸椎周囲組織に問題がない頭痛に対しては，理学療法の対象でない場合もあるため注意が必要である．

　　頸椎の動きを伴う頭痛，長時間の座位姿勢を保持したときの頭痛，パソコン・スマートフォン利用時の頭痛など頸椎との関連が考えられる場合，**頸椎性頭痛**を疑い評価・治療を進めていく．

　　頸椎周囲組織に負荷が増大する原因の1つに，頭部前方位姿勢（FHP）がある．FHPによっ

**表1● 頭痛の分類**

|  | 一次性頭痛 | 二次性頭痛 |
|---|---|---|
| 種類 | ・片頭痛<br>・緊張型頭痛<br>・群発頭痛 | ・頭蓋内疾患や全身疾患に伴う頭痛<br>・頸椎性頭痛 |
| 理学療法の対象 | ・頸椎周囲組織に問題がある場合 |  |

て，上位頸椎は伸展位となり，上位頸椎の椎間関節の圧迫ストレスの増大，後頭下筋群の短縮・過緊張，頸椎椎前筋群の筋力低下を起こし，関節・筋性由来の関連痛を頭部に引き起こす（詳細は**第5章**参照）．

上位頸椎周囲組織の関連痛の疼痛分布は，後頭部だけでなく，頭頂部・側頭部・前頭部・眼窩にも起こる．後頭部だけの疼痛が頸椎由来の関連痛と考えないように注意したい．また，現病歴や既往歴より交通事故などの外傷，コンタクトスポーツの経験（ラグビー，ボクシングなど）がある場合，**上位頸椎の不安定性検査**（蓋膜・翼状靭帯・環椎横靭帯），**椎骨動脈テスト**を事前に実施するとよい．

前述より頭痛を伴う頸部痛に対する理学療法の基本方針は，以下の4点である．

①頸椎周囲筋群の筋スパズムの改善（**2 後頭下筋群リリース**）
②C0–C3関節可動域の改善（**3 関節モビライゼーション**）
③不良姿勢・生活習慣・作業環境の改善（**第7章–1**参照）
④頸部・肩甲帯周囲の筋機能低下・運動制御不全の改善（**第7章–3**参照）

## 2 後頭下筋群リリース

| 項目 | 内容 |
|---|---|
| 目的 | ・筋スパズム，筋の短縮を改善． |
| 適応 | ・筋スパズム，筋の短縮による疼痛・可動域制限など． |
| 禁忌 | ・急性期・炎症症状がある場合．<br>・治療により疼痛増悪する場合． |

### A 背臥位 後頭下筋群リリース（図1）

**【手順】**

①背臥位にてセラピストは患者の頭側に立ち，両手の示指・中指・環指を後頭骨底部に当て，MP関節を屈曲させ頭部を支える．このとき，C1に指を置かないよう気をつける．後頭下筋群の緊張が低下してくるのを感じる．

②次に体幹を屈曲させ，前腕をゆっくり手前に引き，頭側方向に牽引を行う（⇨）．指で引っ張るのではなく，肘で引っ張るイメージだと行いやすい．

**【回数・時間の目安】**

● 30秒～2分を1～3セット行う．
● 回数・時間は患者の反応を確認し，再評価を行いながら調節する．

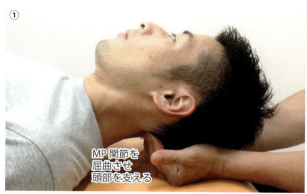
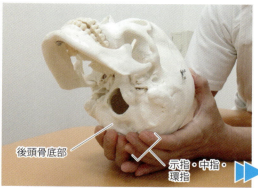

図1 ● 後頭下筋群リリース

## 3 上位頸椎の可動域制限に対する関節モビライゼーション

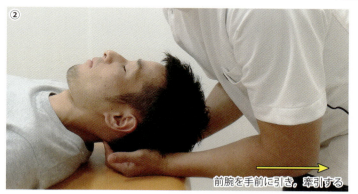

図2 ● 治療の進め方
関節モビライゼーションの目的・適応・禁忌などは第7章-1 2 参照.

## ⑧ 背臥位 C0–C1に対する両側の後方滑り（図3）

両側のC0–C1関節の後方滑りの改善に用いる方法である．

### 【手順】

①背臥位にて頸椎中間位をとらせ，セラピストは患者の頭側に立つ．
②右手指をカップ状にして後頭骨隆起に置き，もう一方を前頭部に置く．
③右手で後頭骨を手前に引き（⇨），左手で前頭部を前下方に押し（→），C0–C1の屈曲を行う．

### 【回数・時間の目安】

- 振動法：1秒間に2〜3回の規則的な振幅を15〜60秒間，1〜5回行う．
- 持続伸張法：最低6秒間の伸張力を複数回加える．

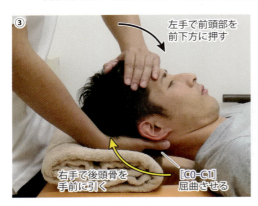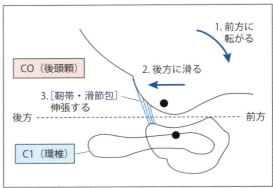

図3 ● C0–C1 両側の後方滑り

## ⓒ 背臥位 C0–C1に対する片側の後方滑り（図4）

軽度右回旋し屈曲させることで，C0–C1右後方関節包のストレッチ，およびC0–C1右椎間関節の後方滑りの改善となる．

### 【手順】

①背臥位にて頸椎中間位をとらせ，セラピストは患者の頭側に立つ．
②右手指をカップ状にして後頭骨隆起に置き，もう一方を前頭部に置く．
③右C0–C1に対して行う場合，頸椎を軽度右回旋位（→）にし，右手で後頭骨を手前に引き（⇨），左手で前頭部を前下方に押し（→），C0–C1の屈曲を行う．

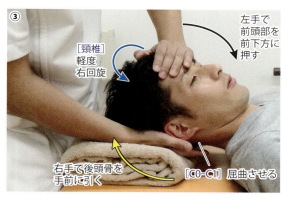

図4 ● C0-C1 片側の後方滑り

### 【回数・時間の目安】
- 振動法：1秒間に2〜3回の規則的な振幅を15〜60秒間，1〜5回行う．
- 持続伸張法：最低6秒間の伸張力を複数回加える．

## D 背臥位 C0-C1に対する中指を用いた片側の後方滑り（図5）

片側のC0-C1関節の後方滑りの改善に用いる方法である．

### 【手順】
① 背臥位にて頸椎中間位をとらせ，セラピストは患者の頭側に立つ．
② 右C0-C1に対して行う場合，左中指を右C1後弓に沿って置き，右手を前頭部に置く（左C0-C1に対して行う場合は，手の使い方が逆となることに注意）．
③ 頸椎軽度右回旋位にし，左中指で右C1後弓を垂直方向に押して固定し，右手で前頭部を前下方に押しC0-C1の前屈を行う．左中指を右C1後弓に置くことで，右C0-C1の後方滑りを強調できる．

### 【回数・時間の目安】
- 振動法：1秒間に2〜3回の規則的な振幅を15〜60秒間，1〜5回行う．
- 持続伸張法：最低6秒間の伸張力を複数回加える．

### 【注意点】
- より強い手技になるため慎重に行う．

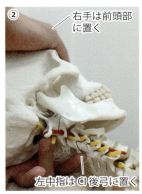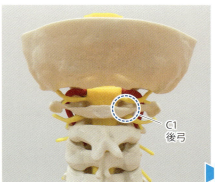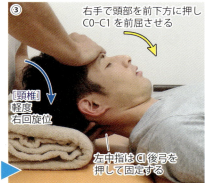

図5 ● C0-C1 片側の後方滑り（左側）

● 最初にこの方法を実施するのではなく，**Ⓑ**C0–C1に対する両側の後方滑り，**Ⓒ**C0–C1に対する片側の後方滑りを順に行っていき，反応を確認したうえで実施するとよい．

### Ⓔ 腹臥位 C1–C2に対する前方滑り（図6）

評価と治療が一体となっている．

#### 【手順】
①腹臥位にてセラピストは治療側と反対側に立つ．
②左C1–C2に対して行う場合，頸椎を左回旋位約45°にし，両母指先端をC2左関節柱に置く．外後頭隆起から指を下方に動かしたときに最初に触れる棘突起が，C2棘突起である．
③C1–C2の関節面の形状を考慮し両母指先端を用いてゆっくりとC2関節柱を押し前方滑りの力を加え，C1–C2左椎間関節後方組織を伸張する．
④疼痛が誘発されたら，疼痛が消失するまでその状態を保持する．

#### 【回数・時間の目安】
● 5〜30秒，1〜5回行う．

#### 【注意点】
● 開始肢位の頸椎回旋角度は患者の回旋可動域によって異なる．
● **椎骨動脈に問題がある場合は適さない**．過度なプレッシャーは椎骨動脈に対してストレスを与えるため，十分注意する．

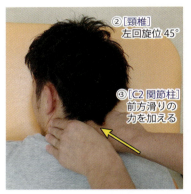
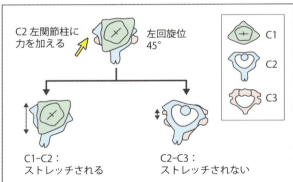

図6 ● C1–C2 前方滑り（左回旋位45°）

### Ⓕ 腹臥位 C2–C3に対する前上方滑り（図7）

片側の椎間関節の前上方滑りの改善に用いる方法である．

#### 【手順】
①腹臥位にてセラピストは治療側に立つ．
②左C2–C3に対して行う場合，頸椎を右回旋位30°にする．
③両母指先端をC2左関節柱に置き，C2–C3の関節面の形状を考慮しゆっくりと前上方滑りの力を加える．右回旋位30°では，まだC1–C2の可動域内である．C2関節柱を押すことで，C2は右回旋位となりC1とC2の距離は近づき，反対にC2とC3の左椎間関節後方組織がス

トレッチされる．
④疼痛誘発されたら，疼痛消失するまでその状態を保持する．

## 【回数・時間の目安】
- 5〜30秒，1〜5回行う．

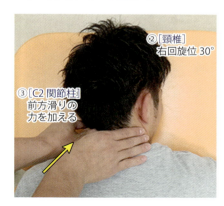
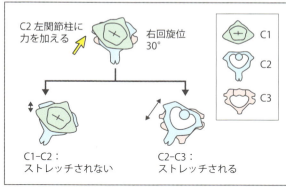

図7 ● C2-C3 前上方滑り（右回旋位 30°）

## 4 ホームエクササイズ

頭痛を伴う頸部痛に対するホームエクササイズは対象者の状態によって異なる（図7）．

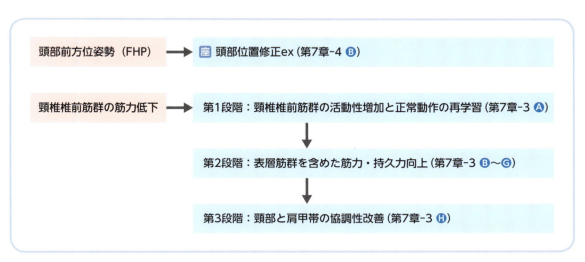

図7 ● 治療の進め方

## 5 コツとピットフォール

- 頭痛のタイプ・原因はさまざまである．また，1つのタイプでないこともある．安易に頸椎性頭痛と判断しないように気をつける．
- 上位頸椎の関節モビライゼーションは**不快感・疼痛を誘発**しないように慎重に行う．
- 上位頸椎が原因の頸椎性頭痛・頸部痛は，習慣・環境が影響していることが多い．習慣・環境の修正または調整をすることが大事である．

---

### ■ 文献

1) Olesen J：The International Classification of Headache Disorders, 3rd edition. Cephalagia, 33：629-808, 2013
2) Bogduk N & Govind J：Cervicogenic headache: an assessment of the evidence on clinical diagnosis, invasive tests, and treatment. Lancet Neurol, 8：959-968, 2009
3) Bogduk N：The neck and headaches. Neurol Clin, 22：151-71, vii, 2004
4) Uthaikhup S, et al：Cervical musculoskeletal impairment is common in elders with headache. Man Ther, 14：636-641, 2009
5) Watson DH & Drummond PD：Head pain referral during examination of the neck in migraine and tension-type headache. Headache, 52：1226-1235, 2012
6) Jull G, et al：A randomized controlled trial of exercise and manipulative therapy for cervicogenic headache. Spine（Phila Pa 1976）, 27：1835-43; discussion 1843, 2002

第 8 章　頸部痛ケーススタディ　～こんな時どうする？～

## Case 1　可動域制限を伴う頸部痛例

髙田雄一

## 1　症例の基本情報

**【処方箋】**
- **診断名**：頸椎椎間板症
- **年　齢**：45歳
- **性　別**：男性
- **医師からの指示**：頸部の運動時痛を訴えています．安静時痛はなく，上肢の筋力低下，感覚障害，痺れなどの症状はありません．理学療法による保存療法にて，頸部の可動域拡大と筋力強化を行い，頸部痛改善を図ってください．

**【現病歴】**
- 3日前に朝，起床すると頸部痛があり，今も続いている．夜に寝返りをすると痛みがあることもある．今回の痛みにつながるような原因は特に思い当たらない．

**【その他】**
- 頸部痛の既往はない．仕事はデスクワーク中心である．

**【画像所見（図1）】**
- 主治医より椎間孔の狭窄や椎間板高の狭小化，退行性変化などはないという情報があった．
- 正面像では頸椎がやや左側屈しておりアライメントの異常がみられる．

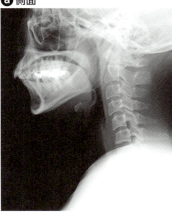
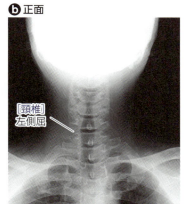

図1 ● X線所見

## ◆ ここがポイント

- 神経学的所見はなく，頸部痛の運動時痛のみを訴えている．
- 画像所見では椎間板腔，椎間関節の狭小化はみられない．頸椎が左側屈している様子がわかる．

## ◆ 次に考えること

- 痛みはどのように起きているのか？
  - ▶ 頸部痛は運動時のみであるが，どの運動方向で痛みが生じるか，その痛みの程度についてはわかっていない．
- 頸椎左側屈と今回の頸部痛の痛みは関係があるのか？
- 画像所見では構造上の異常がみられないが，どこに痛みの問題があるのか？
  - ▶ X線所見では椎間板腔，椎間関節の狭小化等の問題はみられず，どの組織が痛みの原因なのかはわかっていない．
  - ▶ 過少可動性，過度可動性について画像からわかることはあるか把握しておく必要がある．

# 2 検査と評価

## ① 姿勢評価

- **座位姿勢**：頭部前方位（forward head posture：FHP），上位頸椎は伸展位，頸椎左側屈位．
- 骨盤後傾位にて腰椎前彎減少，胸椎後彎が増加している．

## ② 疼痛

- **安静時痛**：なし．
- **運動時痛**：頸部伸展・右側屈・右回旋時痛，NRS（numerical rating scale）7/10，痛みの部位は右頸部．
- **増悪動作**：起床時にまっすぐ起き上がろうとする際，夜に寝返りの際．
- **圧痛部位**：僧帽筋上部線維，肩甲挙筋，胸鎖乳突筋．

## ③ 特殊検査

- **頭部圧迫検査**：陰性
- **スパーリングテスト**：陰性
- **ジャクソンテスト**：陰性

## ④ 筋長テスト

- 左僧帽筋上部の短縮，左肩甲挙筋の短縮．

## ⑤ 頸椎椎間関節の触診と徒手検査

- 頸椎椎間関節触診
  - ▶ 右C3–C4に痛みあり．
  - ▶ 痛みを訴える部位と同じであり，疼痛を再現できた．

表1 ● ROM

|  |  | 頸部可動域 | 痛み |
|---|---|---|---|
| 屈曲 |  | 60° | — |
| 伸展 |  | 20° | p |
| 側屈 | 左 | 45° | — |
|  | 右 | 25° | p |
| 回旋 | 左 | 50° | — |
|  | 右 | 30° | p |

pは痛みありを示す.

- 徒手検査（poeterior-anterior of cervical griding test）
  - ▶頸椎椎間関節を後方から前方へのすべらせる副運動テストを実施した.
  - ▶**C3–C4**：過度可動性
  - ▶**C5–C6**：過少可動性
  - ▶**Th1–Th3**：過少可動性

## ⑥ ROM （表1）

- 自動運動のみ. 伸展・右側屈・右回旋時に後頸部の痛みがある. 屈曲・左側屈・左回旋では痛みは生じない.

## ⑦ 筋力

- 上肢の筋力低下なし.
- 頸椎椎前筋の筋力低下あり.
  - ▶背臥位にて頭部保持テスト時に顎が上がってしまい, 胸鎖乳突筋が過剰に収縮してしまう.

## ⑧ 感覚検査, 深部腱反射

- 異常なし.

## ⑨ ADL

- 上を向く動作, 右へ寝返るときは後頸部に痛みがある.

## ◆ここがポイント

- 上肢の筋力低下, 感覚異常など神経学的徴候はみられなかった.
- C5–C6に過少可動性・屈曲・右側屈・右回旋時の可動域制限が認められ, そのときに疼痛が出現している. 左側屈・左回旋時は可動域制限, 疼痛は認められないが, 左僧帽筋上部と肩甲挙筋は短縮している.
- 座位姿勢ではFHPをとり, 背臥位でも頭部保持テストで頸椎前面の表層筋群の代償がみられ, 適切な頸椎運動が行えていない.

## ◆どう考えるか？

- 上肢の筋力, 感覚検査, 腱反射は正常であり, 触診でも右C3–C4の椎間関節の部位に痛みが再現できることから頸部の問題に焦点を絞る.

- 痛みは頸部運動時のみである．右側屈・右回旋にて右頸部痛があり，可動域制限も生じている．左側屈・左回旋時は疼痛を回避させる姿勢と考えられ，その姿勢保持の影響により左僧帽筋上部・左肩甲挙筋の短縮が起こり，右側屈・右回旋への可動域制限が生じていると考えられる．
- 頸部痛に関しては，過少可動性の分節は可動性を改善し，過度可動性の分節は安定性を向上させる必要がある．
- 座位姿勢ではFHPをとっており，また頸部痛により頸部筋群の筋緊張が高くなっている頸椎椎前筋群の筋力低下，胸鎖乳突筋・僧帽筋上部線維・肩甲挙筋の圧痛があり，正しい姿勢と頸部筋群の筋緊張をコントロールして痛みを軽減させる必要がある．

## 3 実際の介入

### ◆ 治療方針

- まずは緊張の高い筋のリラクセーションを図る．過少可動性の分節において，伸展制限では椎間関節の下方滑りを出し，右側屈・回旋では右椎間関節の下方滑り，左椎間関節の上方滑りをだすように関節モビライゼーションを行う．
- またTh1–Th3の椎間関節には座位にて下方滑りと右椎間関節の下方滑り，左椎間関節の上方滑りにて可動域の拡大を図る．過度可動性の分節に関しては安定化運動を行う．それと同時に，姿勢・生活指導を含めた介入を行っていく．

> ①筋伸張検査のポジションでストレッチ
> ②C5–C6，Th1–Th3の関節モビライゼーション（**第7章–1 Ⓐ，Ⓒ，Ⓔ参照**）
> ③頸椎椎前筋群ex（**第7章–3 Ⓐ，Ⓑ参照**）
> ④姿勢，ホームエクササイズ，ADL動作指導（**第7章–1 ４参照**）

### ◆ 治療経過 （図2）

- 週2回の頻度で理学療法を行った．

#### ① 初回

- 背臥位にて，僧帽筋上部線維・肩甲挙筋のストレッチを行い，筋力低下が認められた頸椎椎前筋に対して上位頸椎屈曲運動を実施した．
- また座位では，骨盤後傾位・胸椎後彎が増大しており，骨盤前傾して胸椎後彎を減少させFHPを修正した後に上位頸椎屈曲運動を行った．
- 姿勢指導と上位頸椎屈曲運動をホームエクササイズとして指導した．
- またADL動作指導として，起床時には左側臥位をとり，頸部はやや屈曲位，右側屈しないようにして起き上がるように指導した．

#### ② 2週目

- 頸部伸展・右側屈・右回旋の痛みの軽減と可動域拡大が認められた．NRSは頸部伸展で

| Case1 | 初回 | 2週目 | 4週目 | 6週目 |
|---|---|---|---|---|
| 経過 | 頸部運動時痛<br>・伸展，右側屈，右回旋<br>・NRS 7/10<br>**ROM（頸椎）**<br>・伸展 20°p<br>・右側屈 25°p<br>・右回旋 30°p | 運動時痛<br>・頸部伸展 NRS 5/10<br>・右側屈，右回旋 NRS 3/10<br>**ROM（頸椎）**<br>・伸展 40°p<br>・右側屈 35°p<br>・右回旋 45°p | 運動時痛<br>・頸部伸展 NRS 2/10<br><br>**ROM（頸椎）**<br>・伸展 50°p<br>・右側屈，回旋 制限なし | ・痛み消失<br><br>**ROM（頸椎）制限なし**<br>・フォロー終了 |
| 治療内容 | 背 僧帽筋上部線維・肩甲挙筋のストレッチ＋上位頸椎屈曲運動<br>座 FHP の修正＋上位頸椎屈曲運動<br>姿勢・ホームエクササイズ・ADL指導 → | 背 C5-6 に対する関節モビライゼーション →<br>座 Th1-Th3 に対する関節モビライゼーション → | | |

**図2● 治療内容**

5/10，頸部右側屈，右回旋 3/10 であった．ROM では頸椎伸展 40°，右側屈 35°，右回旋 45°であった．

- 伸展制限，右側屈・右回旋制限に対して，背臥位にて C5-C6 に対する関節モビライゼーション（左右椎間関節下方滑り，右椎間関節の下方滑り，左椎間関節の上方滑り）を実施した．
- 次に座位で，Th1-Th3 に対して C5-C6 同様に関節モビライゼーション（左右椎間関節下方滑り・右椎間関節の下方滑り・左椎間関節の上方滑り）を実施した．
- 治療後は，側屈・回旋の痛みと可動域の左右差は消失した．姿勢指導と上位頸椎屈曲運動のホームエクササイズは継続とした．

### ③ 4週目

- 頸部伸展時のみ頸部痛が認められた．NRSは 2/10，ROM では頸椎伸展 50°であった．理学療法プログラムは継続とした．

### ④ 6週目

- 頸部伸展・右側屈・回旋時の可動域制限，頸部痛は消失した．起床時に起き上がり方を気にすることなく動作可能となり，リハビリテーション終了となった．

## 4 おわりに

- 可動域制限を伴う頸部痛の症例では以下の項目に注意して理学療法を進めていく．
  - ▶ 姿勢，筋長テストから可動域制限を起こしている組織の影響を考え評価を行う．
  - ▶ 姿勢評価を行い，FHP がみられた場合は，頸椎椎前筋の筋力低下，それを代償する表層の筋の影響がないか評価を行う．
  - ▶ 痛みのある場所が筋・神経・軟部組織・関節のどこであるのかを考慮して評価を行う．
  - ▶ 過少可動性の分節がある場合は近くに過度可動性の分節があることを予想して評価を進め，過少可動性の分節には可動性を増加させ，過度可動性の分節は安定性を向上させるよう治療を行う．過度可動性の分節があり，痛みを伴う場合は周囲の筋の緊張が高まっているこ

とがあるため，リラクセーション，ストレッチを行ってから評価を行う．

▶ 治療効果を持続させるためにも，頸椎に痛みやストレスの少ない姿勢指導と運動療法を指導する．

第 8 章 頸部痛ケーススタディ 〜こんな時どうする？〜

# 放散痛を伴う頸部痛例

三木貴弘

## 1 症例の基本情報

【処方箋】
- **診断名**：頸部神経根症
- **年　齢**：45歳
- **性　別**：男性
- **職　業**：システムエンジニア
- **医師からの指示**：右上肢に神経症状が出現しており，母指・示指がしびれている，とのこと．画像所見では，C5-C6の右側の椎間孔に軽度の狭窄がみられる．ヘルニアの所見は見当たらない．手術を行うことを検討しているが，本人の希望で保存療法にて改善したいとのこと．他の危険因子は特にないので，よろしくお願いします．

【現病歴】
- 半年前から，少しずつ右腕に違和感を感じるようになってきた．大したことはないと思い放っておいたが，ここ2週間で痛み・しびれがひどくなり来院．どんなときに痛くなるのかはよく覚えていないが，仕事中に痛くなるような感じがしている．

【既往歴】
- 腰部椎間板ヘルニア（10年前）．病院に数回通ったが痛み，しびれが治まってきたのでそのまま本日に至る．

### ◆ここがポイント
- 右腕に放散痛が生じている．
- 右側の椎間孔（C5–C6）に軽度の狭窄が認められる．
- 本人がどの動作でしびれが増悪するのかいまいち理解していない．

### ◆次に考えること
- どの動作で放散痛が出現するのか？またそれは再現性があるのか？
- どの姿勢（動作）で楽になるのか？しびれが改善する姿勢・動作はあるのか？
- しびれが神経由来のしびれなのか？

## 2 検査と評価

### ① 疼痛

- **安静時痛**：なし.
- **動作時痛**：頸部伸展時に右腕に放散痛あり（しびれるような痛み，NRS 5/10）.
- **圧痛**：C5–C6の椎間孔付近を押すと，右腕に放散痛あり（しびれるような痛み，NRS 7/10）.
- **増悪動作**：自動・他動ともに頸部の伸展動作.
- **軽減動作**：自動・他動ともに安静時，頸部屈曲動作.

### ② ROM

- 屈曲・回旋・側屈の動きにおいて自動，他動ともに顕著な可動域制限なし.
- ただし伸展時に30°ほどで放散痛が出現し，それ以上の動作が不可.

### ③ 筋力

- 著明な筋力低下なし.
- ただし右側のしびれが出ているときに測定すると，上腕二頭筋の筋力が低下（MMT3レベル）している.

### ④ 感覚

- 右上肢の上腕と前腕の外側，母指・示指に違和感あり（軽度触覚鈍麻）.

### ⑤ 姿勢観察

- **背臥位**：目立った特徴は認められず.
- **座位**：胸椎後彎位，頭部前方突出位，後方からみると左右ともに肩甲骨外転，上方回旋位.
- **立位**：スウェイバック姿勢（腰部前彎位，胸椎後彎位，頭部前方突出位）.

### ⑥ 特殊検査

- **ジャクソンテスト**：右陽性，左陰性.

## ◆ ここがポイント

- 明らかな頸部の可動域制限は見当たらない.
- 頸部伸展時に症状が出現する（再現性あり）.
- 神経症状所見が認められる（感覚鈍麻・筋力低下）.

## ◆ どう考えるか？

- 疼痛・感覚検査より，放散痛の原因は神経症状であることが考えられ，さらに筋力検査・感覚検査・特殊検査の結果より，そのなかでも右側のC5–C6領域が障害されている可能性を考える（上腕二頭筋はC5・C6支配，上腕と前腕の外側および母指はデルマトームにてC6支配であるため）．まとめると，主訴の原因は神経症状によるものの可能性が高く，C5–C6の右側椎間孔に問題がある可能性が高い.
- 姿勢観察より，姿勢が椎間孔狭窄を増強させている可能性がある.
- **放散痛を伴う頸部痛**に分類し，介入の方向性を決める.

## 3 実際の介入（治療，マネージメント）

### ◆ 治療方針

- 椎間孔を拡大させ神経根の圧迫を軽減することが放散痛が伴う頸部痛に対する理学療法の基本介入方針である（第7章-2参照）．それとともに，姿勢が椎間孔を狭い状態にし，神経症状を引き起こしている可能性が高いので，姿勢指導も行い負担がかからない姿勢をつくっていく．

> ①徒手牽引：頸椎屈曲・左側屈・左回旋 の肢位から行う．（第7章-2 Ⓐ参照）
> ②両母指を用いた前上方滑り（第7章-2 Ⓑ参照）
> ③ホームエクササイズ（第7章-2 Ⓓ参照）
> ④姿勢指導（第7章-4 Ⓑ参照）

### ◆ 治療経過（図1）

- 1週間に1度来院し，約3回の理学療法外来後，しびれが中枢側に移動し頸部右側後面にわずかに残存するところまで改善した．
- しかしながら長時間の仕事の後はしびれがひどくなることがあり，引き続き姿勢指導を行いながら，ホームエクササイズを継続した．
- 2カ月後には頭部前方位が改善され，長時間での仕事の後でもしびれが出現することがほとんどなくなった．
- 症状は改善されているが，引き続き1日の終わりにホームエクササイズと仕事中の姿勢に気をつけてもらうように指導し理学療法終了した．

### ◆ 主治医のフォロー終了時

- 頸部をどの向きに動かしても，上肢への放散痛なし．
- 仕事中にも放散痛が出現することがなく，仕事に集中できるようになった．

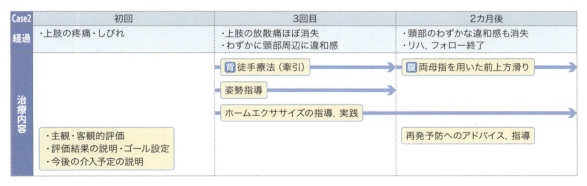

図1 ● 治療内容

## 4 おわりに

　今回のケースは上肢への放散痛を生じていることが特徴であり，このような症状は頸部に問題がある患者でよくみられる．その原因は椎間孔や脊柱管が何らかの原因により狭くなり，結果，神経が圧迫され刺激をうけることで生じることが多い．このような放散痛に対しては**徒手療法**，特に**徒手牽引**が有効とされている[1,2]．

　しかしながら放散痛のような神経由来の症状が出現している場合の徒手療法の効果はまだまだ科学的に懐疑的なことが多いのも事実である[3]．よって運動療法や姿勢指導・患者教育を組合わせ，**こまめに患者への問診と主観的評価を行いながら介入する**ことが重要である．

---

■ 文献

1）Allison GT, et al：A randomized clinical trial of manual therapy for cervico-brachial pain syndrome -- a pilot study. Man Ther, 7：95-102, 2002

2）Coppieters MW, et al：The immediate effects of a cervical lateral glide treatment technique in patients with neurogenic cervicobrachial pain. J Orthop Sports Phys Ther, 33：369-378, 2003

3）Karjalainen K, et al：Multidisciplinary biopsychosocial rehabilitation for neck and shoulder pain among working age adults: a systematic review within the framework of the Cochrane Collaboration Back Review Group. Spine（Phila Pa 1976）, 26：174-181, 2001

第 8 章 頸部痛ケーススタディ ～こんな時どうする？～

# Case 3 協調性障害を伴う頸部痛例

三木貴弘

## 1 症例の基本情報

【処方箋】
- **診断名**：頸椎椎間板症
- **年　齢**：18歳
- **性　別**：女性
- **医師からの指示**：MRI等の画像所見では，C5-C6の椎間板が少し狭くなっているが，それが今回の主訴と関係あるかは不明．神経症状もなく，構造的に大きな問題はないため，機能的な問題を理学療法士に評価してもらい，外来リハで対応してください．

【現病歴】
- 特別な受傷機転なし．2カ月前から授業中に首の後面が痛くなることが多くなり，体育などの運動時にはより痛くなる．また，ひどいときは背中の方まで痛みが広がることがあり，心配になり来院．

【既往歴】
- 特になし．今まで病気や怪我をしたことがない．

### ◆ ここがポイント
- 画像所見では特に問題が見当たらなかった．
- 同じ姿勢をとっていたり，急に動いたりすると痛みが出現する．
- 特別な既往歴はない．

### ◆ 次に考えること
- 疼痛がどこに，どのようなときに出現するのか？ 再現性はあるのか？
- 疼痛の種類はどのようなものか？ 放散痛があるのか？
- 機能不全はあるのか？ あるならどのような機能不全はあるのか？ 動きの制限？ 筋力低下？ 姿勢はどうか？

## 2 検査と評価

### ① 疼痛
- **安静時痛**：背臥位ではなし，座位では30分ほど同姿勢をとっていることで疼痛あり（NRS

$3 \sim 4/10$）．

- **動作時痛**：屈曲，伸展時の途中で頸部に疼痛あり（NRS 5/10）．
- **圧痛**：頸部後面（C3–C4右横突起周辺）に疼痛あり（NRS 4/10）．
- **増悪動作**：頸部の自動運動（屈曲・伸展運動），座位での同姿勢保持（20分程度から疼痛発生）．
- **軽減動作**：寝ているとき（背臥位），肘をついて手であごを支えているとき．
- **神経症状**：なし．

### ② ROM

- 屈曲・伸展・回旋・側屈，すべての動きにおいて自動・他動ともに顕著な可動域制限なし（回旋は自動では90°まで可能，他動では制限なし）．
- しかし自動運動の際には疼痛を伴う．

### ③ 筋力

- 胸鎖乳突筋，僧帽筋上部線維において筋力低下なし．
- 頸部椎前筋群単独の収縮不可．胸鎖乳突筋の代償認められる．

### ④ 筋緊張

- 座位，立位ともに胸鎖乳突筋・斜角筋の過緊張が認められる．
- 僧帽筋上部線維の過緊張が認められる．

### ⑤ 姿勢観察

- **背臥位**：目立った特徴認められず．
- **座位**：胸椎後彎位は頭部前方突出位，後方からみると左右ともに肩甲骨外転・上方回旋位．
- **立位**：腰部前彎位，胸椎後彎位，頭部前方突出位．

### ⑥ 動作観察

- **頸部伸展時**：頭部の動きが肩の線（前額面）を超えないように伸展する．
- **頸部屈曲時**：屈曲することができるが，ある時点からストンと落ちるように屈曲する．
- **頸部回旋時**：頭部前方位のまま回旋し，90°までしか回旋できない．

## ◆ ここがポイント

- 上肢への放散痛などの神経症状は出ていない．
- 明らかな頸部の可動域制限は見当たらない．
- 頸部の表層筋群の筋力は問題ないが，椎前筋群の機能不全が認められる．
- 座位において，同じ姿勢を長時間とると痛みが出る．
- 頸部の自動運動において，滑らかな動きができていない．

## ◆ どう考えるか？

- 明らかな可動域制限や表層筋群の筋力低下がないが，頸部椎前筋群などの筋機能低下がみられるために，**頸部の協調性の機能不全**がある可能性が高い．
- 頭部・肩甲骨の位置が不適切であり，頸部に持続的な負荷を与えていることが予想される．

● **協調性障害を伴う頸部痛**に分類し，介入の方向性を定める．

## 3 実際の介入（治療，マネージメント）

### ◆ 治療方針

①頸椎椎前筋群アプローチ（**第7章-3 Ⓐ**参照）
②筋力・持久力向上 アプローチ（**第7章-3 Ⓑ〜Ⓘ**参照）
③頸部と肩甲帯の感覚運動制御改善のためのアプローチ（**第7章-3 Ⓙ，Ⓚ**参照）
④姿勢指導も含む患者教育
⑤ホームエクササイズの指導

　上記5点を患者教育も含めて，**細かくフィードバックしながら**行っていく．協調性障害がある場合，患者自身では気づかない動きや姿勢保持を行っている場合が多いので，セラピストのフィードバックは非常に重要である．

### ◆ 治療経過（図1）

● 最初の1カ月は背臥位での頸部椎前筋群エクササイズを中心に行った．
● 背臥位での正しい頸部椎前筋群エクササイズが行えるようになってきたら，ギャッチアップ姿勢（45°背臥位）での頸部椎前筋群エクササイズ，座位での頸部屈曲筋エクササイズ（**第7章-3 Ⓑ**参照）と難易度を高めていった．
● 3カ月後の時点で頭部前方位がほぼ改善し授業中の頸部痛は改善したが，体育などスポーツを行う際にはまだ疼痛が生じる．
● さらに難易度を上げての頸椎椎前筋群エクササイズ（**第7章-3 Ⓕ**参照）や，回旋筋群のエクササイズ（**第7章-3 Ⓒ**参照）を行いつつ，肩甲骨をはじめるとする上肢帯のエクササイズ（**第7章-3 Ⓗ**参照）も行っていった．
● 直接介入したことはホームエクササイズとしても自宅でも行ってもらうように指導した．
● 5カ月後には，長時間の授業でもだるさや疼痛が発生することはなくなり，また，どの動作を行っても頸部痛が生じることがなくなったため，ゴールが達成され，外来フォローアップは終了．
● 引き続き，教えたホームエクササイズを継続してもらっている．

### ◆ 主治医のフォロー終了時の患者の訴え

● 頸部をどの向きに動かしても，疼痛が発生することがない．
● 授業中にも疼痛が出現することがなく，勉強に集中できるようになった．
● 体育などの運動も制限なく行えている，また運動の大切さを改めて知った．

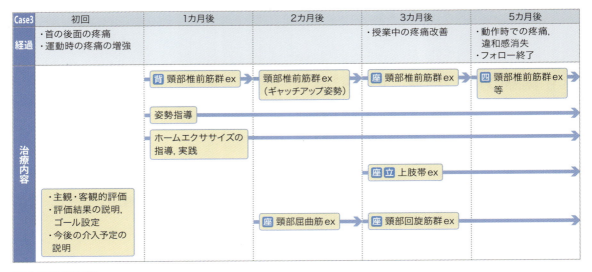

図1 ● 治療内容

## 4 おわりに

　このケースは，目立った可動域制限や放散痛がなく，疼痛レベルも高くない．しかしながら頸部椎前筋群の弱化により頸部の協調性障害を生じていることが推測される．よって背臥位での頸部椎前筋群の筋収縮練習などの難易度の低いものから理学療法士が細かいフィードバックを行いながら，徐々に正しい頸部の動き・筋収縮を獲得してもらった．低負荷での運動制御エクササイズ（運動再学習）は，頸部椎前筋群の活動を増加させるが，僧帽筋上部線維・胸鎖乳突筋などの表層筋の活動を減少させることで，頸部の協調的な動きを獲得しやすくなる[1,2]．それと同時に，**姿勢指導**も行い，**頸部に負担がかからないような姿勢を指導**することで，頸部痛の改善・再発防止に役立つ．頸部の椎前筋群の収縮機能向上は頭部の位置を正常に戻す効果があるとされている[1]．

　どの程度の期間エクササイズを行えばよいのかは現在のエビデンスでは明らかにされていないが，数回の介入で改善するものではない．よって，運動制御のパターンが変わるにはある程度の時間がかかることをしっかりと説明し，中・長期的なプランを立て，ゴールを共有し，進めていくことが重要である．

### 文献

1) Jull G, et al：Does the presence of sensory hypersensitivity influence outcomes of physical rehabilitation for chronic whiplash?--A preliminary RCT. Pain, 129：28-34, 2007
2) Jull G, et al：A randomized controlled trial of exercise and manipulative therapy for cervicogenic headache. Spine (Phila Pa 1976), 27：1835-43; discussion 1843, 2002
3) Falla D, et al：Effect of neck exercise on sitting posture in patients with chronic neck pain. Phys Ther, 87：408-417, 2007

第 8 章　頸部痛ケーススタディ　～こんな時どうする？～

## Case 4　疼痛が強い頸部痛例

髙田雄一

## 1　症例の基本情報

**【処方箋】**
- **診断名**：頸椎捻挫
- **年　齢**：25歳
- **性　別**：男性
- **医師からの指示**：頸部の強い安静時痛，運動時痛を訴えています．上肢の筋力低下・感覚障害・痺れなどの症状はありません．理学療法による保存療法を行い，頸部の筋力強化と姿勢の指導を行い，頸部痛改善を図ってください．

**【現病歴】**
- 1週間前に自動車運転時，信号停車中に後方から自動車に追突され受傷した．事故後，病院受診をした後しばらくして頸部の痛みが生じてきた．痛みは現在も強く続いている．

**【その他】**
- 頸部痛の既往はない．

**【画像所見（図1）】**
- 主治医より頸椎の前彎は減少しているが，椎間孔の狭窄や椎間板高の狭小化，退行性変化などはないという情報があった．

**ⓐ 側面**　　**ⓑ 正面**

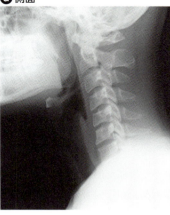 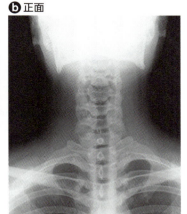

図1 ● X線所見

### ◆ ここがポイント

- 1週間前に事故にあい，その疼痛がまだ強く残っている．
- 神経学的所見はなく，頸部の痛みの訴えがある．

●画像所見では椎間板腔・椎間関節の狭小化はみられない.

### ◆ 次に考えること

● 痛み以外の症状はないか？
  ▶ 頸部痛以外に，**頭痛**（後頭部），**めまい，嘔吐，耳鳴り，眼症状，四肢の感覚障害・四肢麻痺**などの症状がないか確認する必要がある.
● 痛みはどの程度が，どのように起きているのか？
  ▶ 頸部の痛みの訴えはあるが，痛みの程度，痛みを感じる姿勢などの情報はわかっていない. 痛みを生じやすい姿勢，安楽な姿勢があれば把握しておく必要がある.
● 画像所見では異常がみられないが，どこに痛みの問題があるのか？
  ▶ X線所見では椎間板腔，椎間関節の狭小化等の問題はみられないが，どの組織が痛みの原因なのかはわかっていない.
● 機能障害の程度はどれくらいか？
  ▶ 可動域制限・筋力低下・感覚異常・頸椎分節の過少可動性，過度可動性について把握しておく必要がある. また症状と機能障害から大まかな状態を把握する.

## 2 検査と評価

### ① 問診
● 頭痛，めまい，嘔吐，耳鳴り，眼症状なし.

### ② 疼痛
● **安静時痛**：座位で後頸部痛あり，NRS（numerical rating scale）7/10.
● **運動時痛**：頸部伸展時痛，NRS 8/10，C3–C5にて過度可動性.
● **圧痛**：僧帽筋上部・肩甲挙筋・斜角筋群・胸鎖乳突筋，NRS 4〜5/10.

### ③ 特殊検査
● 疼痛のため，実地できず.

### ④ 姿勢評価
● **座位姿勢**：頭部前方位姿勢（forward head posture：FHP）は座位にて特に著明，胸椎は後彎が減少しており，平背位.

### ⑤ ROM（表1）
● 自動運動時の関節可動域を計測したがすべての動作で疼痛が出現している.
● 伸展時は後頸部の痛み，屈曲時は後頸部のつっぱり感，側屈・回旋時は対側の頸部のつっぱり感がある. つっぱり感は僧帽筋上部，肩甲挙筋，斜角筋群，胸鎖乳突筋の筋群にみられ，筋緊張は高い.

### ⑥ 筋力
● 上肢の筋力低下なし.

**表1 ● ROM**

| | | 頸部可動域 | 痛み・つっぱり感 | |
|---|---|---|---|---|
| 屈曲 | | 40° | p | 後頸部のつっぱり |
| 伸展 | | 20° | p | 後頸部の痛み |
| 側屈 | 左 | 30° | p | 対側の頸部のつっぱり |
| | 右 | 25° | p | |
| 回旋 | 左 | 40° | p | |
| | 右 | 40° | p | |

pは痛みありを示す.

- 頸椎椎前筋の筋力低下あり.

### ⑦ 感覚検査，深部腱反射

- 異常なし.

### ⑧ Quebec Task Force 分類 (第7章-4 表1参照)

- **グレードⅡ**：頸部の愁訴，筋骨格系の理学所見は可動域制限，圧痛など.

### ⑨ ADL

- 座位姿勢で頸部痛が強くなる.
- 上を向く動作ができない.

## ◆ ここがポイント

- 頭痛（後頭部）・めまい・嘔吐・耳鳴り・眼症状はなく理学検査時もみられなかった.
- 評価時点で疼痛が強く，行うことができない検査も存在している.
- 頸部を動かすとどの方向でも疼痛が生じ，特殊検査も疼痛のため実地することができなかった.
- 上肢の筋力低下，感覚異常はみられなかった.
- 座位姿勢ではFHPをとり，頸椎椎前筋の筋力低下がみられる．姿勢と筋力低下の関係と頸部痛と頸部筋群の筋緊張を考える.

## ◆ どう考えるか？

- Quebec Task Force 分類がグレードⅡであることより，可動域制限や圧痛などの理学所見があるが，神経学的所見（異常な腱反射・感覚低下など）はないことが整理できる.
- 症状が多岐にわたる頸椎捻挫の理学療法を行うにあたって，頭痛（後頭部）・めまい・嘔吐・耳鳴り・眼症状・上肢の筋力低下・感覚異常が理学検査にて出現する場合は**理学療法の適応ではないため，医師の管理・指示内で対応する**.
- つっぱり感はすべて運動と反対側であり，まず**収縮性組織である筋性拮抗筋の伸張による症状**を考える．伸展時の後頸部の痛みは，筋の起始・停止が近づく方向であるため，非収縮組織の痛みを考える.
- 正しい姿勢と頸部筋群の筋緊張をコントロールして痛みを軽減させる必要がある.

頸 第8章 頸部痛ケーススタディ ～こんな時どうする？～

## 3 実際の介入（治療，マネージメント）

### ◆ 治療方針

- 痛みの強い急性期では疼痛コントロール，**損傷部位へのストレス軽減**と**治癒促進，機能低下の予防**を目的に，緊張の高い僧帽筋上部・肩甲挙筋等の筋のリラクセーション，姿勢指導を実施する．疼痛回避姿勢は損傷部位に負担をかけず治癒を促進するために必要であるため，無理に動かさないようにする．

- 患部への痛みが軽減してきても，痛みが強い時期の疼痛回避姿勢をとっている場合は肩甲骨周囲筋・頸部筋群の強化，姿勢・生活指導を含めた介入を行っていく．

①物理療法
②姿勢指導（**第7章-4 Ⓐ参照**）
③頸椎自動運動エクササイズ（**第7章-4 Ⓓ参照**）
④頸椎椎前筋群エクササイズ（**第7章-3 Ⓐ，第7章-4 Ⓕ参照**）
⑤肩甲骨内転エクササイズ（**第7章-4 Ⓔ参照**）
⑥頸部，肩甲帯の協調性エクササイズ（**第7章-3 Ⓗ参照**）

### ◆ 治療経過（図2）

- 週1〜2回の頻度で理学療法を行った．最初の2週間は物理療法で頸部への温熱療法・電気刺激療法・姿勢指導を行い，頸部の痛みは軽減した（NRS 6/10）．座位をとると痛みが強くなる訴えがあった．FHPをとっており痛みが軽減する正中位を指導した（図3）．

- 頸部痛が軽減してきたところで，弱化している椎前筋の強化と表層筋の過剰収縮を抑えた状態での頸椎運動を行う目的で頸部自動運動を行った．最初は頸部の負担を軽減させた非荷重位である背臥位で行い，続いて荷重位の座位で行った．座位では頸椎後退運動を行った．またFHPに伴い肩甲骨外転位をとるため，肩甲骨内転運動を行った．

- 1カ月後の時点で安静時痛ではNRS 4/10，運動時痛ではNRS 5/10となり軽減した．

- 頸部伸展時痛があり，座位ではFHPが認められ後頭下筋が短縮位をとっているため後頭下筋リリースを，下位頸椎のC5-C6にて過少可動性が認められたため，関節モビライゼーションを行い，座位での頸椎後退運動を継続した．また座位姿勢の確認，フィードバックを行った．

- 2カ月後の時点で安静時痛，運動時痛ともにNRS 2〜3/10となり軽減した．頸部痛が気にならない時間も増えてきた．

- これまで実施してきた運動療法に加え，四つ這い位での頸椎運動を加えた．四つ這い位にて肩甲骨・胸椎・頸椎アライメントを中間位にて保持する運動と頸椎屈曲・伸展運動を行った．筋力強化に加えて筋持久力の向上を目的に回数を増やして行った．

- 3カ月後は頸部痛が改善してリハビリテーション終了となった．

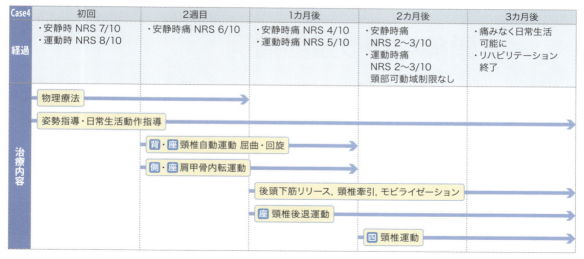

図2● 治療経過

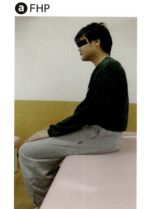

ⓐ FHP

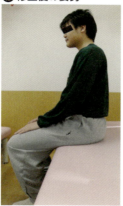

ⓑ 修正後の姿勢

図3● 座位姿勢の修正

# 第8章 頸部痛ケーススタディ ～こんな時どうする？～

## Case 5 頭痛を伴う頸部痛例

中村幸之進

### 1 症例の基本情報

**症例**

- **診断名**：頸椎椎間板症
- **年　齢**：35歳
- **性　別**：女性
- **医師からの指示**：X線画像所見（図1）では，頸椎前彎角度の低下，C4-C5，C5-C6の椎間板が若干狭くなっています．頸部痛に対して，理学療法にて可動域改善と運動・姿勢指導をお願いします．
- **現病歴**：2カ月前から徐々に右頸部痛出現，しばらく様子を見ていたが軽減しないため，当院整形外科受診．

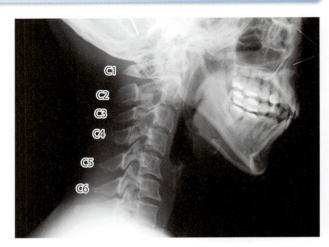

図1 ● X線所見

【問診（主観的評価）】
- **現病歴**：天井を見たり，右に振り向いたりしたときに右頸部が痛い．長時間座って仕事をしていると頭痛もでてくる．頭痛は週に2〜3回，自宅や休みの日に頭痛がでることはない．痛いときは市販薬を飲んでいる．きっかけは思いつかない．
- **職　業**：デスクワーク，ノートパソコン8時間/日
- **家　族**：夫，2歳の子ども
- **運動習慣**：特になし
- **既往歴**：特になし
- **交通事故・外傷歴**：なし
- **健康状態**：めまい・吐き気なし
- **利き手**：右

### ◆ ここがポイント

- X線では頸椎前彎角度の低下，頸椎伸展動作での頸部痛がある．**関節機能の障害**，また**筋機能・運動制御の障害**の可能性を考え，身体評価を行っていく．
- 仕事時，長時間座位での頭痛があるが，自宅・休日はない．座位姿勢・職場の環境と頸部痛・頭痛の関連を考える．
- 交通事故などの外傷の経験や，めまい・吐き気はなどの症状はないため，上位頸椎の不安定

性の可能性は低い.

## ◆次に考えること

- 動作時の疼痛は可動域制限によるものか? 筋力低下・運動制御の問題によるものか? それとも両方か?
- 右頸部痛と頭痛は関連しているのか? 頭痛は頸椎周囲組織が原因か?
- 仕事時の姿勢, 習慣はどうなっているのか? 必要な追加情報は何か?

## 2 検査と評価

### ① 追加情報 (問診)

- 動作時に右頸部痛はあるが頭痛はない.
- 仕事中, 特に姿勢は気にしていない. パソコンの画面を長時間見ていると, 頭部が前方に位置している.

### ② 疼痛

- **安静時痛**: なし.
- **圧痛検査**
  - ▶ **筋**: 両後頭下筋群 左右ともに疼痛あり, 両肩甲挙筋 左右ともに疼痛あり (右で特に強い).
  - ▶ **関節**: 右C0-C1関節 疼痛あり, 上位頸椎屈曲位にて疼痛増悪, 右外側C1–C2関節 疼痛なし, C5–C6右椎間関節 強い疼痛あり.
- **動作時痛**: 頸椎伸展, 右回旋 (頸部痛).
- **増悪姿勢・動作**: 2時間程度, パソコンをしていると頭痛 (左右の後頭部) が出現 (NRS 2/10).
- **軽減姿勢・動作**: 背臥位.
- **神経症状**: なし.

### ③ 姿勢観察

- **立位**: 骨盤後傾位のスウェイバック姿勢.
- **座位**: FHP, 胸椎後彎・骨盤後傾位 (slumped sitting), 右肩甲骨挙上・下方回旋位.
- **職場の椅子・机の高さを確認**: 椅子が低く, 体幹屈曲位・FHP・両肩甲骨挙上位となっている.

### ④ 特殊検査

- **スパーリングテスト** (伸展・右側屈・右回旋): 圧迫する前に右頸部痛出現.
- **屈曲–回旋テスト** (第6章-2 図15参照): 左回旋40°, 右回旋35°.
- **上位頸椎不安定性テスト**: 蓋膜・翼状靭帯・環椎横靭帯 問題なし.

### ⑤ 自動関節可動域および運動時痛

- 上位頸椎屈曲とオーバープレッシャー (図2) 後頭部痛.

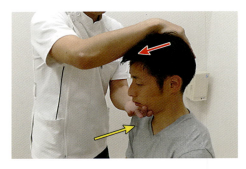

**図2● 上位頸椎屈曲**
頭部の後退運動を行い，セラピストが最終域で力を加える（オーバープレッシャー）．

- 頸椎伸展 60°右頸部疼痛あり：上位頸椎伸展優位の動作．
- 左回旋 70°疼痛なし．
- 右回旋 50°右頸部疼痛あり．
- 右側屈 30°右頸部疼痛あり（NRS 3〜4/10）．
- 左側屈 50°右頸部疼痛あり：疼痛の種類を確認した結果，軟部組織の伸長時痛の可能性．
- 胸椎伸展・回旋 問題なし．

### ⑥ 疼痛軽減テスト
- 骨盤前傾位の座位姿勢にすることで，頸椎伸展 70°にて疼痛出現・右側屈・回旋は変化なし．
- 右肩甲骨の位置を修正し，左側屈することで左側屈時の右頸部痛消失．右側屈は変化なし．

### ⑦ ROM（他動）
- 右 C0-C1 関節：後方滑り低下．
- C5-C6 右椎間関節：下方滑り低下．

### ⑧ 筋力
- 背臥位・上位頸椎屈曲時，胸鎖乳突筋の収縮が早期に出現する．
- 背臥位・上位頸椎屈曲位から頭部をベッド上から浮かせると5秒程で上位頸椎伸展が起きる（第7章-3 ❶ 参照）．また，10秒程で頭頸部の震えが起きる．
- 腹臥位・頸椎中間位で頭部挙上を行うと，上位頸椎伸展優位の動作となり中間位保持困難である（第7章-3 ❹ 参照）．
- 両側前鋸筋の筋力低下も確認される．

### ⑨ 筋緊張
- 右肩甲挙筋，右斜角筋群，両側胸鎖乳突筋，両側小胸筋の過緊張が確認される．

### ⑩ 動作観察
- 頸椎屈曲位から中間位に戻る時，上位頸椎伸展優位となる．
- 座位姿勢時，良姿勢を指示すると胸椎伸展優位の動作である．骨盤前傾動作，頭頸部の位置を修正後，再度確認すると，骨盤前傾動作は可能だが頭頸部のアライメントは変化がない．
- 背臥位では胸式呼吸になる．

## ◆ここがポイント
- 座位姿勢で2時間パソコンをしていると頭痛が生じることから，不良座位姿勢，不適切な習

慣によって持続的な負荷が頸椎・肩甲帯に加わっている可能性がある.

- 座位姿勢・肩甲骨の位置を修正した結果, 疼痛が軽減した. 脊椎・肩甲骨のアライメントを考慮する必要がある.
- 関節機能の評価では, 右C0–C1関節, C5–C6右椎間関節の可動域制限・椎間関節の圧痛所見があり, 椎間関節の可動域制限による関節機能不全があった.
- 筋機能・運動制御の評価では, 頸椎表層筋群の過活動・頸椎椎前筋群の低下があり, 動作時は上位頸椎優位の不適切な運動パターンとなっており, 筋機能・運動制御の問題があった.

### ◆ どう考えるか?

- 不良座位姿勢, FHPによる後頭下筋群の過緊張, C0–C1の関節周囲の筋スパズムにより後頭部に関連痛が誘発されている可能性がある.
- C5–C6右椎間関節の制限, 頸椎椎前筋群の低下, 上位頸椎優位の不適切な運動パターンといった筋機能・運動制御の問題により, 右頸部痛が誘発されている. また, 長時間の不良座位姿勢やFHPが疼痛誘発の1つの要因となっている.
- 上位頸椎に問題があり, 頭痛も生じているため, **頭痛を伴う頸部痛**に分類し, 介入方向を定める.

## 3 実際の介入 (治療, マネージメント)

### ◆ 治療方針

筋スパズム, 関節機能の問題に対して筋群のリリース・関節モビライゼーションを実施し, 筋機能・運動制御の問題に対してエクササイズを実施する. 頸椎椎前筋群のエクササイズにより正常動作を確認し, 荷重下での運動パターンを改善していく. 不適切な座位姿勢に対しては, 口頭指示・ホームエクササイズ用紙, 徒手誘導を用いて改善していく. また, 適切な椅子と机の高さを説明し, 環境設定をしていく.

①関節モビライゼーション (**第7章–5 3** 参照)
②後頭下筋群リリース (**第7章–5 2** 参照)
③頸椎椎前筋群エクササイズ (**第7章–3 A**, **B** 参照)
④筋力・持久力向上エクササイズ (**第7章–3 2** 参照)
⑤頸部と肩甲帯の協調性改善エクササイズ (**第7章–3 H** 参照)
⑥姿勢指導, 環境設定を含む患者教育 (**第7章–4 A** 参照)
⑦ホームエクササイズの指導 (**第7章–4 B** 参照)

### ◆ 治療経過 (図3)

- 週1回の頻度で理学療法を行った.
- 初回, 後頭下筋群の過緊張, 右C0–C1関節の可動域制限に対して, 後頭下筋群リリース, C0–C1に対する両側の後方滑り・片側の後方滑りを実施した. C5–C6右椎間関節の可動域

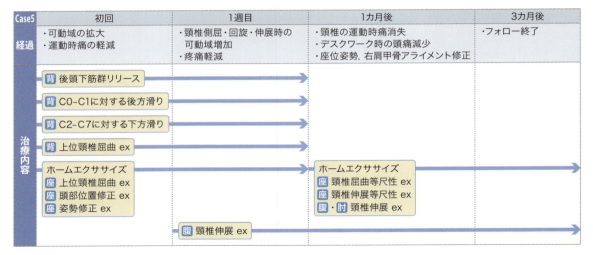

図3● 治療経過

制限に対してC2-C7に対する下方滑りを行った．リリース，関節モビリゼーション実施後，C0-C1およびC5-C6の可動域の拡大および運動時痛の軽減が認められた．セラピスト監視下のエクササイズは背臥位での上位頸椎屈曲エクササイズを行い，座位での上位頸椎屈曲エクササイズをホームエクササイズとした．また，FHPと座位姿勢の改善のために，口頭指示・徒手誘導を用いて修正し，頭部位置修正エクササイズ，座位姿勢修正エクササイズをホームエクササイズとし，ホームエクササイズ用紙を配布した．また，適切な椅子と机の高さについても説明し，同一姿勢を長時間とらないことを推奨した．

- 開始後1週間で，頸椎側屈・回旋・伸展時の可動域は増大し，疼痛は軽減していた．頭部位置，座位姿勢は改善がみられていたが，右肩甲骨のアライメントは前回と同様であった．引き続き，椎間関節の可動域制限に対して関節モビリゼーションを実施し，新たに腹臥位での頸椎伸展エクササイズを行った．前回行ったホームエクササイズは継続とした．

- 開始後1カ月で，頸椎の運動時痛は消失し，また，デスクワーク時の頭痛も頻度が減っていた．座位姿勢および右肩甲骨のアライメントは修正されていた．頸椎椎前筋屈筋・伸筋群の運動は代償動作なく行えるようになっていた．頸椎・肩甲帯を含めた運動，また，表層筋群を含めた運動を実施するために，新たに座位での頸椎屈曲等尺性エクササイズ，座位での頸椎伸展等尺性エクササイズ，腹臥位・パピー肢位での頸椎伸展エクササイズを実施し，ホームエクササイズとした．

- 開始後1〜3カ月，エクササイズの種類・回数・頻度・強度を少しずつ上げていった．座位でパソコン動作を模倣し，頸椎中間位で肩甲骨の適切な位置の保持ができるように口頭指示・徒手誘導を用いてフィードバックをした．背臥位での頭部を安定して浮かす，また座位で安定した頸椎伸展動作が可能となり，理学療法を終了とした．

# 4 おわりに

- 問診で疼痛が出現する動作・時間帯があれば，動作だけを考えるのでなく個人・環境因子も同時に考える．
- 頸部では，関節機能と筋機能・運動制御の問題が同時に起こっていることが多い．1つだけに介入するのではなく，同時に介入していくことで大事である．
- 身体機能・構造の問題に対する介入だけでは不十分で，**座位姿勢・習慣の改善**，**環境設定**が必要である．特に再発を予防するためには，姿勢・習慣・環境の修正は大事になってくる．

# 索 引

## ● 欧 文 ●

### B〜O

| | |
|---|---|
| belly press変法 | 129 |
| CCR | 191 |
| CGRP | 179 |
| classification | 212 |
| FHP | 219, 264 |
| MTrP | 176 |
| NMDA | 181 |
| obligate translation | 28, 55, 80, 99, 138 |

### P〜W

| | |
|---|---|
| P-A glide検査 | 198 |
| painful arc sign | 36 |
| Quebec Task Force分類 | 248, 279 |
| red flags | 188, 255 |
| SLAP損傷 | 39 |
| slumped sitting | 219 |
| SpHA | 44, 128, 133, 137, 148 |
| VBI | 255 |
| WAD | 248 |

## ● 和 文 ●

### あ・い

| | |
|---|---|
| 愛護的他動運動 | 82 |
| アグリグルカン | 179 |
| 圧縮ストレス | 22 |
| 安静時痛 | 34 |
| 一次性頭痛 | 255 |
| インターナルインピンジメント | 38 |

### う

| | |
|---|---|
| 烏口肩峰アーチ | 14, 32 |
| 烏口肩峰靭帯 | 14 |
| 烏口鎖骨靭帯 | 14 |
| 烏口上腕靭帯 | 14 |
| 烏口突起 | 11 |
| 烏口腕筋 | 18, 58 |
| 烏口腕筋包 | 14 |
| 運動学的要素 | 21 |
| 運動再学習 | 276 |
| 運動時痛 | 34, 44 |
| 運動力学的要素 | 21 |

### え・お

| | |
|---|---|
| 腋窩陥凹 | 14 |
| 腋窩神経 | 20 |
| 腋窩嚢部 | 127 |
| 円錐靭帯 | 14 |
| オトガイ三角 | 156 |

### か

| | |
|---|---|
| 下位頸椎 | 162 |
| 外後頭隆起 | 152 |
| 外傷性 | 85 |
| 外傷性頸部症候群 | 248 |
| 外側縁 | 10 |
| 外側頸三角部 | 155, 159 |
| 回転運動 | 21 |
| 解剖頸 | 12 |
| 下角 | 10, 66 |
| 下顎角 | 152 |
| 下関節上腕靭帯 | 14 |
| 下関節面 | 12 |
| 過緊張 | 219 |
| 顎下三角 | 156 |
| 下項線 | 152 |

288　肩関節痛・頸部痛のリハビリテーション

索 引

| | |
|---|---|
| 過少可動性 | 198 |
| 加速期 | 147 |
| 肩外転検査 | 209 |
| 肩関節外旋運動 | 89 |
| 肩関節外旋制限 | 104 |
| 肩関節挙上運動 | 93 |
| 肩関節挙上制限 | 108 |
| 肩関節周囲炎 | 83, 136, 141 |
| 肩関節内旋運動 | 87 |
| 肩関節内旋制限 | 100 |
| 肩関節不安定症 | 85 |
| 肩腱板断裂 | 82 |
| 滑液包 | 14 |
| 活性型MTrP | 176 |
| 下頭斜筋 | 160 |
| 過度可動性 | 198 |
| 下半身質量中心 | 165 |
| 下部体幹 | 167 |
| 寛解期 | 84 |
| 感覚運動制御 | 237 |
| 眼球運動障害 | 237 |
| 眼振 | 197 |
| 関節位置覚 | 237 |

| | |
|---|---|
| 関節窩 | 11 |
| 関節下結節 | 10, 12 |
| 関節拘縮 | 41 |
| 関節上結節 | 12 |
| 関節唇 | 14 |
| 関節内インピンジメント | 32, 44, 49, 51, 81, 148 |
| 関節不安定性 | 81 |
| 関節包 | 14 |
| 関節包靭帯 | 14 |
| 関節モビライゼーション | 221, 231, 257 |
| 完全断裂 | 127 |
| 環椎後頭関節 | 162 |

## き・く

| | |
|---|---|
| 拮抗筋緊張 | 75 |
| 拮抗筋群 | 99 |
| ギャッチアップ姿勢 | 275 |
| 胸骨柄 | 193 |
| 胸鎖関節 | 13, 22 |
| 胸鎖靭帯 | 13 |
| 胸鎖乳突筋 | 155, 194 |
| 協調性障害 | 275 |

| | |
|---|---|
| 棘下窩 | 11 |
| 棘下筋 | 15, 61 |
| 棘三角 | 11, 66 |
| 棘上窩 | 11 |
| 棘上筋 | 15, 64 |
| 棘上筋腱 | 131 |
| 挙上制限 | 113 |
| 筋活動 | 57 |
| 筋・筋膜性疼痛 | 176 |
| 筋三角 | 156 |
| 筋伸張性検査 | 202 |
| 筋スパズム | 219, 256 |
| 筋膜性トリガーポイント | 176 |
| 筋力検査 | 204 |
| 屈曲−回旋テスト | 201, 283 |

## け

| | |
|---|---|
| 頸神経叢 | 159 |
| 頸椎症性神経根症 | 214 |
| 頸椎性頭痛 | 182, 216, 255 |
| 頸椎中間位 | 222 |
| 頸椎椎間板症 | 263, 273, 282 |
| 頸椎捻挫 | 277 |

| | | |
|---|---|---|
| 頸動脈三角 | 156 | |
| 頸動脈洞 | 158 | |
| 頸動脈洞反射 | 158 | |
| 頸動脈分岐部 | 158 | |
| 頸部神経根症 | 269 | |
| 頸部深層筋 | 206 | |
| 外科頸 | 12 | |
| 結節間溝 | 12 | |
| 結帯動作 | 53, 56, 125 | |
| 結帯動作時痛 | 111 | |
| 肩甲下窩 | 11 | |
| 肩甲下筋 | 16, 57 | |
| 肩甲下筋下部 | 59 | |
| 肩甲下筋上部 | 57 | |
| 肩甲胸郭関節 | 13, 22, 66 | |
| 肩甲挙筋 | 19, 75, 176 | |
| 肩甲挙筋のリラクセーション | 114 | |
| 肩甲棘 | 11 | |
| 肩甲骨 | 10, 152 | |
| 肩甲骨位置 | 66 | |
| 肩甲骨運動 | 71 | |
| 肩甲骨運動異常 | 39, 81 | |
| 肩甲骨運動制限 | 73 | |

| | |
|---|---|
| 肩甲骨上方回旋・後傾制限 | 113 |
| 肩甲上神経 | 19 |
| 肩甲上腕関節 | 13, 22, 42, 66, 86 |
| 肩甲上腕リズム | 22, 66 |
| 肩甲切痕 | 10 |
| 肩鎖関節 | 13, 22 |
| 肩鎖靭帯 | 14 |
| 剣状突起 | 193 |
| 減速期 | 147 |
| 腱板 | 16 |
| 腱板筋群 | 27 |
| 腱板筋の収縮時痛 | 44 |
| 腱板疎部 | 15 |
| 腱板断裂 | 35, 127 |
| 肩峰 | 11 |
| 肩峰下インピンジメント | 32, 34, 44, 49, 51, 78, 129, 135 |
| 肩峰下滑液包 | 14 |
| 肩峰角 | 11, 66 |
| 肩峰下腔 | 13 |
| 肩峰下周囲 | 42 |
| 肩峰下接触圧 | 32 |

## こ

| | |
|---|---|
| 高強度他動伸張 | 82 |
| 後頸三角 | 155 |
| 後頸部 | 155 |
| 後根神経節 | 178 |
| 拘縮 | 177 |
| 拘縮完成期 | 84, 138, 143 |
| 拘縮進行期 | 83, 143 |
| 構造的変化 | 191 |
| 後頭下筋群 | 176 |
| 後頭下筋群リリース | 256 |
| 広背筋 | 18, 76 |
| 広背筋のリラクセーション | 118 |
| 後方関節包拘縮 | 38 |
| コッキング後期 | 147 |
| コッキング前期 | 147 |
| 骨ランドマーク | 152 |

## さ

| | |
|---|---|
| 座圧中心 | 165 |
| 鎖骨 | 10 |
| 鎖骨下動静脈 | 20 |
| 鎖骨・肩甲骨協調運動 | 124 |

索 引

| | | |
|---|---|---|
| サブスタンス P | | 178 |
| 三角筋 | | 15, 27, 58 |
| 三角筋下滑液包 | | 14 |

## し

| 耳垂 | 193 |
|---|---|
| 姿勢評価 | 193 |
| 自然外旋 | 63 |
| 持続伸張法 | 221 |
| 自動運動 | 86 |
| 自動運動エクササイズ | 216 |
| 自動介助 | 86 |
| 自発痛 | 34, 43, 78 |
| シャープパーサーテスト | 197 |
| 社会心理的要素 | 188 |
| 斜角筋 | 194 |
| 斜角筋三角 | 159 |
| ジャクソンテスト | 207, 264, 270 |
| 主観的評価 | 185 |
| 主動作筋 | 73 |
| 上位頸椎 | 162 |
| 上位頸椎不安定性テスト | 283 |
| 上縁 | 10 |

| 小円筋 | 15, 62 |
|---|---|
| 上角 | 10 |
| 上関節上腕靭帯 | 14 |
| 上関節面 | 12 |
| 小胸筋 | 19, 76 |
| 小胸筋の伸張 | 116 |
| 小結節 | 12 |
| 小結節稜 | 12 |
| 上項線 | 152 |
| 小後頭神経 | 182 |
| 上肢神経伸張検査 | 208 |
| 上半身質量中心 | 165 |
| 上部体幹 | 167 |
| 上方関節唇損傷 | 39 |
| 上腕骨 | 12 |
| 上腕骨解剖頸 | 14 |
| 上腕骨頭 | 12 |
| 上腕骨頭運動 | 55, 60, 99 |
| 上腕三頭筋長頭 | 18, 58 |
| 上腕二頭筋短頭 | 18, 58 |
| 上腕二頭筋長頭 | 17, 127 |
| 心因性疼痛 | 34 |
| 侵害受容器 | 176 |

| 侵害受容性疼痛 | 34 |
|---|---|
| 神経学的テスト | 231 |
| 深頸筋 | 154 |
| 神経支配筋 | 210 |
| 神経障害性疼痛 | 34, 181 |
| 神経調整性失神 | 158 |
| 神経点 | 159 |
| 身体重心位置 | 165 |
| 伸張ストレス | 22 |
| 伸張痛 | 32, 49, 51, 81 |
| 振動法 | 221 |
| 深背筋 | 154 |

## す

| スウェイバック姿勢 | 270 |
|---|---|
| スタビライザー | 240 |
| ストレートネック | 191 |
| スパーリングテスト | 207, 264, 283 |
| 生物医学モデル | 212 |
| 生物心理社会モデル | 212 |

## せ

| 舌骨 | 152 |
|---|---|

前胸鎖靭帯 …………………… 15

前鋸筋 …………………… 19, 123

前鋸筋下部線維 …………………… 74

浅頸筋 …………………… 154

前頸部 …………………… 155

潜在型MTrP …………………… 176

浅背筋 …………………… 154

## そ

僧帽筋 …………………… 18

僧帽筋下部 …………………… 121

僧帽筋下部線維 …………………… 74

僧帽筋上部線維
………………… 74, 120, 176, 194

## た

大円筋 …………………… 15

大胸筋 …………………… 18, 58

大結節 …………………… 12

大結節稜 …………………… 12

大後頭神経 …………………… 160, 182

第三後頭神経 …………………… 182

代償筋群 …………………… 99

代償筋評価 …………………… 58

体性感覚性 …………………… 176

体性感受性疼痛 …………………… 214

他動伸張強度 …………………… 82

## ち・つ

力のモーメント …………………… 22

緻密結合組織 …………………… 99

中関節上腕靭帯 …………………… 14

中関節面 …………………… 12

中強度他動伸張 …………………… 82

椎骨動脈 …………………… 158

椎骨動脈検査 …………………… 197

椎骨動脈テスト …………………… 256

椎骨脳底動脈循環不全 …… 189, 255

## て・と

低強度他動伸張 …………………… 82

抵抗運動 …………………… 86

投球障害肩 …………………… 84, 146

投球動作の位相 …………………… 147

凍結肩 …………………… 136

疼痛軽減テスト …………………… 196, 284

頭部圧迫検査 …………………… 264

頭部前方位姿勢 …………………… 219

特殊検査 …………………… 278

徒手牽引 …………………… 233, 271

トルク …………………… 22

## な・に

内頸動脈 …………………… 158

内側縁 …………………… 10

二次性頭痛 …………………… 255

乳様突起 …………………… 152

## ひ

非外傷性 …………………… 85

非器質的要因 …………………… 188

非生理学的肢位 …………………… 222

皮膚分節 …………………… 210

## ふ

不安定性検査 …………………… 256

フォースカップル …………………… 27

フォロースルー期 …………………… 147

副運動検査 …………………… 198

# 索 引

腹式呼吸 ...................... 252

不全断裂 ...................... 131

分類 ...................... 212

## へ・ほ

並進運動 ...................... 21

ボディチャート ...................... 186

## ま行

末梢神経性 ...................... 176

末梢神経性疼痛 ...................... 215

右肩腱板断裂 ...................... 127

右肩腱板不全断裂 ...................... 131

むち打ち損傷 ...... 179, 185, 248

めまい ...................... 197

モーメントアーム ...................... 27

問診 ...................... 185

## や行

有痛弧徴候 ...................... 36

## ら行

離開検査 ...................... 208

力学的負荷 ...................... 162

菱形筋 ...................... 18

菱形靭帯 ...................... 14

肋鎖靭帯 ...................... 13, 15

## わ

ワインドアップ ...................... 147

腕神経叢 ...................... 159

# Profile

## ◆ 編　集

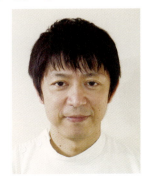

### 村木　孝行　Takayuki Muraki

**所属**：東北大学病院リハビリテーション部 主任
東北大学大学院医科学研究科 非常勤講師
首都大学東京 客員教授

**経歴**：平成10年3月 北里大学医療衛生学部リハビリテーション学科卒業
平成10年4月 東海大学医学部付属病院リハビリテーション科入職
　理学療法士として勤務．さまざまな診療科の患者さんのリハビリテーションに従事．肩関節術後のクリティカルパス担当を任され，肩関節に興味をもつ．
平成17年3月 札幌医科大学大学院保健医療学研究科博士課程前期修了
　肩関節のことをわかっていたつもりが全然わかっていないことに気づき，前職を5年で退職，大学院に進学．肩関節の勉強，研究に没頭する傍ら，非常勤で臨床を続け，臨床に活きる研究について深く考えるようになった．肩関節の研究で修士号（理学療法学）取得．
平成19年3月 札幌医科大学大学院保健医療学研究科博士課程後期修了
　勉強していくなかで海外の肩関節診療・研究に興味をもち，留学を決意．博士号（理学療法学）を飛び級で取得．
平成19年4月 米国 Mayo Clinic, Biomechanics Laboratory　研究員
　世界有数の病院・研究施設である Mayo clinic で医師やエンジニアのグループに混ざり，肩関節の研究に従事．学問・職業のみならず人生についても深く考えさせられたかけがえのない経験．
平成21年4月 東北大学病院リハビリテーション部 理学療法士
同年 東北大学大学院医科学研究科 非常勤講師
　臨床と研究の融合を求めて入職．主に肩関節障害の患者やスポーツ選手のリハビリテーションに従事するようになり，本書の根幹となる考え方を構築．

**受賞歴**：平成17年 日本整形外科スポーツ医学会雑誌 最優秀論文賞
平成19年 第12回整形・災害外科優秀論文賞
平成22年 Ian Kelly Best Paper Award
（3rd International Congress of Shoulder and Elbow Therapist）

**専門・認定資格**
　専門理学療法士（運動器，基礎），認定理学療法士（運動器）

## ◆ 編集協力

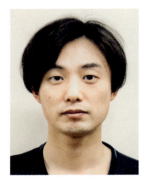

### 三木　貴弘　Takahiro Miki

**所属**：札幌円山整形外科病院リハビリテーション科 副主任

**経歴**：2008年 日本福祉リハビリテーション学院理学療法学科卒業，人間総合科学大学卒業
2011年 Curtin University, Department of Health Science, Abbreviated Physiotherapy Course 留学
2017年 北海道大学保健科学院博士前期課程在学中

**資格**：理学療法士，Mulligan Practitioner, PEDro (Physiotherapy Evidence Database) rater

**メッセージ**：本書を手にとっていただきありがとうございます．本書が1人でも多くの方のお役に立つことを心より願っております．

痛みの理学療法シリーズ

# 肩関節痛・頸部痛のリハビリテーション

2018 年　6 月 10 日　第 1 刷発行
2022 年 12 月 20 日　第 3 刷発行

編　集　　村木孝行
編集協力　　三木貴弘
発行人　　一戸裕子
発行所　　株式会社　羊　土　社
　　　　　〒 101-0052
　　　　　東京都千代田区神田小川町 2-5-1
　　　　　TEL　　03（5282）1211
　　　　　FAX　　03（5282）1212
　　　　　E-mail　eigyo@yodosha.co.jp
　　　　　URL　　www.yodosha.co.jp/

ⓒ YODOSHA CO., LTD. 2018
Printed in Japan

ISBN978-4-7581-0230-8

印刷所　　広研印刷株式会社

本書に掲載する著作物の複製権，上映権，譲渡権，公衆送信権（送信可能化権を含む）は（株）羊土社が保有します．
本書を無断で複製する行為（コピー，スキャン，デジタルデータ化など）は，著作権法上での限られた例外（「私的使用のための複製」など）を
除き禁じられています．研究活動，診療を含み業務上使用する目的で上記の行為を行うことは大学，病院，企業などにおける内部的な利用であっ
ても，私的使用には該当せず，違法です．また私的使用のためであっても，代行業者等の第三者に依頼して上記の行為を行うことは違法となります．

JCOPY ＜（社）出版者著作権管理機構　委託出版物＞
本書の無断複写は著作権法上での例外を除き禁じられています．複写される場合は，そのつど事前に，（社）出版者著作権管理機構（TEL 03-
5244-5088，FAX 03-5244-5089，e-mail：info@jcopy.or.jp）の許諾を得てください．

乱丁，落丁，印刷の不具合はお取り替えいたします．小社までご連絡ください．

# 羊土社のオススメ書籍

## リハの現場でこんなに役立つ iPhone活用術

河村廣幸／編

セラピストのためのiPhone・iPad活用本が登場！臨床を，研究を，勉強を…ちょっと楽しく，便利にする使い方をご紹介！アプリに使われるのでなく，アイディアで使いこなすための1冊です．

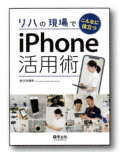

- 定価3,740円（本体3,400円＋税10%）　■ B5判
- 223頁　■ ISBN 978-4-7581-0241-4

## メディカルスタッフのための ひと目で選ぶ統計手法

「目的」と「データの種類」で簡単検索！適した手法が76の事例から見つかる、結果がまとめられる

山田 実／編，
浅井 剛，土井剛彦／編集協力

誰もが悩む「統計手法の選択」を解決！76の研究事例を「目的×データの種類」でマトリックス図に整理．適した手法がたちまち見つかる！その手法を使う理由の他，解析結果の記載例も紹介．学会発表にも役立ちます．

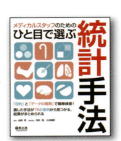

- 定価3,520円（本体3,200円＋税10%）　■ A4変型判
- 173頁　■ ISBN 978-4-7581-0228-5

## リハビリに直結する！運動器画像の見かた

河村廣幸／編

画像診断ではなく，理学療法のための画像の見かたがわかる入門書！画像の基本的な見かたはもちろん，損傷部位の類推，運動療法の適応・禁忌，リスク管理や予後予測まで，臨床に活かせる考えかたが身につく！

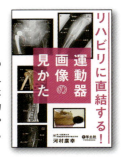

- 定価5,280円（本体4,800円＋税10%）　■ B5判
- 279頁　■ ISBN 978-4-7581-0223-0

## リハに役立つ検査値の読み方・とらえ方

田屋雅信，松田雅弘／編

各検査値の基準値をグラフ化し，異常値の原因・症状が一目でわかるよう工夫しました．リハスタッフが確認すべきこと，リハの中止基準，疾患ごとの検査値を丁寧に解説．case studyもあるので臨床ですぐ活かせる！

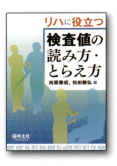

- 定価3,740円（本体3,400円＋税10%）　■ A5判
- 272頁　■ ISBN 978-4-7581-0227-8

---

発行　羊土社 YODOSHA

〒101-0052　東京都千代田区神田小川町2-5-1　TEL 03(5282)1211　FAX 03(5282)1212
E-mail：eigyo@yodosha.co.jp
URL：www.yodosha.co.jp/

ご注文は最寄りの書店，または小社営業部まで